· 大国医经典医案赏析系列 ·

吴鞠通

经典医案赏析

总主编　李家庚

主　编　宋恩峰　黄廷荣

中国医药科技出版社

内 容 提 要

　　吴瑭，字鞠通（1758~1836），江苏淮阴人，清代著名四大温病学家之一。《吴鞠通医案》是其学术思想和毕生临证经验融会贯通的结晶。

　　本书以《吴鞠通医案》为蓝本，通过对吴鞠通医案进行选释和评述，剖析了其立法用药的指导原则及特色，旨在探求治疗温病的精髓，并融以笔者的心得体会和临床经验。医案赏析有详、有略，根据情况而定，有的重点在病因病机，有的重点在治法方药，以期对读者理解吴鞠通学术思想有一定指导意义。

图书在版编目（CIP）数据

吴鞠通经典医案赏析 / 宋恩峰，黄廷荣主编. —北京：中国医药科技出版社，2015.2

　（大国医经典医案赏析系列）

　ISBN 978-7-5067-7075-0

　Ⅰ. ①吴…　Ⅱ. ①宋…　Ⅲ. ①医案－汇编－中国－清代　Ⅳ. ①R249.49

中国版本图书馆CIP数据核字（2014）第246980号

美术编辑　陈君杞
版式设计　郭小平

出版　中国医药科技出版社
地址　北京市海淀区文慧园北路甲22号
邮编　100082
电话　发行：010-62227427　邮购：010-62236938
网址　www.cmstp.com
规格　710×1020mm¹/₁₆
印张　20
字数　256千字
版次　2015年2月第1版
印次　2020年9月第2次印刷
印刷　三河市百盛印装有限公司
经销　全国各地新华书店
书号　ISBN 978-7-5067-7075-0
定价　42.00元
本社图书如存在印装质量问题请与本社联系调换

前　言 ————————————————

　　医案，古时称为诊籍、脉案及方案，现在亦称为病案、案典。医案是中医临床实践的记录，体现了理法方药的具体运用。中医医案起源极早，其萌芽可追溯到周代，《左传》及先秦诸子著作中亦散在记载关于医家诊治疾病的过程，可视为医案之雏形。现存最早且记录比较完整的病案为淳于意的诊籍，每则载有患者姓氏、住址、职务、病名、脉象、治法及预后等内容，涉及内、外、伤、妇、儿各科病证，诊法以脉为主，兼有病机分析，治法有药物、针刺、熏洗等，用药或汤或丸或酒。秦汉以降，医学崇尚方书，直至隋唐五代，医案未能取得突破性发展。宋金元时期为医案空前发展的阶段，宋代许叔微的《伤寒九十论》，是我国现存最早的医案专著。该书将常见的伤寒病证方分为90种，每证一案。立案严谨，内容全面完整，且以《内经》、《难经》、《伤寒论》等经典著作为依据，对医案加以剖析，颇有启发。然纵览许多名家医案，其并非简单的诊疗纪实，也不同于一般的病历记录，而是取材于大量病案中的验案总结，蕴涵着医家心法和创意，反映了医家临床经验和学术特点，启迪思维，给人以智慧。因此，医案不仅是医学发展的奠基石，也是中医理论形成的最基本元素。

　　大国医是指在中医药历史发展过程中，具有较大声望和非凡中医造诣，对中医药事业发展具有推动作用的著名中医。《大国医经典医案赏析系列》，收集明清及民国时期著名中医医家如喻嘉言、尤在泾、叶天士、吴鞠通、程杏轩、王旭高、费伯雄、陈莲舫、张聿青、丁甘仁、张锡纯、曹颖甫、章次公等的经典医案，这13位医家均为当时名噪一时，并对后世影响深远的中医大家。丛书以各医家医案为分册，以临床各科常见疑难病为主题，内容涉及内、外、妇、儿等临床各科，选录医家具有较高临床价值的病案进行分析、辨别、评按。

　　总的编写原则：依据医家原病案体例，始录该医家原始病案，后对该病案进行赏析，重点揭示案例之精要，指明名医独特之学术思想、知常达变之诊治技巧和用药特色。力求使整个内容突出科学性、先进性、实用性，更进一步贴合临床。

　　是书由湖北中医药大学李家庚教授担任总主编，各分册主编聘请湖北中医药大学、湖北省中医院、武汉市中医院、华中科技大学协和医院、武汉大学人民医院、江汉大学、湖北省高等中医药专科学校等单位的知名中医药专家领衔。几经寒暑，焚膏继晷，数易其稿，终得完功。然因时间仓促，编者学识有限，古今语言差距，理解角度有别，难免挂一漏万，或有未合之处，尚祈学者不吝赐教，以便再版时修改。

大国医经典医案赏析系列编委会

2014年9月24日于武昌

编者的话

吴瑭，字鞠通（1758~1836），江苏淮阴人，清代四大温病学家之一。《吴鞠通医案》系吴鞠通所撰，是其学术思想和毕生临证经验融会贯通的结晶。18世纪，瘟疫蔓延，吴鞠通在总结清代以前温病学成就的基础上，提出三焦辨证理论和清热养阴治则，形成了比较系统、完整的温病辨证体系，对各种流行于其时的温热疾患亲身辨治，深入研究并付诸临床验证。该医案中不仅转载了不少前贤有效方，还记载了自创的许多传世名方，如银翘散、桑菊饮、清营汤等。该医案亦收集记载了审脉、辨证、治法与方药，不仅有温病，还涉及内、外、妇、儿各科，且大部分医案有连续性记录，使后学者有规矩可循。

本书以《吴鞠通医案》为蓝本，通过对吴鞠通医案进行选释和评述，结合有关资料进行分析，剖析了其立法用药的指导原则，总结其药物用量用法特色，旨在探求治疗温病的精髓，使理论紧密联系实际，并融以笔者的心得体会和临床经验。医案赏析有详、有略，根据情况而定，有的重点在病因病机，有的重点在治法方药，以期对读者理解吴鞠通学术思想有一定指导意义。

为使读者能够原汁原味地阅读吴氏医案，我们尽可能保留了医案的完整性。原医案中有些记载篇幅较少的病历也一并保留并点评，根据其特点在两个或三个病历之后加以综合总结。为不影响原书内容的准确性，避免因换算造成的人为错误，旧制的药名、病名、医学术语、计量单位均未改动。

本书是一本学习和研究吴鞠通温病学术思想不可缺少的书籍，可供广大中医、中西医结合工作者阅读参考，也是中医院校学生和自学中医的良好读物。然而古典医籍，义理深邃，仁者见仁，智者见智，争议之处在所难免。编者因水平有限，缪误之处恳请广大读者提出宝贵意见，以利今后修正和提高。

编　者

2014年8月

目录

卷 四

卷 五

卷 一

一、风温

案1

初六日　风温，脉浮数，邪在上焦。胸痞微痛，秽浊上干清阳。医者误认为痰饮阴邪之干清阳，而用薤白汤。又有误认伤寒少阳经之胁痛，而以小柴胡治之者。逆理已甚，无怪乎谵语烦躁，而胸痞仍不解也。议辛凉治温以退热，芳香逐秽浊以止痛。

连翘三钱　知母钱半　藿香梗二钱　银花三钱　苦桔梗二钱　牛蒡子二钱　人中黄一钱　薄荷八分　石膏五钱　广郁金钱半

牛黄清心丸一丸，日三服。

初七日　风温误汗，昨用芳香逐秽，虽见小效，究未能解。今日脉沉数，乃上行极而下也，渴甚。议气血两燔之玉女煎法，合银翘散加黄连。夜间如有谵语，仍服牛黄丸。

生石膏八钱　连翘四钱　知母四钱　生甘草二钱　丹皮五钱　真川连钱半　银花六钱　细生地六钱　连心麦冬六钱

煮取三碗，分三次服用。

初八日　大势已解，余焰尚存，今日脉浮，邪气还表。

连翘二钱　麦冬五钱　银花六钱　白芍钱半　丹皮二钱　炒知母一钱　黄芩炭

八分　细生地三钱　生甘草一钱

今晚一帖，明早一帖。

初九日　脉沉数有力，邪气入里，舌老黄微黑，可下之。然非正阳明实证大满、大痞可比，用增液足矣。

玄参两半　麦冬一两　细生地一两

煮成三碗，分三次服完。如大便不快，再作服，快利停服。

初十日　昨服增液，黑粪已下。舌中黑边黄，口渴，面赤，脉浮，下行极而上也。自觉饥甚，阳明热也。仍用玉女煎加知母，善攻病者，随其所在而逐之。

生石膏八钱　细生地五钱　生甘草三钱　生知母六钱　麦冬六钱　白粳米一撮

断不可食粥，食粥则患不可言。

十一日　邪少虚多，用复脉法，二甲复脉汤。

【赏析】

风温表现多样，又有兼症，易误治。本案记载的是风温兼胸痞误治，致谵语烦躁之证。应用辛凉清心、芳香逐秽之法，方用银翘散去竹叶、甘草、荆芥、淡豆豉，加知母、石膏、人中黄、郁金而成。该方强化了清热解毒，行气化瘀之功，加服牛黄清心丸镇静安神，豁痰开窍。《素问·太阴阳明论》："故阳受风气，阴受湿气。故阴气从足上行至头，而下行循臂至指端；阳气从手上行至头，而下行至足。故曰：阳病者，上行极而下；阴病者，下行极而上。故伤于风者，上先受之；伤于湿者，下先受之。"阳经的病邪，先上行至极点，再向下行；阴经的病邪，先下行至极点，再向上行。故风邪为病，上部先感受，湿邪成疾，下部首先侵害。渴甚，体内有热，玉女煎合银翘散加黄连。余焰尚存，邪气还表，去石膏、黄连苦寒之品，加黄芩、白芍，清上焦湿热，养血柔肝，缓中止痛。增液汤通腑。仍用玉女煎清胃泻火，滋阴增液。疾病后期用复脉汤，这是吴鞠通常用方法，热病后期阴阳两伤，需阳中求阴，以二甲复脉汤加减育阴潜阳，调理阴阳平衡。纵观该病案，清热同时滋阴，吴鞠通善治热病，深知热邪易耗气伤津，病程中始终围绕清热滋阴而组方，攻补兼施，可谓妙哉。

案2

姚，三十二岁，三月初二日，风温误认伤寒发表，致令神呆谵语，阳有汗，阴无汗，大便稀水不爽，现下脉浮，下行极而上也。先渴今不渴者，邪归血分也。

连翘二钱　银花三钱　玄参三钱　竹叶心一钱　丹皮二钱　犀角二钱　桑叶一钱　甘草一钱　麦冬三钱

牛黄清心丸，三次服六丸。

初三日　昨用清膻中法，今日神识稍清，但小便短，脉无阴，大便稀水。议甘苦合化阴气法，其牛黄丸仍服。

大生地五钱　真川连一钱　生牡蛎一两　黄芩二钱　丹皮五钱　犀角三钱　麦冬五钱　人中黄一钱

水八碗，煮取三碗，分三次服。明早再一帖。

初四日　即于前方内去犀角，加：生鳖甲一两、白芍一两。

初五日　大热已减，余焰尚存，小便仍不快，用甘苦合化阴气法。

细生地八钱　炒黄柏二钱　丹皮四钱　炒知母二钱　连心麦冬六钱　生甘草二钱　生白芍四钱　生牡蛎五钱　生鳖甲八钱　黄芩二钱

今晚一帖，明日二帖。

初七日　温病已解，邪少虚多，用复脉法。

真大生地六钱　炒白芍六钱　连心麦冬六钱　炙甘草二钱　麻仁三钱　生牡蛎六钱　知母二钱　黄柏二钱　生阿胶三钱

三帖三日。

十一日　热淫所遏，其阴必伤，议于前方内去黄柏、知母，加鳖甲、沙参，以杜病后起燥之路。即于前方内去知母、黄柏、加：生鳖甲六钱、沙参三钱。

【赏析】

　　风温误治发汗后热邪入里。银翘散去荆芥、薄荷、淡豆豉等解表药，重在清热解毒。加丹皮、犀角清热解毒，凉血开窍；玄参、麦冬养阴清热。口服牛黄清心丸镇静安神，豁痰开窍。对于热病所致少尿，使用"甘苦合化阴气"法。所谓的"甘苦合化阴气"主要是指以甘润生津之品为益尿之源，苦寒清热之品为退邪之治，甘苦合化阴气，甘以生津益气，苦以泄热存阴，以期生津退热，增液为尿。本病与西医肾前性少尿类似。高热多汗引起的严重失水及电解质紊乱，从而导致少尿、神昏谵语等一系列临床症状，可应用本方法配合西医补液、纠正电解质紊乱等，有望取得良效。

案3

　　汤，甲子年四月十三日，风温自汗。

　　连翘三钱　银花二钱　甘草一钱　苦桔梗二钱　杏仁二钱　牛蒡子三钱　薄荷八分　豆豉二钱　芦根三把

　　今晚二帖，明早一帖，午前服完。

　　十四日　即于前方内加：连心麦冬三钱、细生地三钱。

【赏析】

　　风温自汗，方用银翘散去荆芥、竹叶加杏仁。风温用银翘散，自汗，为防津伤，遂去荆芥辛温之品，加杏仁、芦根润燥生津止咳。2贴后予以原方加连心麦冬、细生地，加强滋阴润肺之功。根据本医案记载的时间，本方可应用于春末夏初时节之感冒发热。春夏相交，气候变化，气温渐升，人体适应不及则易致热邪入侵，卫表郁闭，肺失清肃，自汗津气两伤，方以清热解毒、止咳生津为主线，统筹全局。

案4

　　李，六十岁，三焦浊气不宣，自觉格拒，用通利三焦法，仍以上焦为主。

藿梗三钱　广皮炭二钱　郁金二钱　桔梗三钱　黄芩炭钱半　杏仁三钱　连翘钱半

服三帖病痊。

【赏析】

格拒是阴阳失调病机中比较特殊的一类病机，包括阴盛格阳和阳盛格阴两方面。主要由于某些致病因素作用下，引起阴和阳的一方盛极或阴和阳中的某一方虚弱至极，阴阳强弱悬殊，盛者壅遏于内，将另一方排斥格拒于外，迫使阴阳之间不相维系，从而形成真寒假热或真热假寒等复杂的临床现象。患者自觉寒热错杂，非真正阴阳格拒，为气机失调表现。当以理气为先，兼以润肺凉血。《素问·举痛论》：百病生于气也。以辛温香窜的理气药为主要组成，具有舒畅气机，调理脏腑功能之功。藿香梗气味芳香，醒脾化湿，行气止痛。广皮即陈皮，广皮炭是陈皮炒黑入药，用于痰中带血。郁金行气解郁，清心凉血。桔梗开宣肺气，祛痰排脓。黄芩炭善治肺热出血。杏仁润肺、止咳。连翘清热解毒，用于热病初起，心烦发热。其中，黄芩炭、连翘仅半钱，当在此方中为反佐药。理气药多性辛温，辛温药中加苦寒药，取反佐之意，为治疗格拒之法。

案5

赵，二十六岁，乙酉年四月初四日，六脉浮弦而数，弦则为风，浮为在表，数则为热，证现喉痛。卯酉终气，本有温病之明文。虽头痛身痛恶寒甚，不得误用辛温，宜辛凉芳香清上。盖上焦主表，表即上焦也。

桔梗五钱　豆豉三钱　银花三钱　人中黄二钱　牛蒡子四钱　连翘三钱　荆芥穗五钱　郁金二钱　芦根五钱　薄荷五钱

煮三饭碗，先服一碗，即饮百沸汤一碗，覆被令微汗佳。得汗后，第二三碗不必饮汤。服一帖而表解，又服一帖而身热尽退。

初六日　身热虽退，喉痛未止，与代赈普济散。日三四服，三日后痊愈。

【赏析】

此医案记录治疗风温喉痛。以银翘散为主方，去竹叶、甘草，加郁金、人中黄，本方清心解毒，兼以养阴生津。百沸汤出自《古今医鉴》（明·龚信纂辑，龚廷贤续编，王肯堂订补），由吴茱萸五钱、木瓜五钱、食盐五钱（同炒焦）组成，瓷瓶盛水三升，煮令百沸，却入上药同煎至二升以下，每服一盏。头痛身痛恶寒甚，是表邪未解，用百沸汤散寒止头身疼痛。汗出，则表邪已解，故不必再服百沸汤。热退而喉痛未止，方用代赈普济散，以金银花、连翘、玄参、牛蒡子、荆芥、蝉蜕、黄芩、大青叶、白僵蚕、薄荷、人中黄、马勃、射干、柴胡、大黄组方。本方通治风温温毒、喉痹、项肿、面肿、斑疹、麻痘、杨梅毒疮。本病类似西医学急性扁桃体炎。方中如连翘、大青叶等已经通过实验证实具有抗炎、抗病毒等作用。

案6

张，六十七岁，甲申年正月十六日，本有肝郁，又受不正之时令浊气，故舌黑苔，口苦，胸痛，头痛，脉不甚数。不渴者年老体虚，不能及时传化邪气也。法宜辛凉芳香。

连翘三钱　桔梗三钱　豆豉三钱　荆芥二钱　薄荷钱半　生甘草一钱　郁金二钱　玄参三钱　银花三钱　藿梗三钱

共为粗末，芦根汤煎。

十七日　老年肝郁挟温，昨用辛凉芳香，今日舌苔少化，身有微汗，右脉始大，邪气甫出，但六脉沉取极弱，下虚阴不足也，议辛凉药中加护阴法。

桔梗三钱　麦冬三钱　玄参五钱　甘草钱半　豆豉二钱　细生地三钱　连翘二钱　银花三钱　芦根三钱

今日一帖，明日一帖，每帖煮二杯。

十八日，老年阴亏，邪退十分之七，即与填阴，耳聋脉芤，可知其阴之所存无几，与复脉法。

炙草三钱　白芍六钱　阿胶三钱　麦冬八钱　麻仁三钱　大生地八钱

十九日　较昨日热退大半，但脉仍大，即于前方内加鳖甲六钱，以搜余邪。

二十日　脉静便溏，再于前方内加牡蛎八钱收阴，甘草三钱守中。

【赏析】

本医案记载了体虚脉弱老年风温患者的治疗。银翘散去竹叶、牛蒡子，加藿梗、郁金、玄参。肾阴亏虚，方用复脉加鳖甲。全案中贯穿辛凉药中加护阴法，存阴退热，全方不见大苦大寒之品，以甘寒微温之品散热滋阴，供后人借鉴。

二、温疫

案1

章，七十岁，温热发斑，咽痛。

生石膏一两　人中黄二钱　苦桔梗六钱　知母四钱　射干三钱　芥穗二钱　玄参五钱　银花六钱　牛蒡子五钱　黄芩二钱　连翘六钱　马勃二钱　犀角三钱

苇根、白茅根煎汤，煮成四碗，日三服，夜一服。

温斑三日，犹然骨痛，胸痛，咽痛，肢厥，未张之秽热尚多，清窍皆见火疮，目不欲开，脉弦数而不洪，口干燥而不渴。邪毒深居血分，虽有药可治，恐高年有限之阴精，不足当此燎原之势，又恐不能担延十数日之久，刻下趁其尚在上焦，频频进药，速速清阳。再以芳香透络逐秽，俾邪不入中下焦，可以望愈。

约二时间服紫雪丹二分，宣泄血络之秽毒。

连翘一钱　银花一钱　犀角五分　薄荷三分　牛蒡子一钱，炒研　丹皮五分　人

中黄三分　桔梗一钱　白茅根五分　玄参一钱　郁金四分　藿香梗五分　炒黄芩三分　芥穗三分　马勃三分　苇根五分　射干五分

周十二时八帖。

照前方加金汁五匙，仍周十二时服八帖。照前方加犀角三分，黄连三分，炒枯，仍周十二时八帖。邪有渐化之机，但心火炽盛，阴精枯而被烁，当两济之。

犀角一两，先煎　银花六钱　生白芍六钱　细生地八钱　连翘六钱　麦冬一两，连心　黄连四钱，先煎　丹皮一两　生甘草四钱　白茅根五钱　荷叶四钱

煮成四碗，分四次服。

仍用前药一帖，先煮半帖，约八分二杯，除先服昨日余药一碗外，晚间服此二碗，余药明早煮成，缓缓服之。

如前日法，邪去八九，收阴中兼清肺胃血分之热而护津液。

生白芍六钱　大生地一两　沙参三钱　炙草三钱　柏子霜三钱　火麻仁三钱　麦冬八钱　白茅根五钱

分三杯，三次服。

里热甚，胸闷骨痛，必须补阴而不宜呆腻。

生白芍四钱　沙苑子二钱　细生地五钱　沙参三钱　麦冬五钱　柏子霜三钱　冰糖二钱　广皮炭钱半

【赏析】

热毒侵袭，入血分引起高热、皮肤紫红色瘀斑，与西医学败血症相似。方中重用生石膏，清热泻火，除烦止渴，用于胃火亢盛，头痛，齿痛，牙龈肿痛。常与知母、牛膝等配伍，以泻火而缓痛，人中黄清热凉血，泻火解毒。《本草备要》："泻热，清痰火，消食积，大解五脏实热。治天行热狂，痘疮血热，黑陷不起。"苦桔梗宣肺祛痰、利咽、排脓。知母清热泻火，生津润燥。射干清热解毒，利咽喉，消痰涎。芥穗解表散风、透疹。苇根、白茅根煎汤凉血止血，清热解毒。"骨痛、胸痛、咽痛、清窍火疮，目不欲开，口干燥而不渴"，为邪毒深居血分，考虑年事已高，阴精不足，故

频频进药，以清阳为主，再以芳香逐秽之品使邪不入中下焦，每2小时口服紫雪丹二分。

方用连翘、银花相须使用，清热解毒、疏散风热，连翘素有"疮家圣药"之称，金银花又入血分，凉血功效显著。犀角清热凉血，解毒定惊，用于热病神昏谵语，斑疹，吐血，衄血。薄荷疏散风热，清利头目，利咽透疹，疏肝行气，主治外感风热、头痛、咽喉肿痛、口疮、牙痛等。牛蒡子疏散风热，清热解毒透疹，宣肺利咽散肿。丹皮清热凉血，活血散瘀。人中黄清热凉血，泻火解毒，桔梗宣肺祛痰，利咽，排脓。白茅根凉血止血，清热解毒。玄参凉血滋阴，泻火解毒，用于热病伤阴、舌绛烦渴、温毒发斑、津伤便秘等。郁金活血止痛，行气解郁，清心凉血，利胆退黄。藿香梗和中，辟秽，祛湿。炒黄芩清热燥湿、泻火解毒、安胎，炒制减其苦寒之性。芥穗解表散风，透疹。马勃能散肺经风热而利咽止痛。射干清热解毒，利咽喉，消痰涎。金汁，系人粪加工制作而成，其颜色清亮、无臭无味。其传统的制作方法是取健康人的大便加清水，搅匀成汁，以棉纸纱布清滤，加入黄土少许，入瓮，粗碗覆盖密封，埋入地下至少一年，一般20~30年，年久弥佳。会分为三层，取其上层清液入药即为金汁，其汁呈微黄（如浅茶色），无毒无味，疗暑热湿毒极效。中层白色，下层是残渣。主要功效为清热解毒，凉血消斑，效果极佳，这个民间偏方已濒于失传。现已不投入临床使用。前方加犀角、黄连，为加强清热解毒之功。

仍有心火炽盛，阴精枯而被烁，遂加强清热。犀角用到一两，银花、连翘、黄连、丹皮、茅根仍用，加生白芍、细生地、生甘草、荷叶。白芍生用，能敛阴而平抑肝阳，缓急止痛。生地清热凉血，养阴生津。生甘草补脾益气，清热解毒，祛痰止咳，缓急止痛，调和诸药。荷叶清热解暑。当邪去八九之时，收阴中兼清肺胃血分之热而护津液。

柏子仁霜制既可避免滑肠泄泻又可专用其补心养血之意。加用白茅根、麦冬、沙参等清虚热，大生地、生白芍滋阴养血生津，体现了"收阴中兼清肺胃血分之热而护津液"。

里热甚，胸闷骨痛，必须补阴而不宜呆腻。方中补阴药中加用沙苑子温补肝肾，固精，缩尿，明目。广皮炭陈皮炒炭后加强消食化滞、和胃止泻之功。苦寒药配伍少许温甘药体现了"补阴而不宜呆腻"、"阳中求阴"的思想。

案2

王，三十八岁，五月初十日，温热系手太阴病，何得妄用足六经表药九帖之多。即以《伤寒论》自开辟以来，亦未有如是之发表者。且柴胡为少阳提线，经谓少阳为枢，最能开转三阳者。今数数用之，升提太过，不至于上厥下竭不止。汗为心液，屡发不已，既伤心用之阳，又伤心体之阴，其势必神明内乱，不至于谵语颠狂不止也。今且救药逆，治病亦在其中。温病大例四损重逆难治。何谓四损？一曰老年真阳已衰，下虚阴竭；一曰婴儿稚阴稚阳未充；一曰产妇大行血后，血舍空虚，邪易乘虚而入；一曰病久阴阳两伤。何谓重逆？《玉函经》谓：一逆尚引日，再逆促命期。今犯逆药至九帖之多，岂止重逆哉！

连翘三钱　银花三钱　薄荷八分　麦冬八钱　丹皮五钱　桑叶三钱　玄参五钱　细生地五钱　羚羊角三钱

辛凉芳香甘寒法，辛凉解肌分发越太过之阳，甘寒定骚扰复丧失之阴，芳香护膻中，定神明之内乱。

十一日　过服辛温，汗出不止，神明内乱，谵语多笑，心气受伤，邪气乘之，法当治以芳香。

紫雪丹五钱　每服一钱。其汤药仍服前方，日二帖。

十二日　《灵枢》"温热论"曰：狂言失志者死。况加以肢厥，冷过肘膝，脉厥六部全无，皆大用表药，误伤心阳，致厥阴包络受伤之深如是。现下危急之秋，只有香开内窍，使锢蔽之邪，一齐涌出方妙。且喜舌苔之板者已化，微有渴意，若得大渴，邪气还表，脉出身热，方是转机。即于前方内加犀角三钱，如谵语甚，约二时辰，再服紫雪丹一钱。

十三日 肢厥脉厥俱有渐回之象，仍服前方二帖。晚间再服紫雪丹一钱，牛黄丸一粒。明早有谵语，仍服紫雪丹一钱，不然不必服。

十四日 厥虽回而哕，目白睛，面色犹赤。

连翘二钱 玄参五钱 丹皮三钱 银花二钱 麦冬五钱 犀角一钱 细生地五钱 煅石膏三钱 羚羊角三钱

今晚一帖，明早一帖。

十五日 即于前方内加：柿蒂六钱、黄芩二钱、郁金三钱，日二帖。

十六日 诸症悉减，但舌起新苔，当防其复。

连翘二钱 玄参三钱 丹皮二钱 银花二钱 麦冬三钱 犀角五分 黄芩二钱 郁金二钱 牛蒡子二钱 柿蒂二钱 细生地三钱

今晚一帖，明早一帖。

【赏析】

温热病误用解表药，重用柴胡表里双解，升提太过，以致上厥，发汗太过，阴阳两伤。吴氏提出温病四大病重难治症：一、老年人阳虚发热合并下焦阴虚亏竭；二、婴儿阴阳未充；三、产妇大出血后发热；四、久病阴阳两虚。本病案属于第四种。

第一日方用连翘、银花清热解毒、疏散风热，薄荷疏散风热、清利头目、疏肝行气。麦冬清热生津。丹皮清热凉血，活血散瘀。桑叶疏风清热，玄参凉血滋阴，泻火解毒，生地清热凉血，养阴生津，羚羊角清热镇惊熄风。

第二日加紫雪丹，取义清热开窍、止痉安神。

第三日肢厥，脉厥，病情已到危重之时，予以芳香开窍，托邪外出。加犀角，紫雪丹加量，清热解毒，凉血开窍。

第四日仍照前方，加服牛黄丸，紫雪丹晚服一钱，若有谵语，早服一钱，若无，则不必服。

第五日神志转清，四肢转暖，仍有面红等。上方去薄荷、桑叶清扬之品，加石膏，重清里热。停服紫雪丹。

第六日上方加柿蒂温中止呕，黄芩清热燥湿、泻火解毒，郁金活血止痛，行气解郁，清心凉血，利胆退黄。

第七日症状减轻，新长舌苔，恐其反复。方以清热、滋阴、生津、止呕为治法。

纵观该病案，温热病以清热解毒为主线，若症见神昏谵语，则加用紫雪丹、牛黄丸急则治标。疾病后期，多重用寒凉药物，有伤胃呕吐之症，加用柿蒂等温性药物止呕，又以滋阴、生津顾护阴液，以达邪去不伤阴之功。

案3

谢，五月初三日，酒客脉象模糊，苔如积粉，胸中郁闷，病势十分深重，再舌苔刮白，大便昼夜十数下，不惟温热，且兼浊湿，岂伤寒六经药可治。

连翘钱半　滑石三钱　郁金二钱　银花二钱　藿香二钱　生苡仁三钱　杏仁三钱　黄连钱半　豆豉二钱　薄荷一钱

今晚一帖，明早一帖。

初四日　温病始终以护津液为主，不比伤寒以通阳气为主。

连翘三钱　黄芩二钱　桑叶三钱　甘草八分　麦冬五钱　银花三钱　薄荷一钱　豆豉二钱　黄连二钱　滑石三钱

今晚一帖，明早一帖。

初五日　旧苔已退，新苔又出，邪之所藏者尚多。脉象之模糊者，较前稍觉光明。

连翘三钱　麦冬四钱　通草八分　银花三钱　薄荷八分　天花粉三钱　桑叶二钱　滑石三钱　黄芩二钱　杏仁三钱　藿香叶八分　黄连二钱　鲜芦根三钱

初六日　脉洪，舌滑而中心灰黑，余皆刮白，湿中秽浊，须重用芳香。

连翘三钱　荷叶边二钱　豆豉三钱　银花二钱　通草钱半　郁金三钱　薄荷一钱　滑石五钱　藿香三钱　黄芩二钱　芦根五钱　黄连三钱

今晚一帖，明早一帖。

初七日　温病已有凉汗，但脉尚数而协热下利不止。议白头翁汤法。

白头翁五钱　生白芍二钱　秦皮三钱　黄芩三钱　黄连三钱

初八日　热邪虽退，而脉仍未静，尚有余热未清。大泄十余日，大汗一昼夜，津液丧亡已多，不可强责小便。再胃之上脘痛，有责之阳衰者，有责之痰饮者，有责之液伤者。兹当热邪大伤津液之后，脉尚未静，犹然自觉痰黏，断不得作阳衰论。且阳衰胸痹之痛，不必咽津而后痛也。与甘苦合化阴气法，既可以保胃汁，又可以蓄水之上源，得天水循环，水天一气，自然畅流。

麦冬六钱　炙草三钱　大生地五钱　火麻仁三钱　生牡蛎五钱　黄连一钱　炒黄芩一钱　沙参三钱　象贝母二钱

煮三碗，三次服。渣煮一碗，明早服。

初九日　即于前方内加：丹皮三钱、赤芍三钱。

初十日　肺脉独大，仍渴思凉。

连翘三钱　知母二钱　银花三钱　桑叶三钱　黄芩二钱　杏仁三钱　生甘草一钱　石膏三钱

今晚一帖，明早一帖。

十一日　左关独大，仍喜凉物，余热未清，小便赤，用苦甘法。

黄连一钱　知母二钱　黄芩二钱　生草一钱　丹皮五钱　细生地二钱　桑叶三钱　赤芍二钱　木通二钱　麦冬二钱

今晚一帖，明早一帖。

【赏析】

酒客，谓平素嗜酒之人。《伤寒论·辨太阳病脉并治上》第17条："若酒客病，不可与桂枝汤，得之则呕，以酒客不喜甘故也。"本病描述病症"脉象模糊，苔如积粉，胸中郁闷"，"大便昼夜十数下"。追其病机"不惟温热，且兼浊湿"，治以辛凉解毒，清心开窍之法。医案中提到"温病始终以护津液为主，不比伤寒以通阳气为主"。该证与伤寒论中太阳中风证有类似之处，然此为温病，不可用桂枝等通阳化气药物，仍应以清热解毒、燥湿生津为纲。第二日加大连翘、银花用量，加用麦冬顾护阴液。第三日治法上继续以清热解毒为纲，加大麦冬用量，增加天花粉、鲜芦根养护阴津。第四日"脉洪，舌滑而中心灰黑，余皆刮白"，故治法调整为"须重用芳香"以"祛湿逐秽"。在清热解毒生津的基础上，重用藿香以达理气，和中，辟秽，祛湿之功。第五日"有凉汗"，"脉尚数而协热下利不止"，予以白头翁汤去黄柏加黄芩、生白芍。黄芩清上焦湿热，生白芍养血柔肝，敛阴收汗。全方清热解毒，凉血止痢，敛阴收汗。第六日，因其"大泄十余日，大汗一昼夜，津液丧亡已多"，须以"甘苦合化阴气法"，"既可以保胃汁，又可以蓄水之上源，得天水循环，水天一气，自然畅流"。重用麦冬、生地养阴清热生津，黄连、黄芩清热燥湿，火麻仁滋脾阴、润肠燥，生牡蛎敛阴收汗，沙参益胃生津，象贝母清热化痰。以后数日，均以清热滋阴凉血为法调理。

案4

长氏，二十二岁，初四日，温热发疹，系木火有余之证，焉有可用足三阳经之羌防柴葛，诛伐无过之理，举世不知，其如人命何？议辛凉达表，非直攻表也；芳香透络，非香燥也。

连翘六钱　银花八钱　薄荷三钱　桔梗五钱　玄参六钱　生草二钱　牛蒡子五钱　黄芩三钱　桑叶三钱

为粗末，分六包，一时许服一包，芦根汤煎。

初五日　温毒脉象模糊，舌黄喉痹，胸闷渴甚。议时时轻扬，勿令邪聚方妙。

连翘八钱　银花一两　薄荷三钱　玄参一两　射干三钱　人中黄三钱　黄连三钱　牛蒡子一两　黄芩三钱　桔梗一两　生石膏一两　郁金三钱　杏仁五钱　马勃三钱

共为粗末，分十二包，约一时服一包，芦根汤煎。

初六日　舌苔老黄，舌肉甚绛，脉沉壮热，夜间谵语，烦躁面赤，口干唇燥，喜凉饮。议急下以存津液法，用大承气减枳朴辛药，加增液润法。

生大黄八钱　玄明粉四钱　厚朴三钱　枳实三钱　玄参三钱　麦冬五钱　细生地五钱

煮三杯，先服一杯，得快便止后服，不便或不快，进第二杯，约三时不便，进第三杯。

初七日　其势已杀，其焰未平，下后护阴为主，用甘苦化阴。

细生地八钱　黄芩二钱　玄参三钱　生草一钱　丹皮五钱　麦冬六钱　黄连钱半

煮三杯，分三次服。渣煮一杯，明早服。

初八日　脉浮邪气还表，下行极而上也。即于前方内加：连翘三钱、银花三钱，去黄连。

初九日　脉仍数，余焰未息，口仍微渴，少用玉女煎法，两解气血伏热。

细生地　生甘草　麦冬　连翘　玄参　银花　生石膏　知母

各等份，服法如前。

初十日　脉沉微数，自觉心中躁，腹中不爽，舌上老黄苔，二日不大便，议小承气汤微和之。

生大黄三钱　厚朴三钱　枳实二钱

水五杯，煮二杯，先服一杯，得利止后服，不快再服。

【赏析】

温热发疹治则辛凉达表、芳香透络，方用银翘散。症见"舌黄喉痹，胸闷渴甚"，加射干、马勃清热解毒、祛痰利咽，人中黄、生石膏清热、凉血、解毒，郁金清心凉血，杏仁润肺止咳。症见"舌苔老黄，舌肉甚绛，脉沉壮热，夜间谵语，烦躁面赤，口干唇燥"，予以"急下存阴法"，方用大承气减枳朴。"下后护阴为主，用甘苦化阴"，常用玉女煎方，解气血两燔。

案5

赵，七十岁，五月十二日，温病之例，四损重逆为难治。今年老久病之后，已居四损之二。况初起见厥，病入已深。再温病不畏其大渴，引饮思凉，最畏其不渴。盖渴乃气分之病，不渴则归血分。此皆年老藩篱已撤，邪气直入下焦之故。勉议清血分之热，加以领邪外出法。

丹皮二钱　细生地二钱　连翘二钱　郁金二钱　桔梗一钱　羚羊角钱半　甘草五分　桑叶一钱　银花一钱　麦冬一钱　茶菊花一钱　薄荷八分

日三帖，渣不再煎。

十三日　今日厥轻，但老年下虚，邪居血分，不肯外出，可畏，用辛凉合芳香法。

连翘三钱　牛蒡子三钱　藿香钱半　玄参三钱　豆豉三钱　薄荷八分　银花三钱　郁金半钱　桑叶二钱　细生地三钱　丹皮三钱　麦冬三钱　芦根五寸

十四日　六脉沉数而实，四日不大便，汗不得除，舌苔微黄，老年下虚，不可轻下。然热病之热退，每在里气既通以后。议增液汤，作增水行舟之计。

玄参二两　细生地一两　栀子炭六钱　丹皮六钱　麦冬一两　牛蒡子八钱

水八碗，煮三碗，三次服，均于今晚服尽，明早再将渣煮一碗服。

十五日　仍未大便，酌加去积聚之润药，即于前方内加：玄参一两、细生地一两。

十六日　脉已滑，渴稍加，汗甚多，邪有欲出之势，但仍未大便，犹不能外增液法，少入玉女煎可也。既可润肠，又可保护老年有限津液，不比壮年可放心攻劫也。

玄参三两　知母三钱　细生地二两　麦冬一两　生甘草二钱　生石膏一两　银花六钱　连翘五钱

十七日　渴更甚，加以保肺为急，即于前方内加：黄芩三钱、生石膏一两、知母二钱。

十八日　大便已见，舌苔未净，脉尚带数，不甚渴，仍清血分为主，复领邪法。

麦冬三钱　生甘草二钱　细生地一两　玄参五钱　丹皮六钱　银花三钱　连翘三钱　黄芩二钱

煮三碗，三次服。

【赏析】

温病"不畏其大渴，引饮思凉，最畏其不渴"，因"渴乃气分之病，不渴则归血分"，故"不渴"病势更进一步。厥，即昏厥，不省人事，为病入血分，须清血分热。药用生地、银花、连翘等清热之品，桔梗载药上行，桑叶、茶菊花、薄荷清上焦风热。羚羊角粉平肝息风、散血解毒。邪不外出，用芳香法引邪，药用藿香理气化湿辟秽。"四日不大便，汗不得除，舌苔微黄"，老年下焦虚衰，不能轻易使用下法。故方用增液汤。"渴稍加，汗甚多"，邪气将出，方用玉女煎，"既可润肠，又可保护老年有限津液"。大便解后，仍以滋阴清热为法巩固。

案6

苗，七十岁，初一日　温热本木火有余之病。无奈世人不识四时，乃以治冬日之羌防柴葛治之，是之谓抱薪厝火，误伤心阳。其势不至于神昏谵语痉厥癫狂不休也。议以清宫汤，急清宫城为要。

麦冬一两，连心　生石膏六钱　玄参心六钱　犀角五分　莲子心一两　竹叶心三钱　细生地五钱　黄连二钱　连翘五钱，连心　丹皮五钱　钩藤三钱

再按痉厥神昏，故以清宫为主。血分太热脉极数，故以地黄汤犀角为佐。邪气在血分虽多，尚能渴思凉饮，故加石膏合冬地为玉女煎法，以清气血两燔之伏热。大抵治逆之症，不能一辙。其势不得不用复方也，煮成三碗，分三次服。明日渣再煮半碗服。

初二日　诸症俱减而未尽除，脉之至数亦减。但老年下虚，咳声不满喉

咙,可畏之至。议搜邪之中,寓补阴和阳之用。

麦冬二两,连心　丹皮八钱　黄芩三钱　黄连二钱　连翘三钱　生石膏一两　细生地一两　大生地一两　犀角五钱

初三日　脉证虽减,犹在险途。

大生地一两　黄连二钱　犀角五钱　黄芩三钱　细生地一两　麦冬二两　丹皮六钱　连翘三钱　焦白芍五钱　熟石膏五钱

初四日　神识略清,脉洪数有力,周身尽赤若斑,大便大频,用玉女煎加苦以坚阴。今晚明早,如神识不甚清爽,再服紫雪丹三五钱。

大生地一两　黄连三钱　黄芩三钱　知母三钱　犀角六钱　细生地一两　丹皮六钱　麦冬二两　生石膏八钱　炒京米一撮

头煎煮三杯,二煎煮二杯。今日服三次,明早服二次,各一杯。

初五日　即于前方内加:玄参六钱,去京米。

此证服紫雪丹共一两八钱,牛黄丸五粒。神识清,大便通,舌苔退,脉静身凉,后二甲复脉汤十八帖。

【赏析】

温热本火有余,若予以羌活、防风、柴胡、葛根治疗,则如同把火放在柴草底下。温病痉厥神昏,方用清宫汤,清腑泄热、凉血定惊。血分太热脉极数,予以犀角地黄汤。邪在血分,尚能渴思凉饮,加石膏清热解毒、除烦止渴,麦冬、生地养阴清热生津。如有神志模糊,加服紫雪丹清热镇惊、除热开窍。神志转清,大便通,脉静身凉,予以二甲复脉汤育阴潜阳。

案7

普,四十四岁,五月二十九日,温热月余不解,初用横补中焦,致邪无出路。继用暑湿门中刚燥,至津液大亏。湿热之邪,仍未能化。现在干呕脉数,大小便闭,烦躁不安,热仍未除。证非浅鲜。议甘寒、苦寒合化阴气,令小便自通。若强责小便,不畏泉源告竭乎!

生石膏一两　玄参一两　细生地六钱　知母四钱　连翘八钱　丹皮五钱　麦冬八钱　银花三钱　生甘草二钱　炒黄芩二钱　黄连二钱

煮成三碗，今日分三次服完，明早再煮一碗服。

三十日　昨用玉女煎、银翘散合法，再加苦寒，为甘苦合化阴气，又为苦辛润法。今日已见大效，汗也，便也，表里俱通，但脉仍沉数有力，是仍有宿粪。与久羁之结邪相搏。议增水行舟，复入阴搜邪法。

麦冬一两　丹皮六钱　生甘草三钱　黄芩炭　大生地六钱　北沙参五钱　生鳖甲八钱　生牡蛎六钱　柏子霜三钱　黄连钱半

【赏析】

温热病误用补益中焦药，致邪无外出之路，继以化暑湿之刚燥药物，使津液大亏，而温热之邪仍未化。现症见"干呕脉数，大小便闭，烦躁不安"，予以"甘寒、苦寒合化阴气"，"令小便自通"。方用玉女煎合银翘散。连翘、银花清热解毒，丹皮清热凉血、活血散瘀，生石膏清热解毒、除烦止渴，生地、玄参、知母养阴清热，黄芩、黄连清热止呕，麦冬养阴生津。大小便通后，再用入阴搜邪法。重用麦冬、鳖甲、牡蛎配以丹皮、生地等，意在育阴清热生津。

案8

梁，六十二岁，丙辰年六月二十三日，脉数急，身热头痛，思凉饮，暑伤手太阴，切忌误认伤寒而用羌防柴葛。

连翘三钱　桑叶钱半　甘草一钱　银花三钱　石膏四钱　苦桔梗二钱　薄荷八分　豆豉钱半　知母二钱

二十四日　即于前方内加：藿梗二钱、广郁金三钱、杏仁泥三钱、荷叶边一张。

二十五日　六脉洪大而数，渴思凉饮，纯阳之症，气血两燔，用玉女煎。

石膏一两　细生地八钱　知母五钱　玄参四钱　麦冬一两　生甘草三钱

煮三杯，分三次服。

【赏析】

"脉数急，身热头痛，思凉饮"为热证，结合发病时间"六月二十三日"为盛夏季节，故为暑邪侵入。"暑伤手太阴"，归肺经病，即手太阴肺经所发生的病候。《灵枢·经脉》载："肺手太阴之脉……是动则病；肺胀满，膨膨而喘咳，缺盆中痛，甚则交两手而瞀，此为臂厥。是主肺所生病者；咳，上气，喘喝，烦心，胸满，臑臂内前廉痛厥，掌中热。气盛有余，则肩背痛，风寒，汗出中风，小便数而欠，气虚则肩背痛寒，少气不足以息，溺色变。"本经主要病症为：胸部满闷，肺胀，气喘，咳嗽，心烦，气短，肩背痛，及经脉所过部痛，厥冷，掌中热。方以银翘散化裁清热解毒。后加藿梗化湿除秽，郁金清心解郁，杏仁止咳平喘，荷叶消暑利湿，健脾升阳。六脉洪大而数，渴思凉饮，为气血两燔，方用玉女煎凉血滋阴。

案9

梁，二十二岁，壬申年六月初四日，温热自汗，脉浮，舌满白。最忌足三阳表药发汗。用辛凉法。

苦桔梗五钱　杏仁三钱　甘草三钱　薄荷二钱　银花六钱　藿香二钱　连翘六钱　郁金二钱　牛蒡子五钱

初六日　温病脉浮自汗，喘喝，舌苔白厚，思凉饮，用辛凉重剂。

生石膏一两　桑叶五钱　知母五钱　牛蒡子五钱　连翘六钱　玄参一两　银花六钱　人中黄三钱

共为粗末，分八包，一时许服一包。

初七日　疫后肢痹。

杏仁泥三钱　连翘三钱　石膏六钱　银花二钱　防己三钱　生甘草一钱　广郁金钱半

十一日　肢痹。

桂枝三钱　生苡仁三钱　生石膏五钱　防己三钱　杏仁泥三钱　片子姜黄三钱　海桐皮二钱

温热复作，身热身痛，舌苔重浊，忌羌防柴葛，议辛凉合芳香法。

荆芥穗五钱　玄参三钱　藿香叶二钱　薄荷三钱　豆豉三钱　连翘六钱　苦桔梗六钱　银花八钱　甘草三钱　牛蒡子三钱　郁金三钱

共为细末，分八包，一时许服一包，芦根汤煎。

大渴思凉饮，大汗如注，脉数急，非辛凉重剂，不足以解之。

生石膏二两　知母五钱　麦冬一两　生甘草三钱　细生地一两　连翘三钱　银花三钱　桑叶二钱

煮成三碗，分三次服。

用辛凉重剂，大热已解，脉小数，以养阴清解余邪立法。

麦冬八钱　丹皮三钱　细生地五钱　知母二钱　生甘草二钱　玄参五钱

煮法如前。

【赏析】

"温热自汗，脉浮，舌满白"，为温热袭表，医案中所提足三阳，为：足少阳胆经，足厥阴肝经，足太阳膀胱经，忌三经表药发汗。应用辛凉解表法。"温病脉浮自汗，喘喝，舌苔白浓，思凉饮"，用辛凉重剂白虎汤加减。方中重用石膏、知母清肺胃实热，连翘、银花、人中黄清热解毒，牛蒡子、玄参清热养阴，桑叶疏散风热。"疫后肢痹"，即发热后肢体疼痛，方用防己利水清热，祛风止痛，桂枝宣阳通经，薏苡仁健脾去湿、舒筋除痹，姜黄通经止痛，海桐皮祛风湿、通经络。遇疾病反复，以辛凉剂为主线，到"大热已解，脉小数"，以养阴法"清解余邪"，药用麦冬、生地、知母、玄参等。

案10

甘，五岁，壬申年六月十八日，温热七日不退，渴思凉饮，脉仍洪浮而长，急宜辛凉退热，加入芳香化浊，最忌羌防柴葛发表。腹痛者，秽浊也。勿认作寒，用温药。

连翘六钱　牛蒡子三钱　银花六钱　石膏六钱　广郁金三钱　藿香叶三钱　苦桔梗六钱　豆豉三钱　知母二钱　人中黄二钱　黄芩二钱　丹皮二钱

共为粗末，分六包，约一时许服一包。芦根汤煎，去渣服。

十九日　热稍减，脉势亦减过半，气分尚未解透，血分亦有邪耳！今用玉女煎加芳香法。

麦冬一两　知母三钱　细生地八钱　郁金钱半　丹皮六钱　豆豉一钱　生甘草三钱　玄参六钱　生石膏六钱

煮成三茶杯，渣再煎一茶杯，每服一杯，分四次服。

二十日　幼童温病，热退七八，以存阴退热，为第一要着。

麦冬二两　生甘草一钱　细生地八钱　知母钱半　玄参两半　丹皮三钱

头煎两茶杯，二煎一茶杯，三次服。

二十一日　热渐退，手心热特甚，阴伤之象，用存阴法。

大生地五钱　焦白芍三钱　细生地五钱　麻仁三钱　丹皮三钱　炙草三钱　沙参三钱　麦冬六钱

二十三日　幼童热病退后，一以存阴为主，最忌与枳朴开胃，黄芩清余热，医者诚能识此，培养小儿不少矣。

焦白芍五钱　炒玉竹二钱　炙草二钱　麦冬五钱　玄参三钱　沙参三钱　大生地五钱　丹皮三钱

【赏析】

本医案记录5岁小儿温热病。仍以辛凉法清解温热。以玉女煎加芳香法清解血分之热，疾病后期以"存阴退热"法养阴清热，热退，必汗出，汗出伤津，故出现"手心热特甚"，用"存阴法"，方用生地、丹皮、沙参、麦冬、玉竹、白芍之药。幼儿热退后当以"存阴"为主，忌枳壳、厚朴等辛燥之品，忌用黄芩清余热，以上均可再伤津液。

案11

陈氏，甲子年四月初三日，温病误汗七次，以致心阳受伤，邪入心包，神昏不语，膈上之邪，仍然不解。非芳香化浊，能入心包者，不足以救之。

牛黄丸三丸，约一时服一丸。服后如神仍不清不语，再服二三丸。

前方用芳香开膻中，是治邪法。恐老年阴气告竭，自汗而脱，再用复脉法护阴，是固正法。二更后服。

炙甘草三钱　生地五钱　丹皮三钱　白芍三钱　生鳖甲六钱　麦冬六钱　阿胶二钱　麻仁三钱　玄参五钱

初四日　老年温病日久，误用风药过多，汗出伤津，以致大便坚结不下，口干舌黄，系阳明证，当下之。但气血久虚，恐不任承气。议增液汤，一面增液而补正，一面去积聚以驱邪，增水行舟计也。

玄参两半　生地两半　麦冬一两二钱，连心

水八碗，煮取三碗，分三次服，不便再服，便后服前方一帖。

初五日　脉仍有力，舌黄黑，仍有宿粪未净，再服增液一帖。

玄参两六钱　细生地二两　麦冬二两

煮成三碗，分三次服。

初六日　大便后仍用二甲复脉法，以复其丧失之真阴。

炙甘草六钱　大生地八钱　炒白芍六钱　阿胶一钱　麻仁三钱　麦冬八钱　沙参三钱　牡蛎五钱　鳖甲五钱

浓煎三碗，零星缓服。

【赏析】

温病误汗，致邪入心包，神志昏迷。药用牛黄丸取芳香化浊之法入心包。芳香开膻中，是祛邪之法，恐老年阴气衰竭，自汗虚脱，予以复脉养阴法扶正。"误用风药过多,汗出伤津,以致大便坚结不下,口干舌黄",予以增液汤增液行舟,方药养阴生津之品。大便后仍以二甲复脉汤育阴潜阳,补益阴阳。

案12

于,温病误表,面赤神昏谵语,肢瘈肉瞤。先用牛黄丸清包络之邪。

牛黄丸(三粒)汤药用麦冬、生地等味。

十三日　今日脉浮,鼻息太粗,粗甚则为喘矣。温病大忌喘促,恐化源绝也。再手指与臂,时时瘈动,瘛疭之象也。勉与玉女煎法。

细生地五钱　大生地五钱　生石膏一两　玄参五钱　知母三钱　生甘草二钱　麦冬一两　丹皮五钱

煮成三碗,分三次服。渣再煎一碗服。

十四日　前方沃法也,今日仍用,加:石膏五钱、犀角三钱。

以清包络而护肾水。

十五日　脉浮为邪气还表,渴甚加石膏。

连翘五钱　银花五钱　生石膏两六　犀角三钱　麦冬一两　知母三钱　甘草二钱　细生地六钱

今日一帖,明日渴甚服二帖。渴止服一帖,不热不渴,或去石膏。

十七日　温病误治日久,上焦之热未净,下焦之液已亏,用清上实下法。

细生地五钱　大生地五钱　麦冬六钱　生鳖甲六钱　知母五钱　石膏八钱　甘草三钱　牡蛎五钱　丹皮五钱　生白芍三钱

明日热全退不渴,去石膏,即不退全,不渴思凉饮,亦去。假使病如今日,方亦如今日。头煎二碗,二煎一碗。

十九日　照前方再服一帖。

二十日　渴止脉静身凉,用复脉法。

【赏析】

温病误用解表药，面红神昏谵语，体表筋肉不自主地惕然瘛动，先用牛黄丸清心包之邪。"脉浮，鼻息太粗，粗甚则为喘矣"，"温病大忌喘促，恐化源绝也"，故以玉女煎清热生津，顾护阴液。加石膏、犀角以清包络而护肾水，益阴液生化之源。"脉浮为邪气还表，渴甚"，在清热解毒凉血原方基础上加石膏生津止渴。"温病误治日久，上焦之热未净，下焦之液已亏，用清上实下法"，方用生地、知母、石膏、丹皮清上，麦冬、鳖甲、牡蛎实下。"明日热全退不渴，去石膏，即不退全，不渴思凉饮，亦去"，以免过于寒凉而伤阴。"渴止脉静身凉，用复脉法"，此为吴鞠通常用温病后期育阴潜阳之法。

案13

岳，七十八岁，二月十八日，右脉大于左，滑而且数，舌苔老黄，渴欲凉饮。诊尺篇，所谓尺肤热为温病者是也。法宜辛凉解肌，合芳香化浊。切忌辛温发表，甘热温里。

连翘二钱　银花二钱　藿香叶钱半　薄荷一钱　玄参钱半　牛蒡子二钱　郁金二钱　杏仁泥二钱　豆豉二钱　芦根三把

水三杯，煮一杯，日三服。

十九日　其人素有痰饮，又以客气加临，身热，苔黄，脉数，思凉，为温病。昨用辛凉芳香，今日大便后，病势仍未除，仍须辛凉解散。《金匮》所谓先治新病，旧病当后治也，但当回护痰饮耳！

生石膏四钱　杏仁粉三钱　连翘三钱　芦根二钱　郁金一钱　牛蒡子二钱　薄荷八分　藿梗钱半　生甘草一钱

今晚明早共三帖。

二十日　病势虽较前稍减，脉体亦小，黄苔亦彻。但寒从左升，热从入分，寒少热多，颇似温疟。议白虎桂枝法，加青蒿等，使陷下之邪，一齐涌出，庶不致缠绵日久，坐耗真元也。

石膏三钱　知母钱半，炒黑　甘草一钱　桂枝三钱　京米一撮　青蒿八分

二十一日　痰饮是本病，温热是客气。客气易退，本病难除。现下客气已减六七，胁下常痛引痛，系痰饮为患。大温大凉，皆在难施之际。仍议以辛而微凉者，清不尽之邪，复以芳香降气开痰止痛。如下半日渴思凉饮，仍加石膏三钱。

降香末三钱　苏子霜二钱　制香附三钱　连翘二钱　杏仁泥三钱　银花三钱　旋覆花三钱，包　郁金二钱

二十二日　脉静身凉，舌苔悉退，温热已尽。惟余痰饮胁痛，一以宣通悬饮为法。

生香附二钱　降香末三钱　广皮钱半　旋覆花三钱，包　小茴香三钱　半夏四钱　苏子霜二钱　郁金二钱　杏仁泥三钱

甘澜水五杯，煮取二杯，分二次服，明早一帖。

二十三日　今日大便后，面微赤，脉微大，舌微苔，胸中热思凉饮，又有余邪上泛之故。议芳香之中，仍稍加辛凉。

旋覆花三钱，包　杏仁泥五钱　连翘二钱　降香末二钱　小枳实三个　银花三钱　生香附二钱　郁金二钱　芦根三把

二十四日　犹有余热，舌苔未化，仍用前法。但小便不禁，去枳实。

二十五日　脉静身凉，惟头微热，余邪已去八九，一以宣肺透饮为主。须能入胁者宜之。

杏仁泥三钱　郁金二钱　茯苓二钱　旋覆花三钱　藿梗三钱　降香末二钱　生香附三钱

甘澜水五杯，煮成两杯，分二次服。

三月初四日　食复，脉弦细而滑，胁痛胀，舌苔重浊，不思食。其人本有痰饮，与两和肝胃法。

旋覆花三钱　青皮钱半　郁金二钱　制香附半钱　广皮炭钱半　红曲八分　降香末三钱　半夏三钱　神曲炭二钱

脉虽安静，苔尚未化，未可恣意饮食。胁下刺痛，开胃兼与和络。

半夏五钱　新绛三钱　乌药二钱　广皮钱半　旋覆花三钱　归须二钱　青皮钱半　降香末三钱　郁金二钱　生香附二钱　延胡索一钱　小枳实一钱

【赏析】

本案为素有痰饮症合并温热。痰饮为本病，温热为客病。温热易退，痰饮难除。治宜清热解毒芳香化浊退温热，兼以化痰行气治痰饮。疾病初期方用银翘散加杏仁。当温热已除，以燥湿化痰温化痰饮。方用旋覆花、半夏、茴香等，兼以芳香行气，如乌药、降香、香附等。本案提供的重要思路为需分清疾病的主病与客病，治疗主病与客病需扶正驱邪兼顾而治。

案14

章，丙寅年二月十一日，头痛身热，脉芤数，口渴，自汗，喉痛，舌苔重浊而尖赤甚，温病也。势甚重，法宜辛凉，最忌发汗。

连翘三钱　银花三钱　麦冬三钱　桔梗三钱　桑叶钱半　细生地三钱　甘草一钱　薄荷八分　射干二钱　玄参三钱　牛蒡子三钱

今晚一帖，明早一帖。

十二日　温热咽痛之极，阴本亏也。

桔梗八钱　人中黄三钱　马勃三钱　牛蒡子八钱　玄参八钱　连翘六钱　射干四钱　黄连三钱　黄芩三钱　银花三钱　薄荷二钱　荆芥穗二钱　细生地四钱

共为粗末，分八包，一时服一包。芦根汤煎，去渣服。

十三日　大便通，咽痛减，脉渐静，不可躁。

桔梗三钱　麦冬五钱　黄芩一钱　银花三钱　玄参五钱　连翘二钱　射干二钱　人中黄一钱　丹皮二钱　芦根二钱　黄连一钱　细生地五钱　白茅根三钱　牛蒡子三钱

煮两碗，分二次，今晚明早各半帖。

十四日　脉静，痛止大半，小便未畅，余焰尚存，仍不可食谷。

细生地五钱　连翘二钱　射干二钱　丹皮三钱　银花二钱　人中黄钱半　玄参

三钱　牡蛎三钱　桔梗二钱　黄芩一钱　麦冬六钱　黄连八分

二帖共煎四碗，分四次服。明日午前服完，计今日两碗，明日两碗，如服完后，喉仍微痛，小便不畅，明晓再服一帖。如喉痛已止，小便亦畅，可少啜粥汤，静俟十六日换方服药。

十六日　脉静身凉，用一甲复脉汤。

炙甘草六钱　大生地六钱　阿胶三钱　麦冬五钱　白芍六钱　麻仁三钱　牡蛎八钱

【赏析】

"头痛身热，脉芤数，口渴，自汗，喉痛，舌苔重浊而尖赤甚"，如伤寒中风证，然中风证中无喉痛，舌亦无赤，故本证为温病。治宜辛凉解表。温热咽痛之极，为阴虚火旺，治宜加用人中黄、白茅根、麦冬等降火滋阴。"小便未畅，余焰尚存"，仍以清热生津为法，加牡蛎敛阴潜阳。喉痛止后，予以一甲复脉汤养阴生津润燥。

案15

赵，初六日，热病脉七至，烦躁无宁晷，谵语神昏，汗出辄复热，脉不为汗衰。《内经》所谓见三死不见一生，虽愈必死也，余向来见此症，每用一面大剂护阴清热，一面搜逐心包之邪，获效亦不少。但黄帝岐伯所云之死症，谁敢谓必生，勉与玉女煎法。

生石膏四两　生地八钱　知母一两　麦冬八钱　甘草五钱　京米一合

煮五杯，分五次服。外服紫雪丹。

初七日　温热未清，又加温毒，喉肿，舌肿，唇肿，项强，面色反青。伏毒不发，与痘科之闷痘相似，可与代赈普济散。

一时许服一包，鲜荷叶边汤煎，其紫雪丹照旧服不可断，有好牛黄清心丸亦可。

初八日　热病瘛疭，痉厥神昏，脉洪大而芤，与育阴潜阳，咸以止厥法。但喉舌之肿，未能一时消尽，可与代赈普济散间服，其紫雪丹仍用。

细生地一两　麦冬四钱，连心　生白芍五钱　钩藤三钱　丹皮四钱　生鳖甲八钱　生牡蛎八钱　犀角三钱　黄芩二钱

煮三杯，分三次服。

初十日　左脉洪而有力，右脉甚软，是温邪日久，陷入下焦血分无疑。古谓三时热病，深入下焦血分者，每借芳香以为搜逐之用。仍用紫雪丹五分一次，约三次，热退神清能言即止。

次生地一两　丹皮三钱　生鳖甲六钱　生白芍五钱　麦冬五钱，连心　生龟板六钱　生牡蛎六钱　生甘草五钱　生阿胶五钱，药化入

十一日　汗已得而脉未静，宿粪已解而肿未消、神未清，其代赈普济散仍服一二次，紫雪丹仍服三五分，其汤药与重收阴气。

生白芍五钱　细生地一两　生甘草五钱　麦冬五钱　黄芩三钱　生牡蛎二钱，研粉煎汤代水

煮三杯，分三次服。渣再煎一杯，明日服。

十二日　汗出脉静身凉之后，甫过七八日，忽又身热，脉洪数有力，便涩口渴思凉。乃余邪续出，以当日受邪之时，非一次也，并非食后劳复之比。但久病不宜反复，恐气血不支也，与玉女煎法。

紫雪丹三分一次，身热神昏瘛疭则服，否则止。

生石膏八钱　生甘草三钱　知母五钱　细生地五钱　麦冬五钱　黄芩三钱　京米一撮

十三日　减石膏。

十四日　今日脉浮大，下行极而上也。生石膏二两，另煎，有热则加。

知母五钱　生地八钱　生鳖甲五钱　生甘草四钱　龟板五钱　麦冬六钱　生牡蛎五钱　京米一撮

头煎三杯，今夜服。二煎两杯，明早服。若能睡熟但令稳睡，不可呼之服药。

十五日　今日右脉已小，左脉仍壮，邪气又归下焦血分。先用紫雪丹以

搜之，继之培阴清热。热淫于内，治以咸寒，佐以苦甘法。

知母五钱　生甘草四钱　生牡蛎六钱　生地一两　丹皮四钱　生鳖甲六钱　黄柏三钱　麦冬六钱　生龟板六钱　生白芍三钱

煮五杯，今晚服三杯，明早两杯。

十六日　今日右脉复浮而大，犹思凉饮，暂与玉女煎法。其芳香搜逐邪浊之法，仍不能止。

生石膏一两　知母五钱　生甘草四钱　生地六钱　麦冬六钱　生鳖甲六钱　京米一合

煮四杯，分四次服。

十七日　今日右脉稍沉而小，左脉仍洪大而浮。余邪续出，神识反昏，微瘛疭，肢微厥，非吉兆也。舌上津液已回，大便甚通。自始至终，总无下法，只有护阴，一面搜逐深入之伏邪。

大生地一两　生鳖甲五钱　生甘草四钱　丹皮三钱　钩藤三钱　生白芍六钱　生牡蛎五钱　麦冬六钱　阿胶三钱　生龟板五钱

煮五杯，分五次服。

十八日　神清改方。

十九日　温毒日久，诸症渐减，惟脉未静，应照邪少虚多例，其不尽之邪，付之紫雪可也。

生白芍四钱　钩藤三钱　生鳖甲五钱　大生地八钱　麦冬六钱　生龟板五钱　炙甘草三钱　羚羊角三钱　生牡蛎五钱　丹皮四钱　阿胶三钱

煮四杯，分四次服。

二十日　病虽渐次就退，伏热犹未清楚。暂与少加清热之品。

生白芍四钱　钩藤二钱　生地一两　生甘草三钱　羚羊角三钱　丹皮三钱　麦冬六钱　生牡蛎六钱　黄芩二钱　生鳖甲四钱

煮三杯，分三次服。

二十一日　犹有瘛疭，仍从少阳中求之，再用紫雪丹一钱，分二次服。

【赏析】

"热病脉七至，烦躁无宁晷，谵语神昏"，宁晷即安定的时刻。"黄帝岐伯所云之死症，谁敢谓必生"，说明此病凶险。吴鞠通勉强予以玉女煎加紫雪丹。"温热未清，又加温毒"，症见"喉肿，舌肿，唇肿，项强，面色反青"，予以代赈普济散，紫雪丹照旧服不可断，亦可服牛黄清心丸，以达清热解毒、凉血镇惊之功。"温毒日久，诸症渐减，惟脉未静，应照邪少虚多例"，予以紫雪丹尽未除之邪，以育阴生津之方补阴之不足。

案16

刘，六十岁，癸丑年七月初九日，温病误表，津液消亡。本系酒客，热由小肠下注，溺血每至半盆，已三四日矣。又亡津液，面大赤，舌苔老黄而中黑，唇黑裂，大便七日不下，势如燎原，与急下以存津液法。

大承气，减枳朴分量，加丹皮、犀角。

初十日　昨日下后，舌上津液已回，溺血顿止，与清血分之热。

焦白芍四钱　犀角四钱　麦冬四钱　丹皮五钱　银花五钱　细生地五钱　生甘草二钱　天冬二钱

十一日　照前方。

十二日　前方加麻仁三钱。

十二日　前方四帖。

十七日　邪去七八，已能进粥，阴虚甚于余邪。复脉汤去参桂姜枣，二帖。

十九日　照前方加生牡蛎、生鳖甲，二帖。

二十一日　照前方又加生龟板，服二十一帖。

八月初十日　照前方又加海参二条、鲍鱼片五钱，服二十帖。

【赏析】

温病误以发汗解表药，亡津，嗜酒，耗伤阴津，热邪下注，小便带血，加重阴津损耗。阴虚阳亢，表现为面红，苔老黄而中黑，唇黑裂。大便不通，予以大承气汤峻下热结，减枳实、厚朴以顾护津液。本方为寒下的常用代表方。方中大黄泻热通便，荡涤肠胃邪热积滞；芒硝软坚润燥通便，厚朴苦温下气，枳实苦辛破结，丹皮、犀角配伍，可治热证出血，犀角清热凉血，定惊解毒，善治温疫热入血分，丹皮凉血祛瘀，助犀角凉血止血。

尿血停止，大便通，再予以清血分之热养阴清热生津。

复脉汤去参桂姜枣，侧重于养阴清热。加生牡蛎、生鳖甲滋阴养血，加生龟板，意在阳中求阴，阴阳互生。加海参、鲍鱼，补肾益精、养血润燥，是补而不燥之品，以达全身气血调和之功。

案17

史氏，二十七岁，癸丑年七月初一日，温热误汗于前，又误用龙胆芦荟等极苦化燥于后，致七月胎动不安，舌苔正黄，烂去半边，目睛突出眼眶之外，如蚕豆大，与玉女煎加犀角。以气血两燔，脉浮洪数极故也。

生石膏四两　知母一两　炙甘草四钱　犀角六钱　京米一撮　细生地六钱　麦冬五钱

初二日　烦躁稍静，胎不动，余如故。照前方再服三帖。

初五日　大便不通，小便数滴而已，溺管痛，舌苔黑，唇黑裂，非下不可。虽有胎，经云：有故无殒，故无殒也。

生大黄六钱　玄明粉四钱　川朴一钱　枳实一钱

煮两杯，分二次服，得快便即止。

初六日　下后脉静身凉，目睛渐收，与甘寒柔润。

初十日　复脉汤去刚药。

十四日　复脉加三甲。

二十日　服专翕大生膏十二斤，至产后弥月方止。

【赏析】

晚孕合并温热病的病案。温病误汗，汗出津伤，加之龙胆芦荟极苦化燥，致热邪内蕴，津液不能上输于舌，舌烂去半边，阴虚津亏，阴虚阳亢，气血两燔，方以玉女煎加犀角，生石膏凉血，知母清热滋阴，犀角凉血止血，生地、麦冬养阴清热。服5剂后，出现大便不通，小便量少，尿道痛，以大黄、玄明粉、厚朴、枳实通积导滞。大便后脉静身凉，予以甘寒柔润之品调理数日，之后予以复脉汤加减。医案中所述专翕大生膏出自《温病条辨》卷三。组成为人参1千克，茯苓1千克，龟板500克（另熬胶），乌骨鸡1对，鳖甲500克（另熬胶），牡蛎500克，鲍鱼1千克，海参1千克，白芍1千克，五味子250克，麦冬1千克，羊腰子8对，猪骨髓500克，鸡子黄20枚，阿胶1千克，莲子1千克，芡实1.5千克，熟地黄1.5千克，沙苑蒺藜500克，白蜜500克，枸杞子（炒黑）500克。以特制方法做成蜜丸，一日服30克，一年为一疗程。主治燥久伤及肝肾之阴，上盛下虚，甚则痉厥者。该方多用血肉之品，熬膏为丸，从缓治，补肾润燥。从中体会到热病不能见热单治热，需顾护阴液，清热同时滋阴，避免阴虚阳亢，热病后期阴阳两伤，需阳中求阴，调理阴阳平衡，循序渐进，达到康复的目的。

案18

赵，五十五岁，癸丑年六月二十六日，体瘦无子，过服桂、附，津液枯燥。于二十二日得温热，自服补中益气汤三帖，致邪无出路，服辛凉轻剂二帖，竹叶石膏汤三帖，至七月初二日，烦躁不寐，并不卧床，赤身满地混抓，谵语干热，无汗舌黄，与调胃承气汤，加玄参一小剂，得大便少许，随出赤红疹数十枚，少安半日，其症如前，与沃阴之甘凉法。二三日大躁大狂，又与调胃承气汤一小帖。又出疹数十枚又少安，热总不退，脉总不静。如是者前后共下十三次，出疹十三次。而后脉静身凉，服复脉汤七帖后作专翕大生膏半料，计十二斤，半年后始撤消。此证原案已失，举其大略，以备一格。

【赏析】

体瘦无子，瘦人往往为血虚、阴虚体质，无子为肾虚、肾精不足表现，古人居住条件差，生活简陋，常患有痹证，相当于西医学风湿性关节炎、类风湿关节炎，常服桂枝、附子，通经散寒除湿，久之，必有津液耗伤，阴虚火旺，机体进一步消瘦，临床上可见五心烦热、咽燥口干、急躁易怒、盗汗、颧红、舌红少苔和脉细数等，甚则口舌生疮、便秘等症。二十二日外感温热之邪，自服补中益气汤。推测症见头痛恶寒，懒言恶食，气虚发热，气高而喘，身热而烦，渴喜热饮。邪未驱，先扶正，过早补益，则易闭邪留寇，使病证愈演愈烈。吴鞠通予以辛凉轻剂二贴（桑菊饮），主风温初起，邪在卫分，上焦如羽，非轻不举。解表之力较弱。竹叶石膏汤来源于《伤寒论》，主治热病后期，余热未清，气津两伤。症见身热多汗，气逆欲呕，烦渴喜饮，舌红少津，脉虚数。为清补并行之方。该方加强了寒凉，但病情未得到遏制，出现"烦躁不寐，并不卧床，赤身满地混抓，谵语干热，无汗舌黄"，进一步加强寒凉用药，方用调胃承气汤。大黄苦寒以泄热通便，荡涤肠胃；芒硝咸寒以泻下除热，软坚润燥；以炙甘草调和大黄、芒硝攻下泄热之方，使之和缓。加玄参凉血滋阴，泻火解毒。得大便，腑气通，驱除肠胃积热，使胃气得和，气机相接。出疹后，病情稍许平稳，然而体温还是不能完全降至正常，脉象依然不平稳。像这样前后共13次，出疹13次，才脉静身凉。

本医案是素体虚外感温病病案。吴鞠通开始使用辛凉解表药物，逐渐药物力度加大，甚则用到大黄、芒硝等苦寒之品，接下来邪去阴伤，后期以滋阴养血之品调理，体现了先解表，再通腑，后扶正的总体思路。若先扶正，则邪不去，闭邪留寇，则易陷于正虚邪恋之证。

案19

王，三十八岁，温病狂热，大渴引饮，周十二时，饮凉水担余，癫狂谵语，大汗不止。每日用白虎汤合犀角地黄汤，石膏用半斤，日服二帖。外用紫雪一两有余，间服牛黄清心丸五六丸。如是者七八日，热始渐退，药渐减，后以复脉汤收功。

温疫者，历气流行而兼秽浊，户户皆然，如役所使也。是证也，悉从口鼻而入，先病手太阴，而后延布三焦。治法一以护阴、清热、逐秽为主。然法者规矩也。规矩不能使人巧，巧用在人也。今于其证中之有证者，先生则法中之有法。病见极重之证，方施至重之方，然未尝有一毫护此失彼之弊。如案中王、赵、史、刘数姓之，非先生胸有定见，法施奇绝，安望其生耶？真乃运用之妙，存乎一心，岂庸手所能乎！至于精微妙旨，善读者细玩案中，自知其妙，予不敢再加妄论也。

【赏析】

本病是叙述温病发狂之证。大渴引饮，证属实热，方用白虎汤，又因癫狂谵语，加用犀角地黄汤。方中重用石膏，外用紫雪常见为紫雪散敷脐，具有清热开窍、止痉安神之功。该患者热入心包，间断口牛黄清心丸。七八日后，开始逐渐退热，药物亦开始减量。之后以复脉汤调理。本案中，吴鞠通治疗温热发狂，病情极重，使用的药物也是寒凉重剂，并且内服外用并用，数方并行，力求尽快控制病情，防止热邪进一步侵入。患者经历大热、大汗，阴津耗伤，加之治疗过程中使用了极寒药物，不免阴阳两虚，最后以复脉汤调理，体现了护阴、清热、逐秽治法，同时也有急则治标，缓则治本之意。后人评价说：病见极重之证，方施至重之方。当代社会进步，医疗条件提高，恐难以再见温热发狂之证，数个寒凉之剂并用亦需辨证准确，否则极易伤阳，终致阴阳两虚、阴阳离决之境。

卷二

一、暑温

案1

甘，二十四岁，壬戌六月二十九日，暑温邪传心包，谵语神昏，右脉洪大数实而模糊。势甚危险。

细生地六钱　知母五钱　银花八钱　玄参六钱　连翘六钱　生甘草三钱　麦冬六钱　竹叶三钱　生石膏一两

煮三碗，分三次服。

牛黄丸二丸　紫雪丹三钱

温邪入心包络，神昏痉厥，极重之证。

连翘三钱　竹叶三钱　银花三钱　生石膏六钱　细生地五钱　甘草钱半　丹皮三钱　知母二钱　麦冬五钱，连心

今晚一帖，明早一帖。再服：紫雪丹四钱。

【赏析】

《内经》中有病暑之名，而"暑温"之称却由吴鞠通首创，《温病条辨·上焦篇》："暑温者，正夏之时，暑病之偏于热者也。"

暑温是感受暑邪所引起的，发病时间在夏至（六月二十二日）到处暑（八月二十三日）之间，起病以阳明气分热盛证候即高热、烦渴、大汗、脉

洪大为主要特点的急性外感热病。其发病急骤，传变迅速，变化多端，易伤津耗气，闭窍昏厥，动风发痉等。叶天士有云：温邪上受，首先犯肺，逆传心包。

此案患者未见暑温初起常见症状，而是暑温之邪传心包，谵语神昏，右脉洪大数实而模糊，可见疾病来势之凶猛。吴鞠通予以白虎汤合清营汤加减化裁。《温病条辨·上焦篇》："形似伤寒，但右脉洪大而数，左脉反小于右，口渴甚，面赤，汗大出者，名曰暑温，在手太阴，白虎汤主之；脉芤甚者，白虎加人参汤主之。"此条文是暑温的大纲，首诊用白虎汤，盖白虎乃金秋之气，以退烦暑，白虎为暑温的正例，源于《金匮要略》，守先圣之成法。另《温病条辨·上焦篇》："脉虚夜寐不安，烦渴舌赤，时有谵语，目常开不闭，或喜闭不开，暑入手厥阴也。手厥阴暑温，清营汤主之；舌白滑者，不可与也。"清营汤解毒透热养阴。其中银花、连翘、竹叶清心热解毒，并透热于外，使入营之邪透出气分而解，是因势利导之法。又有："手厥阴暑温，身热不恶寒，清神不了了，时时谵语者，安宫牛黄丸主之，紫雪丹亦主之。"七月初一日，患者暑热有减，加丹皮，凉血清肝。紫雪丹仍坚持服用。

案2

周，五十二岁，壬戌年七月十四日，世人悉以羌防柴葛，治四时杂感，竟谓天地有冬而无夏，不亦冤哉。以致暑邪不解，深入血分成厥。衄血不止，夜间烦躁，势已胶锢难解，焉得速功。

鲜芦根一两　丹皮五钱　荷叶边一张　羚羊角三钱　玄参五钱　杏仁三钱　桑叶三钱　滑石三钱　犀角三钱　细生地五钱

今晚一帖，明早一帖。

十五日　厥与热似乎稍缓，据云夜间烦躁亦减，是其佳处。但脉沉弦细数，非痉厥所宜。急宜育阴而恋阳，复咸以止厥法。

生地六钱　玄参六钱　麦冬八钱，连心　生白芍四钱　桑叶三钱　羚羊角三

钱　丹皮三钱　犀角三钱　生鳖甲六钱

日服二帖。

十六日　脉之弦刚者，大觉和缓。沉者已起，是为起色。但热病本应伤阴，况医者误以伤寒温燥药五六帖之多，无怪乎舌燥如草也。议启肾液法。

玄参一两　丹皮五钱　桑叶二钱　犀角三钱　天冬三钱　麦冬五钱　沙参三钱　银花三钱　生鳖甲八钱

日服三帖。

十七日　即于前方内加：连翘钱半、鲜荷叶边三钱、细生地六钱。

再按暑热之邪，深入下焦血分。身半以下，地气主之，热来甚于上焦，岂非热邪深入之明征乎。必借芳香以为搜邪之用，不然，恐日久胶固之邪，一时难解也。热邪一日不解，则真阴正气日亏一日矣。紫雪丹之必不可少也。

紫雪丹钱半，分三次服。

十八日　厥已回，面赤，舌干黑苔，脉洪数有力，十余日不大便，皆下证也。人虽虚，然亦可以调胃承气小和之。

生大黄五钱　玄明粉三钱冲　生甘草三钱

先用一半，煎一茶杯，缓缓服。俟夜间不便，再服下半剂。服前半剂即解黑粪多许。

便后用此方：生白芍六钱、大生地一两、麦冬一两、生鳖甲一两。

十九日　大下宿粪如许，舌苔化而干未滋润，脉仍洪数，微有潮热。除存阴无二法。

生白芍六钱　沙参六钱　炙甘草三钱　麦冬六钱　丹皮四钱　牡蛎五钱　天冬三钱　大生地一两　鳖甲五钱

日服二帖。

二十一日　小便短而赤甚，微咳，面微赤，尺脉仍见洪数象。议甘润益下以治虚热，少复苦味，以治不尽之实邪，且甘苦合化阴气而利小便也。按甘苦合化降气利小便法，举世不知，在温热门中，诚为利小便之上等法。盖热伤阴液，小便无由而生，故以甘润益水之源。小肠火府，非苦不通，为邪热所助，故以苦药泻小肠而退邪热。甘得苦则不呆腻，苦得甘则不刚燥，合而成功也。

炙甘草四钱　生鳖甲八钱　生白芍六两　玄参五钱　阿胶三钱　麦冬六钱　麻仁三钱　丹皮三钱　沙参三钱　黄连一钱

二十二日　已得效。仍服前方二帖。

二十三日　复脉复苦法，清下焦血分之阴热。

炙甘草五钱　生鳖甲五钱　麦冬五钱　生白芍六钱　阿胶三钱　丹皮五钱　麻仁五钱　天冬二钱　玄参三钱

日服二帖。

【赏析】

温病应当与伤寒区别，如把温病当伤寒而误用羌防柴葛，治四时杂感之品，必然导致大错，以致暑热不解，反深入血分而发为厥证，衄血不止。这是因为暑热初起就多发于里。叶天士云："大暑发于阳明"，不宜使用解表之法治之。患者病于七月中旬，易感受暑热之邪，又观吴鞠通以犀角地黄汤为基础方加减化裁，治之以清热解毒，凉血散瘀，养阴生津。可推之病人当时应有壮热、口干口渴、神昏谵语、厥逆、衄血且血色偏于鲜红，舌脉则出现舌红绛，脉洪数等临床表现。可为何见厥证没有用开窍药？见衄血无止血药？吴鞠通将犀角与羚羊角同用，犀角能速清心火，而羚羊角尤善除肝肺之热，佐以丹皮凉血散瘀，入肝经除烦。桑叶、鲜荷叶边、鲜芦根清热解暑，助生地凉血养阴，加之玄参、麦冬滋阴。杏仁宣降肺气，滑石利尿通淋，使邪有出路。吴鞠通不见厥止厥，见血止血，审症求因，治病求本，是为妙也，亦是启迪后人。

十五日及十六日，从症脉窥其发展与转变，尤突出吴鞠通"治温必养阴"的用药特点。注意到"肾液"二字，可见吴鞠通对厥逆变化后果的担忧及考虑，也体现吴鞠通对疾病的动态发展与转变的把握。

十八日，厥已回，阴虚易见，水不足以载舟，而邪热未尽。吴鞠通投以调胃承气汤，缓而攻之，更配养阴之品。若用承气汤，则过矣。

二十一日，吴鞠通提出治温热病，甘苦合化阴气利小便为上上妙法。肾为元阴，热伤阴液，以甘润益水之源；小肠火腑，非苦不通，为邪热所助，故以苦药泻小肠，利小便导邪外出，使邪有出路，甘苦合济，甘可润之，燥不伤阴。

案3

王，三十八岁，癸亥六月初三日，暑温舌苔满布，色微黄，脉洪弦而刚甚，左反大于右，不渴。初起即现此等脉症，恐下焦精血之热，远甚于上焦气分之热也。且旧有血溢，故手心之热又甚于手背。究竟初起，且清上焦，然不可不先知其所以然。

连翘二钱　豆豉钱半　细生地钱半　丹皮二钱　银花二钱　生甘草一钱　藿梗一钱　玄参钱半　薄荷三分　牛蒡子钱半　白茅根二钱　麦冬二钱　苦桔梗一钱

初六日　热退大半，胸痞，腹中自觉不和。按暑必挟湿，热退湿存之故。先清气分。

连翘二钱　豆豉二钱　杏仁泥二钱　银花钱半　生苡仁三钱　白扁豆二钱　藿梗三钱　白通草八分　郁金二钱　滑石钱半

日二帖。

初七日　病退，六腑不和。

藿梗三钱　郁金一钱　半夏二钱　厚朴二钱　豆豉二钱　生苡仁三钱　广皮炭一钱　滑石三钱

初八日　向有失血，又届暑病之后，五心发热，法当补阴以配阳，但脉双弦而细，不惟阴不充足，即真阳亦未见其旺也。议二甲复脉汤，仍用旧有之桂参姜枣。

炒白芍四钱　阿胶二钱　麦冬四钱　麻仁二钱　炙甘草五钱　生鳖甲五钱　沙参三钱　大生地四钱　生牡蛎五钱　桂枝二钱　大枣二个　生姜二片

又丸方：八仙长寿丸，加麻仁白芍蜜丸。每日三服，每服三钱。

【赏析】

暑温舌苔满布，色微黄，脉洪弦，表明暑温挟湿。本案要点在于左反大于右及不渴。左手主上焦气分，右手则主下焦血分。不渴表示有邪在表。正如吴鞠通所言初起即现此等脉症，恐下焦精血之热，远甚于上焦气分之热也。随后医案也提及旧有血溢，手心之热又甚于手背。故在银翘散基础上加生地、麦冬以养阴，丹皮佐生地直入血分，以安血分之热，白茅根凉血止血，标本兼顾。初六日，见胸痞，典型湿邪症状，按语云"暑必挟湿"，不可不知，不可不重视。吴鞠通应用芳香清暑、清利并行的治法及用药值得我们学习和借鉴，所谓"治湿不利小便非其治也"。初八日，吴鞠通提出"向有失血，又届暑病之后，五心发热，法当补阴以配阳"，可见其治疗暑温十分重视滋阴护阴的思想。此时予以二甲复脉汤，留桂枝、生姜、大枣，不忧桂姜之燥，何也？概脉双弦而细，"不惟阴不充足，即真阳亦未见其旺"，寓意阴阳两虚。故采用二甲复脉汤，仍用桂、参、姜、枣，兼顾阴阳双补。八仙丸即六味地黄丸加麦冬、五味子。吴鞠通投八仙丸加麻仁、白芍，滋阴清热，固其根本。

案4

马，三十八岁，癸丑年六月初六日，暑热本易伤阴，误用消导攻伐，重伤阴气，致令头中耳中，鸣无止时。此系肝风内动，若不急救肝肾之阴，瘛疭热厥至矣。

炒白芍六钱　炙甘草三钱　生鳖甲五钱　大生地六钱　麦冬五钱　生牡蛎五钱　丹皮三钱　桑叶三钱　茶菊炭二钱　麻仁二钱，便不实去此

服四帖。

十二日　外邪虽退，无奈平素劳伤太过，虚不肯复，六脉无神，非参不可。

沙参三钱　大生地六钱　阿胶三钱　玄参六钱　麻仁三钱　生鳖甲六钱　麦冬六钱　生白芍六钱　炙甘草四钱

得大便后，去玄参，加：牡蛎三钱、人参三钱、桂枝、大枣二枚、生姜一片。

七月初六日 病后饮食不调，又兼暑湿着里，腹中绞痛，痛极便溏，脉微数，欲作滞下。议芩芍法，夺其滞下之源。

黄芩炭一钱二分 小茴香炭八分 广木香一钱 厚朴二钱 焦白芍钱半 黄连炭八分 炒广皮钱半 枳实一钱 神曲炭二钱 山楂炭钱半

一二帖后腹痛除，仍服复脉汤服十余帖。

【赏析】

暑热伤阴，误用消导攻伐，重伤阴气，导致肝风内动，故急救肝肾之阴。病后饮食不调，又兼暑湿着里，滞下，议芩芍法，清热，行气导滞，以去除其滞下之源。

案5

荣，十五岁，乙丑六月十一日，暑温挟痰饮怒郁，故脉芤身热而胁痛。误用足六经表药，烦躁不宁，六日不解，至危之证。

生香附三钱 旋覆花三钱 连翘二钱 藿梗三钱 生石膏四钱 杏仁三钱 薄荷一钱 郁金二钱

每帖煮两杯，分二次服。三时一帖，服二日大见效，再商。

十三日 于前方内加：青橘叶二钱、鲜荷叶边一张、芦根五钱。

暑伤足太阴，发为膜胀。渴不欲饮，饮则呕，身微热，舌白滑，肢逆，二便闭塞。病在中焦居多，以香开六腑浊气为主。

半夏五钱 藿梗三钱 广皮二钱 枳实三钱 厚朴四钱 生香附三钱 郁金二钱 生苡仁三钱 白蔻仁二钱 杏泥三钱 旋覆花三钱

煮两杯，分二次服。今日一帖，明日一帖。

【赏析】

脉芤身热而胁痛，不得误认为伤寒表证，实际上为暑温挟痰饮怒郁。暑病初起，若是滥用消导攻伐，则会伤阳明津液，甚者耗损肝肾之阴；若是妄用辛温发汗，助长邪热，更伤津液。临床上误用误治时常出现。

马案中，吴鞠通明确指出暑热本易伤阴，误用消导攻伐，重伤阴气，致令头中、耳中，鸣无止时，此系肝风内动。"重伤"二字可见程度之深。若不急救肝肾之阴，阴不制阳，虚风内动，瘛疭热厥就是可预见的结果。故予二甲复脉汤加减化裁，《温病条辨·下焦篇》："热邪深入下焦，脉沉数，舌干齿黑，手指但觉蠕动，急防痉厥，二甲复脉汤主之。"患者腹痛已解，仍予复脉汤，乃治病求本。

荣案中，患者痰饮郁怒，结于胁下，又感暑邪，被俗医误用解表药，内外和合，致使烦躁不安。《温病条辨·下焦篇》："伏暑、湿温胁痛，或咳，或不咳，无寒，但潮热，或竟寒热如疟状，不可误认柴胡证，香附旋覆花汤主之；久不解者，间用控涎丹。"吴鞠通以清温解暑，祛痰化饮导浊法，在此也予香附、旋覆花疏肝解郁，广郁金增强疏肝之力，杏仁宣降肺气，藿香梗芳香解暑，生石膏连翘清暑除烦，获大效。

案6

孙，四十五岁，乙丑六月初六日，头痛左关独高，责之少阳内风掀动，最有损一目之弊。若以为外感风寒，则远甚矣。议清少阳胆络法。再此症除左关独高，余脉皆缓，所谓通体皆寒，一隅偏热。故先清一隅之热，《金匮》谓先治新病，旧病当后治也。

羚羊角二钱　苦桔梗二钱　生甘草一钱　薄荷六分　丹皮钱半　桑叶钱半　菊花钱半　刺蒺藜一钱　钩藤一钱　鲜荷叶半张

今日一帖，明日一帖。

初八日　前日左关独浮而弦，系少阳头痛，因暑而发。用清胆络法。兹左关已平其半，但缓甚，舌苔白浓而滑，胸中痞闷，暑中之热已解，而湿尚存也。议先宣上焦气分之热。

生苡仁五钱　郁金三钱　旋覆花三钱　藿梗三钱　杏仁泥五钱　白蔻仁二钱，连壳　半夏五钱　广皮三钱　茯苓皮三钱　滑石六钱　通草一钱头煎二杯，今日服。二煎一杯，明早服。

初九日　诸症俱减，舌白未除，中湿尚多。议进法于前方内加：生苍术三钱、炒草果一钱。

【赏析】

本案记录患者头痛，左关独高，责之少阳内风掀动，最有损一目之弊，何也？脉，左寸、关、尺候心、肝、肾，右寸、关、尺候肺、脾、命门。独高，脉浮、滑，或洪、大，或弦、紧。若以为外感风寒，则远甚矣，可知左脉独高，即脉浮脉弦。足少阳胆经，邪热乘势而上，肝开窍在目，火热攻目，故有损一目之弊。此症除左关独高，余脉皆缓，所谓通体皆寒，一隅偏热，故先清一隅之热。先治新病，旧病后治。初诊时予羚角钩藤汤加减化裁以清肝胆火，平肝潜阳。初九日，关左已平其半，但缓甚，舌苔白浓而滑，胸中痞闷，暑中之热已解，而湿尚存也。应当清胆络法，禁忌发散风寒。吴鞠通以三仁汤加减化裁，宣上焦肺气，畅通中焦脾胃之气，通利下焦肾与膀胱之气，通调水道，导邪外出。方中旋覆花、郁金、广陈皮疏肝降逆，理气宽中，直到现在对胆络之病都有很好的临床疗效。

案6

王，二十八岁，初三日，暑伤两太阴，手太阴之证多，一以化肺气为主。

杏仁泥五钱　鲜荷叶一钱　银花三钱　蔻仁二钱，连皮　连翘三钱　滑石八钱
生苡仁五钱　厚朴三钱　白通草一钱　藿香叶一钱　白扁豆花一枝

煎二杯，分两次服。今晚明早各一帖。

初四日　两太阴之暑症。昨用冷香合辛凉，暑中之热，已退其半。但里湿与热未克即除，故大便红水，胸中痞闷。

杏仁泥三钱　生苡仁五钱　藿梗三钱　泽泻五钱　白蔻仁钱半　滑石六钱　厚朴三钱　猪苓五钱　郁金二钱　白通草二钱　茯苓皮三钱

煎三杯，今晚明早各一帖。

初五日　舌苔白厚，腹甚不和，肠鸣泄泻，聚湿尚多。急宜分泄。

生苡仁六钱　白蔻仁三钱　泽泻五钱　半夏五钱　藿梗三钱　茯苓皮六钱　椒目五钱　广皮三钱　滑石六钱　苍术三钱　厚朴三钱

水八碗，煎取三碗，分三次服。渣再煮一碗服。

【赏析】

《温病条辨·下焦篇》："两太阴暑温，咳而且嗽，咳声重浊，痰多不甚渴，渴不多饮者，小半夏加茯苓汤再加厚朴、杏仁主之。"暑伤两太阴，两太阴指的是手太阴肺及足太阴脾。暑湿伤肺，肺失宣降则咳嗽；暑湿伤脾，则痰涎复多，咳声重浊，脘痞呕恶，泄泻，不渴或渴并不多饮，苔白滑等。且手太阴之证多，一以化肺气为主。故此为暑湿痰饮蕴肺证。病机为暑湿犯肺，湿重热轻，痰湿蕴肺。药用三仁汤加减辛开苦降淡渗以宣上、畅中、渗下，使湿热之邪从三焦分消，调畅三焦气机，体现了"分消走泄"法。

案7

广，二十四岁，七月二十二日，六脉洪大之极，左手更甚。目斜视，怒气可畏。两臂两手，卷曲而瘛疭。舌斜而不语。三四日，面赤身热，舌苔中黄边白。暑入心包胆络。以清心胆之邪为要，先与碧雪丹。

桑叶三钱　羚羊角三钱　细生地五钱　连翘五钱，连心　竹茹二钱　银花五钱　丹皮三钱　鲜嫩荷叶一张　天冬三钱　麦冬五钱　犀角三钱

煮四杯，分四次服。碧雪丹三钱、凉开水调服，以神清热退为度。不清再服三钱，虽三四次，均可服。

二十三日　肝热之极，加天冬凉肝，于前方加：天冬三钱、紫雪丹仍照前调服。

二十四日　暑入心胆两经，与清心络之伏热，已见小效。仍用前法而进之。

犀角五钱　连翘四钱　细生地五钱　羚羊角三钱　银花三钱　茶菊花三钱　麦冬五钱　桑叶三钱　丹皮五钱

煮四杯，分四次服。

二十五日　加：鲜白扁豆花一枝、鲜荷叶边一枝、黄连钱半、黄芩三钱。

二十六日　暑入心胆两经，屡清二经之邪，业已见效。今日饮水过多，水入微呕。盖暑必夹湿。议于前方内去柔药，加淡渗。

犀角二钱　茯苓皮五钱　黑山栀三钱　茵陈三钱　荷叶边一钱　桑叶三钱　银花三钱　羚羊角三钱　黄连一钱　连翘三钱　黄柏炭二钱　生苡仁五钱

二十七日　暑热退后，呕水，身微黄，热退湿存。

茵陈三钱　杏仁泥三钱　白通草一钱　银花三钱　白蔻皮二钱　连翘三钱　生苡仁五钱　黄柏炭二钱　茯苓五钱，连皮　黑山栀三钱

服二帖。

二十九日　热未尽退，舌起新白苔，胸痞，暑兼湿热。不能纯治一边。

银花三钱　黄连钱半　滑石六钱　连翘三钱　藿梗三钱　杏仁泥五钱　白通草一钱　生苡仁五钱　云苓皮五钱　白蔻仁钱半。

煮三杯，分三次服。二帖。

八月初二日　暑热已退七八，惟十余日不大便，微有谵语，脉沉。可与轻通阳明，与增液承气法。

玄参八钱　生大黄四钱　麦冬六钱，连心　细生地六钱

煮成三杯，先服一杯。约二时许，如不大便，再服第二杯。明早得大便，止后服，否则服第三杯。

初三日　温病下后宜养阴，暑温下后宜兼和胃。盖暑必挟湿，而舌苔白滑故也。脉缓。与《外台》茯苓饮意。

茯苓五钱　厚朴二钱　半夏三钱　白蔻皮钱半　麦冬五钱　生苡仁五钱　藿梗三钱　郁金一钱

暑温热退湿存，故呕。腹不和而舌白苔。

杏仁泥五钱　厚朴二钱　白蔻仁钱半　益智仁一钱　半夏五钱　生苡仁五

钱　黄芩三钱　藿梗三钱　生姜三片

服二帖。

【赏析】

本案为暑邪入于心、胆经。患者六脉洪大之极，左手更甚，目斜视，怒气可畏，两臂两手，卷曲而瘛疭，舌斜而不语三四日，面赤身热，舌苔中黄边白，病机为热极生风，暑温传变心包，急当祛暑清热，平肝熄风。吴鞠通予以犀角地黄汤加减化裁，清心凉血，并用羚羊角粉、紫雪丹、碧雪丹熄风止痉，兼用桑叶、丹皮清肝胆火。服药三贴，暑热已减，继清暑养阴，"暑必挟湿"、"暑必兼秽"，更予芳香化湿驱邪。待暑热已退七八，十余日不大便，微有谵语，病在阳明，可与轻通阳明，与增液承气法，增液承气汤本方是滋阴泄热，增水行舟之剂。温病热结，津液亏耗，燥屎不行，下之又不通，此是无水舟停。所以用增液汤（玄参、生地、麦冬）壮水滋阴。硝黄攻下，以便舟行。阴虚液枯，燥屎不行，下之徒伤其阴，润之又有恋邪之弊。增水行舟之法，以使燥屎顺流而下。硝黄配增液汤，下之而不伤其阴，增液汤伍硝黄，润之而无恋邪之弊。暑兼湿热，要注意暑温下后兼和胃化饮。温病下后宜养阴生津。

案8

鞠通自医，丁巳六月十二日，时年四十岁。先暑后风，大汗如雨，恶寒不可解。先服桂枝汤一帖，为君之桂枝用二两，尽剂毫无效验。次日用桂枝八两，服半剂而愈。

【赏析】

本案为吴鞠通自己先暑后风开方服药记载。推测当时有汗出、恶风、脉浮、恶寒、发热的症状，方用桂枝汤。按《伤寒论》中的组成为：桂枝三两、芍药三两、生姜三两、大枣十二枚、炙甘草二两。先用桂枝二两，不效。吴鞠通恶寒重，大汗，需重用桂枝散寒解表，配合白芍有解肌止汗之功，故次日加大桂枝用量，服半剂而愈。

案9

史男，七岁，癸亥六月十二日，右脉洪大无伦，暑伤手太阴，有逆传心包之势。喘渴太甚，烦躁不宁，时有谵语，身热，议两清营卫之法。

连翘一钱，连心　生石膏三钱　知母一钱　银花二钱　真山连一钱　生甘草八分　竹叶二钱　厚朴一钱　杏泥二钱　藿梗一钱　丹皮一钱

日二帖。

十三日　诸症俱减，热已退，但右脉仍洪，舌黄而滑，呕未尽除。

银花钱半　飞滑石一钱　真山连一钱　连翘钱半，连心　生苡仁二钱　炒知母八分　生甘草八分　鲜荷叶边三钱　苇根三钱　杏泥钱半

二帖。

【赏析】

暑伤手太阴，逆传心包，给予两清营卫。舌黄而滑，呕吐，为暑湿影响胃，治疗应当兼顾和胃化湿。

案10

俞男，三岁，七月初二日，暑湿伤脾，暮夜不安，小儿脉当数。且少腹以下常肿痛，肝肾亦复虚寒。况面色青黄，舌苔白，手心时热。调理乳食要紧，防成疳疾。议腑以通为补，食非温不化例。

生苡仁二钱　姜夏钱半　厚朴钱半　炒扁豆一钱　杏泥钱半　小枳实八分　焦曲钱半　鸡内金一钱　广皮炭八分　白蔻仁四分　煨姜三片　小茴一钱，炒黑

四帖。

前证已愈，惟脾尚虚弱，以疏补中焦为主。

【赏析】

暑湿伤脾，应当疏补中焦，调理脾胃。

案 11

田，十四岁，暑温误下，寒凉太多，洞泄之后，关闸不藏，随食随便，完谷丝毫不化，脉弦。与桃花汤改粥法。

人参　赤石脂末　禹余粮细末　炙甘草　干姜　粳米

先以参、草、姜三味煎去渣，汤煮粥成，然后和入赤石脂、余粮末，愈后补脾阳而大健。

【赏析】

此案是暑温误下，寒凉太多，虽去邪热，然致使脾阳下陷，因而出现关闸不藏，随食随便，完谷丝毫不化的症状。应当温补中焦，收敛固涩法。吴鞠通予以桃花汤改为桃花粥，甘温固涩，运用灵活。以此案为戒，治疗暑温病，甚至是一切热病，都不可一味寒凉，否则攻伤脾胃。

二、伏暑

案 1

周，十四岁，壬戌八月十六日，伏暑内发，新凉外加。脉右大左弦，身热如烙，无汗，胶痰，舌苔满黄，不宜再见泄泻。不渴，腹胀，少腹痛，是谓阴阳并病，两太阴互争，难治之症。拟先清上焦湿热，盖气化湿亦化也。

杏仁泥三钱　银花二钱　白通草一钱　滑石三钱　芦根二钱　淡竹叶一钱　生苡仁钱半　厚朴二钱　大贝母一钱　连翘二钱　梨皮二钱

今晚一帖，明早一帖。

十七日　案仍前。

连翘二钱　芦根二钱　杏仁泥钱半　银花二钱　薄荷八分　厚朴钱半　梨皮钱半　桑叶一钱　苦桔梗钱半　知母三钱，炒　鲜荷叶边一张　滑石三钱　白扁豆皮二钱

午一帖，晚一帖，明早一帖。

十八日　两与清上焦，热已减其半，手心热于手背，谓之里热，舌苔红黄而厚，为实热。宜宣之，用苦辛寒法。再按暑必夹湿，按腹中之痛胀，故不得不暂用苦燥法。

杏仁泥三钱　小枳实钱半　黄连钱半，姜汁炒　木通二钱　厚朴钱半　黄芩炭一钱　广木香一钱　瓜蒌仁八分　广皮炭一钱　小茴香炭钱半　炒知母钱半　槟榔八分

十九日　腹之痛胀俱减，舌苔干燥黄黑，唇肉色绛，呛咳痰黏。幼童阴气未坚，当与存阴退热。

麦冬六钱，连心　丹皮五钱　玄参五钱　沙参三钱　炒知母二钱　犀角三钱　蛤粉三钱　杏仁三钱　生甘草一钱　细生地四钱　石膏四钱

二十日　津液稍回，宿粪未除，潮热因邪气还表，夜间透汗，右脉仍然浮大。未可下，宜保津液，护火克金之嗽。

焦白芍四钱　沙参三钱　牡蛎粉钱半　麦冬六钱　柏子霜三钱　杏仁粉二钱　细生地六钱　霍石斛三钱　煅石膏三钱　玄参六钱　犀角一钱

煮三杯，陆续服。

二十一日　诸症悉解，小有潮热，舌绛苔黑，深入血分之热未尽除也，用育阴法。

焦白芍四钱　天冬钱半　柏子霜三钱　大生地五钱　麦冬六钱　丹皮三钱　沙参三钱　炙甘草二钱　牡蛎三钱

头煎二杯，二煎一杯，分三次服。

二十二日　津液消亡，舌黑干刺，用复脉法。

炒白芍六钱　丹皮四钱　柏子霜四钱　生鳖甲六钱　麻仁三钱　麦冬六钱　生牡蛎四钱　阿胶三钱，冲　大生地六钱

头煎二杯，今日服；二煎一杯，明早服。

二十三日　右脉仍数，余邪陷入肺中，咳甚痰艰，议甘润兼凉肺气。

甜杏仁泥三两　桑叶三钱　菊花三钱　苦桔梗三钱　麦冬一两，连心　玉竹三钱　大贝母三钱　梨皮三钱　细生地五钱　沙参三钱　甘草三钱　丹皮二钱

煎四茶杯，分四次服。

二十四日　舌黑苔退，脉仍数，仍咳，腹中微胀。

杏仁粉三钱　象贝母二钱　郁金钱半　茯苓三钱　沙参三钱　藿梗二钱　生扁豆三钱　丹皮三钱　细生地五钱　桔梗二钱　麦冬五钱

头煎三杯，二煎一杯，分四次服。

二十五日　昨晚得黑粪如许，潮热退，唇舌仍绛。热之所过，其阴必伤，与复脉法复其阴。

沙参三钱　麦冬一两　阿胶二钱，冲　炙甘草三钱　炒白芍六钱　生鳖甲五钱　丹皮三钱　玄参三钱　大生地八钱　麻仁三钱　生牡蛎五钱

八碗水，煮成三碗，分三次服。二煎煮一碗，明早服。

二十六日　又得宿粪如许，邪气已退八九，但正阴虚耳，故不欲食，晚间干咳无痰。

大生地八钱　阿胶三钱　生白芍五钱　麻仁三钱　炙甘草三钱　牡蛎粉三钱　沙参三钱　麦冬六钱　天冬二钱

外用梨汁、藕汁、荸荠汁各一黄酒杯，重汤炖温频服。

二十七日　热伤津液，便燥，微有潮热，干咳，舌赤，用甘润法。

玄参六钱　知母二钱，炒　阿胶二钱　沙参三钱　麻仁三钱　细生地五钱　麦冬六钱　郁李仁二钱　梨汁一杯，冲　地栗汁一酒杯，冲

二十八日　伏邪内溃，续出白㾦如许，脉较前却稍和，第二次舌苔未化，不大便。

连翘二钱，连心　麻仁三钱　牛蒡子三钱，炒研　炒银花二钱　阿胶钱半　沙参三钱　玄参三钱　生甘草一钱　大生地五钱　麦冬六钱

服此方后，晚间即得大便。

九月初四日　潮热复作，不大便，燥粪复聚，与增液承气汤微和之。

玄参五钱　细生地五钱　麦冬五钱　甘草一钱　生大黄二钱

服此得黑粪如许，而潮热退，脉静。以后一以养阴收功。

【赏析】

伏暑是发于秋冬，证见暑湿或暑热的一类急性外感热病。吴鞠通在《温

病条辨·上焦篇》中云："长夏受暑，过夏而发者，名曰伏暑"，并认为"暑温伏暑，名虽异而病实同，治法需前后互参"。清上焦湿热是治疗伏暑重要的手段，因为气化湿亦化。湿为外感六淫之一，然脾不运化亦可产生内湿。临床上多采用芳香化湿，如藿香、草果；苦寒燥湿，如黄芩、黄连；淡渗利湿，如薏苡仁、猪苓等对湿邪进行治疗。但湿为阴邪，其性黏滞而难除，故用药应该清疏灵动，尤应重视调节肺气来祛湿。因肺居上焦，主一身之气化。《素问·经脉别论》云："饮入于胃，游溢精气，上输于脾，脾气散精，上归于肺，通调水道，下输膀胱，水津四布，五精并行。"说明了生理情况下肺在水液调节中的作用，即宣通、调节水道的作用。叶天士云："天之暑热一动，地之湿浊自腾，人在蒸淫热迫之中，若正气设或有隙，则邪从口鼻吸入，气分先阻，上焦肺金，清肃不行，输化之机失于常度，水谷之精微，亦蕴结而为湿也。"说明在病理情况下，湿邪与肺金的关系。所以只有肺金肃降有权，水道得以通调，水液下行，到达膀胱，才能气化而出，才不会导致水湿停滞，亦可达到祛湿的目的。吴鞠通在《温病条辨·上焦篇》对四十三条注解时指出"盖肺主一身之气，气化则湿亦化矣"，强调了肺的气化在湿邪治疗中的重要作用。在不同的阶段，由于病机不同，故分别采用苦辛寒法、保津液、育阴法。用复脉法、甘润兼凉肺气等。

初诊，吴鞠通予以三仁汤加减。服后未效，二诊改用银翘散加减。其在《温病条辨》治太阴伏暑，不论表虚表实，不论气分血分，概以此为基本方。原文为"太阴伏暑，舌白口渴，无汗者，银翘散去牛蒡、玄参加杏仁，滑石主之"。因高热未退，故去性温之荆芥、豆豉，代之以凉散之桑叶；并加知母之苦寒，与芦根、梨皮之甘寒，合化阴气，以治热淫所胜。复加扁豆衣、厚朴、荷叶边偕滑石等以清暑化湿。三诊时热邪已由表入里，撤去银、翘、桑、薄类卫分药，改用芩、连、通、知等气分药。《温病条辨·上焦篇》："暑兼湿热，偏于暑之热者为暑温，多手太阴证而宜清；偏于暑之湿者为湿温，多足太阴证而宜温"，故对腹胀腹痛，加入茴香、木香、枳实、槟榔、广皮炭等温燥理气药。四诊时舌绛苔干，病变从卫而气，继续向营血分发展，阴津为邪热所劫伤。吴鞠通予化斑汤合犀角地黄汤加减化裁以清热凉营，养阴生津。五诊提到宿粪，潮热，故要养阴坚阴，去苦寒之知母、丹皮，以防苦寒燥化伤阴。二十四日，舌黑苔退，仍咳嗽，腹中微胀，故减轻、减去麦冬、玉竹等阴柔药，加入扁豆、藿香、茯苓、郁金等健脾渗湿、芳香理气之品。二十五日，阴虚的症状有所缓解，但为防痉厥发生，用二甲复脉汤加减，病况续有好转，故廿六日改用一甲复脉汤加减。至廿七日因仍有潮热、燥屎，再改用增液汤加减化裁以滋阴清热，润燥通便。二十八日，患者出现白㾦，是邪机外透的表现，表明病变在继续好转。

案2

陈，二十八岁，左脉洪大数实，右脉阳微，阴阳逆乱，伏暑似疟，最难即愈。议领邪外出法。

生鳖甲三钱　青蒿四钱　桂枝三钱　麦冬八钱　焦白芍三钱　甘草钱半　沙参三钱　丹皮三钱　知母三钱，炒

三帖即愈。

十四日　伏暑寒热已愈，不食不饥不便，胸中痞闷，九窍不和，皆属胃病。

半夏五钱　广皮钱半　青皮钱半　桂枝钱半　郁金二钱　生苡仁五钱　茯苓五钱　党参三钱

三帖。

十七日　久病真阳虚则膶病，余邪化热则口苦，正气不复则肢倦。

西洋参二钱　桂枝三钱　茯苓三钱　半夏三钱　黄芩炭钱半　焦白芍三钱　生姜二片　广皮炭钱半　炙甘草钱半　大枣二枚

【赏析】

伏暑似疟，最难即愈。暑湿之邪最易阻遏气机，起病多见气分。邪在气分，又易郁蒸于少阳，出现寒热如疟的症状，应领邪外出。方选青蒿鳖甲汤

加减化裁以透邪滋阴。鳖甲有滋阴退热作用。而青蒿能够清气分热，又有芳香透邪的作用。"青蒿不能独入阴分"因为它是阳分药，"有鳖甲领之入也"。"鳖甲不能独入阳分，有青蒿领之出也"。鳖甲擅长走阴分，说它不能出阳分，是认为在阳分有热的话，鳖甲比较滋腻，和青蒿同用，就滋而不腻了。鳖甲、青蒿同用的话，既能滋阴，又透出阴分之热，扬长避短。二诊患者不食不饥不便，胸中痞闷，九窍不和，皆属胃病。九窍指的是眼、耳、鼻、口、前后二阴。胸中痞闷，湿之证，又属脾胃病。故为湿阻中焦证，治之以健脾燥湿和胃。三诊，虑久病耗伤气津，邪热已大减，予以炙甘草汤加减化裁。

案3

某，乙丑八月二十二日，不兼湿气之伏暑误治，津液消亡，以致热不肯退，唇裂舌燥，四十余日不解，咳嗽胶痰，谵语口渴。可先服牛黄清心丸，清包络而搜伏邪。汤药与存阴退热法。

细生地三钱　麦冬五钱　白芍三钱，炒　甘草一钱　沙参三钱　生牡蛎五钱　生鳖甲五钱　生扁豆三钱

二十四日　暑之偏于热者，误以伤寒足经药治之，以致津液消亡。昨用存阴法，兼芳香开络中闭伏之邪，已见大效。兹因小便赤甚而短，热虽减而未除，议甘苦合化阴气法。

二甲复脉汤，加：黄芩三钱，如有谵语，其牛黄丸仍服。

二十六日　昨用甘苦合化阴气法，服后大见凉汗，兹热已除，脉减，舌黄退尽，但六脉重按全无，舌仍干燥。议热之所过，其阴必伤例，用二甲复脉汤，重加鳖甲、生甘草八帖。

【赏析】

本案直明为不兼湿气之伏暑误治，暑湿之邪误用阳药，更伤津液。为何误治？须知"暑必挟湿"，纯暑无湿者甚少。治疗暑病，必要兼顾湿邪。患

者暑湿邪气四十余日不解，可见病程之久，加之误用阳药，津液消亡也，其唇裂舌燥，咳嗽胶痰，谵语口渴。急予二甲复脉汤加减化裁，滋阴潜阳，更配牛黄清心丸清心开窍。三日便见大效。二诊、三诊吴鞠通均予二甲复脉汤加减，可见此类误诊耗伤阴津程度之重，临床上须引以为戒。

案4

某，乙丑九月十六日，夏伤于湿，冬必咳嗽。况六脉俱弦，木旺克土，脾土受克则泄泻，胃土受克则不食欲呕，前曾腹胀，现在胸痞，舌白滑，此寒湿病也。而脉反数，思凉思酸，物极必反之象，岂浅鲜哉。急宜戒恼怒，小心一切为要。

半夏三钱　旋覆花二钱　杏仁泥四钱　白蔻皮一钱　生苡仁五钱　滑石三钱　郁金二钱　茯苓皮五钱　通草一钱

水五杯，煮两杯，渣再煮一杯，分三次服，二帖。

十八日　脉数甚，思凉，湿中生热之故。

通草二钱　郁金二钱　滑石六钱　茯苓皮六钱　白蔻仁钱半　藿梗三钱　生苡仁六钱　半夏四钱　杏仁泥六钱　小枳实钱半　黄芩二钱

水八碗，煮三茶碗，渣再煮半碗，分四次服，日三夜一，二帖。

二十日　伏暑必挟火与湿，不能单顾一边。至服药后反觉不快，乃体虚久病，不任开泄之故。渴思凉者火也，得水则停者湿也。

生石膏六钱　半夏三钱　杏仁泥六钱　炒知母钱半　蔻仁一钱　黄芩一钱

煮三杯，三次服，二帖。

二十二日　去蔻仁。加：通草钱半、石膏四钱、滑石四钱、知母五分、藿梗三钱。

二十七日　饮居右胁，不得卧，格拒心火，不得下通于肾，故嗌干。

杏仁粉三钱　苏子三钱，去油　小枳实三钱　香附三钱　广皮二钱　旋覆花三钱　半夏五钱　茯苓皮三钱　藿梗三钱

十月初二日　小便不通，于前方内加：滑石三钱、通草钱半、生苡仁三钱。

前后共九帖。

初六日　小便已通，于前方内去：滑石、通草、苡仁，服三帖。

【赏析】

本案开门便云"夏伤于湿"，且六脉俱弦，肝克脾胃，发为泄泻，不食欲呕，现胸痞，舌白滑，诸多症状体征表明此寒湿之为病也。但是脉反数，思凉思酸，常理不应出现而出现。何也？肝郁思酸，湿邪蕴热而脉数思凉也。但当祛湿为要，湿去则热无所依。吴鞠通选三仁汤加减化裁，祛湿和胃。二十日，吴鞠通云伏暑必挟火与湿，不能单顾一边。单清火热之邪，恐苦寒燥化伤阴，徒增痰湿秽浊；纯燥湿驱邪，恐药物燥热之性助热。故吴鞠通于二十日主清热解暑兼以化湿。二十二日去蔻仁改滑石、通草，去辛温之半夏，清热解暑同时加强祛湿之力。之后吴鞠通以祛湿为主，三仁汤加减化裁。

案5

巴，二十二岁，面目青黄，其为湿热无疑；右脉单弦，其为伏饮无疑；脘痞胸痛，合之脉弦，其为肝郁无疑。上年夏日曾得淋证，误服六味酸甘化阴，致令其湿热稳伏久踞，故证现庞杂无伦，治法以宣通三焦，使邪有出路，安胃能食为要。

生石膏八钱　半夏五钱　旋覆花三钱　滑石一两　蚕沙三钱　香附三钱　生苡仁五钱　茯苓皮五钱　郁金三钱　通草二钱　杏仁泥三钱　萆薢四钱

初六日　其人本有饮症，又加内暑外凉，在经之邪，似疟而未成，在腑之邪泄泻不止，恐成痢疾，急以提邪外出为要。按六脉俱弦之泄泻，古谓之木泄，即以小柴胡为主方，况加之寒热往来乎？六脉俱弦，古谓脉双弦者寒也，指中焦虚寒而言，岂补水之生熟地所可用哉！现下寒水客气，燥金司天，而又大暑节气，与柴胡二桂枝一法。

柴胡六钱　炙甘草一钱　桂枝三钱　黄芩二钱　半夏六钱　生姜三钱　焦白芍

二钱　大枣二钱　藿梗三钱　广皮二钱　青蒿二钱

寒热止即止。

初八日　寒暑兼受，成疟则轻，成痢则重。前用柴胡二桂枝一法，现在面色青，热退，痰多而稀，舌之赤者亦淡，脉之弦劲者微细，不渴，阳虚可知，与桂枝柴胡各半汤，减黄芩加干姜。

桂枝二钱　半夏六钱　柴胡三钱　黄芩一钱，炒　白芍钱半，炒　生甘草二钱　干姜三钱　生姜五钱　大枣三钱

煮三杯，分三次服。

初九日，内暑外寒，相搏成疟，大便溏泄，恐致成痢。口干不渴，经谓自利不渴者属太阴也，合之腹痛，则更可知矣。仲景谓表急急当救表，里急急当救里。兹表里无偏急象，议两救之。救表仍用柴胡桂枝各半法，以太、少俱有邪也；救里与理中法。

桂枝四钱　黄芩炭二钱　生苡仁五钱　白芍二钱炒　干姜三钱　炙甘草钱半　川椒炭三钱　柴胡四钱　良姜二钱　半夏六钱　白蔻仁钱半　生姜五钱　大枣二个

初十日　昨用两救表里，已见小效，今日仍宗前法而退之，脉中阳气已有生动之机故也。不可性急，反致偾事。

桂枝三钱　黄芩钱半，炒　厚朴二钱　白芍二钱，炒　干姜二钱　炙甘草钱半　川椒炭二钱　柴胡三钱　煨草果一钱　半夏六钱　生姜五钱　大枣二个

十一日　内而痰饮踯躅中焦，外而寒暑扰乱胃阳。连日已夺去成痢疾之路，一以和中蠲饮为要。盖无形之邪，每借有形质者以为依附也。

青蒿三钱　小枳实三钱　黄芩炭钱半　杏仁泥三钱　茯苓皮五钱　柴胡三钱　半夏一两　广皮二钱　白蔻仁钱半　生苡仁五钱　桂枝三钱　炒白芍二钱　生姜三片

十二日　杂受寒暑，再三分析，方成疟疾，寒多热少，脉沉弦，乃邪气深入，与两分阴阳之中，偏于温法。

青蒿三钱　半夏八钱　槟榔一钱　柴胡三钱　厚朴三钱　良姜二钱　黄芩炭钱半　枳实二钱　藿梗三钱　生姜五片　瓜蒌皮二钱　大枣二个

十四日　寒热少减，胸痞甚，去甘加辛，去枣加生姜。

十六日　脉弦细，指尖冷，阳微不及四末之故。兼之腹痛便溏，痰饮咳嗽，更可知矣。以和胃阳，温中阳，逐痰饮立法。

半夏六钱　良姜二钱　杏仁三钱　川椒炭三钱　干姜二钱　炒广皮三钱　桂枝三钱　蔻仁二钱　生苡仁五钱　生姜三片

【赏析】

本案为久病伏暑，以湿邪为重，其面目青黄，为伏暑湿蕴发黄。究其根源，夏日淋证，误服六味酸甘化阴，滋腻碍邪，致令其湿热稳伏久踞。又酸入肝，木旺克土，脾虚更生湿。吴鞠通清热解暑，三焦宣通祛湿，兼以疏肝行气和胃。"在经之邪，似疟而未成，在腑之邪泄泻不止"，则其根本在邪于少阳半表半里。患者六脉俱弦之泄泻，加之寒热往来，小柴胡汤主之，又大暑节气助阳有力、寒水客气，内暑外凉，故予以小柴胡汤倍柴胡合桂枝汤加减。二诊表热渐退，里寒暑湿重，故炒黄芩已减其苦寒，生、干姜并用，柴胡、桂枝减半。柴胡桂枝汤随着其临床运用和研究的深入，发现其有很多新的用途。吴鞠通是温病大师，对伤寒论的理论继承由此可见。十一日，内而痰饮踞中焦，外而寒暑扰胃阳，均给芳香化浊之类，二陈汤为其基本方。十六日，脉弦细，指尖冷，为阳虚不温四末；肺虚，胃阳虚，故见腹痛便溏，痰饮咳嗽，治疗温中健胃，化痰逐饮。

案6

张，十七日，伏暑酒毒，遇寒凉而发，九日不愈，脉缓而饮，滞下，身热，谵语，湿热发黄，先清湿热，开心包。

茵陈五钱　茯苓皮五钱　黄连二钱　栀子炭二钱　通草一钱　黄柏炭三钱　滑石五钱　生苡仁三钱　黄芩三钱

十八日　热退，滞下已愈，黄未解。

茵陈三钱　黄连八分　茯苓皮五钱　滑石五钱　栀子炭三钱　杏仁三钱　黄柏

炭三钱　通草一钱　灯草一钱　萆薢三钱

十九日　黄亦少退，脉之软者亦鼓指；惟舌赤、小便赤浊，余湿余热未尽，尚须清之。

茯苓皮五钱　茵陈四钱　生苡仁三钱　黑栀子三钱　杏仁三钱　黄柏炭二钱　半夏三钱　黄连八分　广皮炭二钱　萆薢三钱　滑石五钱

二十日　黄退，小便赤浊，舌赤脉洪，湿热未净。

滑石五钱　栀皮二钱，炒　萆薢三钱　黄连一钱　海金沙三钱　半夏三钱

【赏析】

本案为伏暑湿温发黄证。酒毒内蕴，湿热内生，遇寒而蒸发。吴鞠通治发黄依张仲景茵陈蒿汤加减化裁。《伤寒论·辨阳明病脉证并治第八》："伤寒七八日，身黄如橘子色，小便不利，腹微满者，茵陈蒿汤主之。"由此可知，患者发黄，应为阳黄。其身热，谵语，湿热扰心，更配牛黄清心丸以清心火。十九日，黄亦少退，脉之软者亦鼓指；惟舌赤、小便赤浊，余湿余热未尽，尚需清之。尿浊应之以萆薢。二十日黄退，小便赤浊，舌赤脉洪，湿热未净，继以清热化湿。

案7

王，二十八岁，乙酉三月二十日，上年初秋伏暑，午后身热汗出，医者误以为阴虚劳损，不食，胸痞，咳嗽，舌苔白滑，四肢倦怠，不能起床。至今三月不解，已经八月之久，深痼难拔，勉与宣化三焦，兼从少阳提邪外出法。

桂枝三钱　蔻仁二钱　黄芩二钱，炒　青蒿三钱　茯苓皮五钱　滑石六钱　苡仁五钱　半夏五钱　杏仁四钱　广皮三钱　通草一钱

此药服二帖，能进饮食；服四帖，饮食大进，即能起行立。后八日复诊，以调理脾胃而愈。

【赏析】

午后身热汗出，一般辨证有阴虚内热和湿热。前者伴有两颧红赤，形体消瘦，潮热盗汗，五心烦热，夜热早凉，口燥咽干，舌红少苔，脉细数，治宜养阴清热，或滋阴降火，用青蒿鳖甲汤、百合固金汤等。后者伴有胸痞，咳嗽，四肢倦怠，舌苔白滑，脉滑，治疗三仁汤加减。

伏暑发病于暑令之后，时间上又有早晚不同，多发于秋冬，所以有"晚发"、"伏暑秋发"、"冬月伏暑"等名称。该患者伏暑次年春发，历时八个月，其发病时间与病程都很少见。吴鞠通审症求因，治病求本，上焦咳嗽，中焦不食胸痞，治法应宣化三焦，和解少阳，内外通达。方选三仁汤加减化裁，更配青蒿、黄芩。

案8

李，十八岁，十一月初九日，伏暑如疟状，脉弦数，寒热往来，热多于寒，解后有汗，与青蒿鳖甲汤，五帖而愈。

【赏析】

方中鳖甲直入阴分，咸寒滋阴，以退虚热，青蒿芳香清热透毒，引邪外出。二者合用透热而不伤阴，养阴而不恋邪，共为君。生地甘凉滋阴，知母苦寒滋润，助鳖甲以退虚热。丹皮凉血透热，助青蒿以透泄阴分之伏热。现代研究证实，本方具有解热、镇静、抗菌、消炎等作用。

案9

金氏，三十岁，乙酉四月二十二日，上年伏暑，寒热时发如疟状，以通宣三焦立法，补水补火皆妄也。

杏仁三钱　藿梗三钱　蔻仁五钱　茯苓皮五钱　苡仁五钱　半夏四钱　青蒿八分　炒黄芩二钱　生姜二钱　大枣二个

服四帖。

初二日　伏暑愈后，以平补中焦为要，仍须宣通，勿得黏滞。

半夏三钱　莲子五钱，去心皮　广皮二钱　益智仁一钱　茯苓五钱　生姜三片　生苡仁五钱

【赏析】

伏暑，寒热时发如疟状，病机属于湿热，故以通宣三焦立法，不能温阳，也不能滋阴，故吴鞠通说"补水补火皆妄也"。

案10

某，九月二十四日，初因肝郁，继因内饮招外风为病，现下寒热如疟状。又有伏暑内发，新凉外加之象，六脉弦细而紧，两关独大而浮，厥阴克阳明，医者全然不究病从何来，亦不究脉象之是阴是阳，一概以地黄等柔药补阴，以阴药助阴病，人命其何堪哉。势已沉重，欲成噎食反胃，勉与两和肝胃，兼提少阳之邪外出法。

桂枝三钱　蔻仁二钱　川椒炭二钱　青蒿一钱　苡仁三钱　杏仁三钱　半夏六钱　香附三钱　生姜四钱　广皮三钱　旋覆花三钱

二十八日　寒热减半，呕止，舌苔满黄，但仍滑耳，于前方内加：黄芩二钱，炒。

再服四帖。如一二帖内寒热止，去青蒿。若舌苔干燥，腹痛止，去川椒，加：茯苓五钱。

十月初六日　伏暑已解七八，痰饮肝郁未除，下焦且有湿热。

杏仁四钱　旋覆花三钱　通草一钱　蔻仁三钱　香附三钱　草薢五钱　苡仁五钱　半夏五钱　蚕沙三钱　茯苓皮五钱　广皮二钱

煮三杯，分三次服，数帖痊愈。

【赏析】

肝郁，继因内饮招外风为病，现下寒热如疟，六脉弦细而紧，两关独大而浮，病属于厥阴太旺，治疗两和肝胃，兼提少阳之邪外出法，禁忌以地黄

等滋阴补阴，导致"以阴药助阴病"。

案11

陶，五十八岁，乙酉九月十八日，伏暑遇新凉而发，舌苔㿠白，上灰黑，六脉不浮不沉而数，误与发表，胸痞不食，此危证也。何以云危？盖四气杂感，又加一层肾虚，又加一层肝郁，又加一层误治，又加一层酒客中虚，何以克当？勉与河间之苦辛寒法，一以宣通三焦，而以肺气为主，望其气化而湿热俱化也。

杏仁四钱　郁金三钱　藿香叶三钱　蔻仁三钱　黄芩三钱　黄连一钱　苡仁五钱　滑石五钱　半夏五钱　茯苓皮五钱　通草一钱　广皮三钱

二十三日　舌之灰化为黄，滑而不燥，唇赤颧赤，脉之弦者，化而为滑数，是湿与热俱重也。

杏仁泥五钱　茯苓六钱　木通五钱　蔻仁三钱　茵陈五钱　苡仁五钱　黄连二钱　滑石一两　黄柏炭四钱　半夏五钱

二十六日　伏暑舌之灰者化黄，兹黄虽退，而白滑未除，当退苦药，加辛药，脉滑甚，重加化痰，小心复感要紧。

杏仁五钱　郁金三钱　滑石一两　蔻仁三钱　藿梗三钱　苡仁五钱　枳实三钱　半夏一两　黄柏炭三钱　广皮三钱　茯苓皮六钱

煮三杯，分三次服。

十月初二日　伏暑虽退，舌之白滑未化，是暑中之伏湿尚存也，小心饮食要紧。脉之滑大者已减，是暑中之热去也。无奈太小而不甚流利，是阳气未充，未能化湿，重与辛温，助阳气，化湿气。

杏仁泥五钱　广皮五钱　半夏六钱　蔻仁三钱　益智仁三钱　川椒炭三钱　苡仁五钱　干姜三钱　木通三钱

煮三杯，分三次服，以舌苔黄为度。

初六日　伏暑之外感者，因大汗而退，舌白滑苔，究未能化黄，前方大用刚燥未除也，务要小心饮食，毋使脾困。

杏仁泥四钱　煨草果八分　益智仁三钱　蔻仁三钱　茅术炭三钱　半夏五钱　苡仁五钱　广皮炭五钱　厚朴二钱　茯苓皮五钱　神曲炭三钱

【赏析】

本病辨证复杂，但其基本病机为湿热，故治疗予以（河间）之苦辛寒法，以宣通三焦，宣肺化湿，气化而湿热俱除。后期，暑中之热去，阳气未充，不能化湿，故重与辛温助阳气化湿气。

案12

王氏，二十二岁，二月二十六日，伏暑咳嗽寒热，将近一年不解，难望回生，既咳且呕而泄泻，勉与通宣三焦，俾邪有出路，或者得有生机。何以知其为伏暑而非劳瘵？劳之咳，重在丑寅卯木旺之时，或午前，或终日，湿家之咳，旺在戌亥子。劳之寒热后无汗，伏暑寒热如疟状，丑寅卯阳升，乃有汗而止。劳之阴虚身热，脉必芤大。伏暑之脉，弦细而弱。故知其为伏暑而非劳瘵也。再左边久不着席，此水在肝也。

生苡仁五钱　广皮三钱　蔻仁二钱　半夏五钱　茯苓皮五钱　郁金一钱　青蒿八分　香附三钱　桂枝三钱　旋覆花三钱　生姜三片　大枣二个
煮三杯，分三次服。
此方服四帖，寒热减，去青蒿，又服十帖，后健脾胃收功。

【赏析】

本案伏暑咳嗽寒热，既咳且呕而泄泻，用通宣三焦，寒热减，去青蒿。说明青蒿善于治疗寒热。现代用于治疗疟疾。

案13

裘，四十岁，乙酉八月初五日，酒客中虚湿重，面色滞暗，业已有日，现在又感伏暑新凉，头胀便溏，舌白滑，脉弦细，中虚寒湿可知，不能戒酒，断乎病不除根。盖客症易除，久病伏湿虚寒难退也。

杏仁三钱　广皮五钱　藿梗三钱　苡仁一两　半夏六钱　黄芩炭六钱　蔻仁三钱　茯苓一两　青蒿二钱

煮三杯，分三次服，头胀除去青蒿，服七帖愈。

【赏析】

酒客中虚湿重，现下又感伏暑新凉，头胀便溏，舌白滑，脉弦细，属于中焦寒湿，治疗理气化湿，兼清热（因酒客平素有湿热）。

案14

周，五岁，本系伏暑，误以为风寒挟食，发表消导难进，致邪气深入下焦血分，夜热早凉，与煎厥痹疟相似。食减脉大，汗多便结，先与救阳明之阴。

梨汁一酒杯　藕汁一酒杯　鲜芦根汁半酒杯　荸荠汁一酒杯　玄参五钱　连心麦冬五钱

三帖。

【赏析】

此案亦为伏暑误治，妄用发散消导，致邪从上焦气分深入下焦营血分。可见临床伏暑失治误治之多见！吾等应知伏暑治疗禁忌：不可妄用发散、消导攻伐、补腻之剂、寒凉太过。邪气深入下焦血分，夜热早凉，应当顾护阴液。

三、温毒

案1

刘，甲子五月十三日，面赤肿，喉痛，身热，自汗，舌黄。

马勃三钱　银花六钱　牛蒡子六钱　荆芥穗二钱　玄参六钱　薄荷钱半　人中黄二钱　桔梗五钱　连翘六钱　射干二钱　板蓝根三钱　桑叶六钱

共为粗末，分七包，一时许服一包，芦根汤煎。

十四日　用前法。

十五日　于前方内加：黄连二钱、黄芩三钱。

【赏析】

温毒，最开始见于《肘后备急方》，指感受温热时毒而发生的急性外感热病。《医学入门》："伤寒阳证发斑，谓之阳毒，春瘟发斑，谓之温毒"，又《温病条辨·上焦篇》："温毒者，诸温夹毒，秽浊太甚也。"此类温病多发病于春冬，除了一般急性外感热病的临床表现外还有局部红肿热痛，甚至溃烂或发斑疹等特点。主要包括大头瘟、烂喉痧、缠喉痧、疟腮等疾病。本案应诊断为大头瘟，为风热时毒上攻头面咽喉而现肿毒。风热时毒具备"风"的特性，侵犯人体，从口鼻而入犯于肺卫，轻扬上窜攻于头面咽喉，同时有热毒的特性，发病后发展迅速，热毒较快深入气分。故治之疏风透邪，清热解毒。方用普济消毒饮加减化裁。黄芩、黄连后三四日再用，且用量较少，因为病之初，以肺卫表证为主，应疏风透邪为要，且苦寒之药易引邪入里。三四日时，由于风热时毒发展迅速，气分热盛，用之适宜。

案2

某，甲子五月十一日，温毒喉痛发疹，腿酸痛甚，重症也，须用急急轻扬，恐其聚而为灾也。

马勃五钱　射干五钱　薄荷五钱　玄参一两　连翘一两二钱　荆芥穗六钱　桔梗两半　僵蚕五钱　板蓝根三钱　银花一两　牛蒡子八钱　人中黄四钱

共为粗末，七钱一包，一时服一包，通十二时服十包，服完再作服，芦根汤煎，二帖愈。

【赏析】

本案为"温毒喉痛发疹"，诊断亦属于大头瘟范畴。温毒者，秽浊也。而凡地气之秽，未有不因少阳之气而能上升者。《内经》："一阴一阳结，谓之喉痹。"少阴少阳经络皆循喉咙，相济而为灾。本案为温毒重症，温热之毒内蕴肺胃，充斥三焦，波及营血，透发于皮毛而为疹子。吴鞠通同样选择普济消毒饮加减化裁，但与上案不同，此患者有发疹，因此药量加倍。

案3

王氏，二十三岁，甲子五月十一日，温毒颊肿，脉伏而象模糊，此谓阳证阴脉耳，面目前后俱肿，其人本有瘰疬，头痛身痛，谵语肢厥，势甚凶危，议普济消毒饮法。

连翘一两二钱　牛蒡子八钱　银花两半　荆芥穗四钱　桔梗八钱　薄荷三钱　人中黄四钱　马勃五钱　玄参八钱　板蓝根三钱

共为粗末，分十二包，一时许服一包，芦根汤煎服，肿处敷水仙膏。用水仙花根去芦，捣烂敷之，中留一小口，干则随换，出毒后，敷三黄二香散。三黄二香散：黄连一两、黄柏一两、生大黄一两、乳香五钱、没药五钱。

上为极细末，初用细茶汁调敷，干则易之，继用香油调敷。

十二日　脉促，即于前方内加：生石膏三两、知母八钱。

十三日　即于前方内加：犀角八钱、黄连三钱、黄芩六钱。

十四日　于前方内加：大黄五钱。

十五日　于前方内去大黄，再加：生石膏一两。

十六日　于前方内加：金汁半茶杯，分次冲入药内服。

十八日　脉出，身壮热，邪机向外也。然其势必凶，当静以镇之，勿事慌张，稍有谵语，即服：牛黄清心丸一二丸。其汤药仍用前方。

二十日　肿消热退，脉亦静，用复脉汤七帖，全愈。

【赏析】

普济消毒饮，属于清热解毒类，主治大头瘟，乃感受风热疫毒之邪，壅于上焦，发于头面所致。风热疫毒上攻头面，气血壅滞，乃致头面红肿热痛，甚则目不能开；温毒壅滞咽喉，则咽喉红肿而痛；里热炽盛，津液被灼，则口渴；初起风热时毒侵袭肌表，卫阳被郁，正邪相争，故恶寒发热；舌苔黄燥，脉数有力均为里热炽盛之象。疫毒宜清解，风热宜疏散，病位在上宜因势利导。疏散上焦之风热，清解上焦之疫毒，故法当解毒散邪兼施以清热解毒为主。三黄二香散治疗"温毒"，本方用黄连、黄柏、生大黄泻火解毒，用乳香、没药活血散瘀，消肿止痛，全方具有清火解毒、消肿止痛等作用。武汉大学人民医院中医科宋恩峰主任医师用本方治疗带状疱疹。用法：取药散少许，加浓茶叶汁配成糊状，外敷患处，一般3~7日后结痂，疼痛消失。

案4

王，二十三岁，乙丑八月十一日，温毒发斑，时在初秋，盛暑未消，何妄用大汗大下之伤寒六经法，悖谬已极。右脉洪大孔甚，渴甚，汗太甚。急急重用化斑汤。

生石膏四两　细生地一两　知母二两　京米一两　炙甘草一两　犀角五钱

水八碗，煮三碗，分三次服，渣再以水五碗煮两碗，夜间明早，服至已前完。

【赏析】

在《伤寒论》白虎汤的基础上加清营凉血之品而成。此热淫于内，治以咸寒，佐以苦甘法也，古人悉用白虎汤清热生津。作化斑汤者，以其为阳明证也，阳明主肌肉，斑家遍体皆赤，自内而外，故以石膏清肺胃之热，知母清金保肺，甘草清热解毒和中，粳米清胃热而保胃液，玄参、犀角清热凉血。化斑汤用治气分热炽，而血热又起，气血两燔之证，故以清气生津药与凉血解毒药相配，两清气血，使邪热退则血自止，而斑可化，故名"化斑汤"。

案5

史，二十二岁，温毒三日，喉痛胀，滴水不下，身热，脉洪数，先以代赈普济散五钱煎汤，去渣漱口与喉，嚼化少时，俟口内有涎，即控吐之。再漱再化再吐，如是者三五时，喉即开，可服药矣。计用代赈普济散二两后，又用五钱一次与服，每日十数次，三日而喉痛止，继以玉女煎五帖，热全退，后用复脉汤七帖收功。代赈普济散方：主治温毒、喉痹、项肿、发疹、发斑、温痘、牙痛、杨梅疮毒、上焦一切风热、皮毛痱痤等证。如病极重者，昼夜服十二包，至轻者服四包，量病增减。如喉痹滴水不下咽者，嚼一大口，仰面浸患处，少时有稀痰吐出，再嚼再吐，四五次，喉即开。服药后如大便频数，甚至十数次者，勿畏也，毒尽全愈。如服三五次，大便尚坚结不通者，每包可加酒炒大黄五六分，或一钱。

桔梗十两　牛蒡子八两　黄芩六两，炒　人中黄四两　荆芥穗八两　银花一两　蝉蜕六两　马勃四两　板蓝根四两　薄荷四两　玄参十两　大青叶六两　生大黄四两，炒黑　连翘十两，连心　僵蚕六两　射干四两

上为粗末，每包五钱，小儿减半，瓷瓶收好，勿出香气。

按：此方用东垣普济消毒饮，去直升少阳、阳明之升麻、柴胡，直走下焦之黄连，合化清气之培赈散，改名曰代赈普济散，大意化清气，降浊气，秽毒自开也。方名代赈者，凶荒之后，必有温疫，凶荒者赈之以谷，温疫者赈之以药，使贫者病者皆得食赈，故方名代赈也。

【赏析】

代赈普济散之来源为李东垣普济消毒饮化裁。主治温毒，喉痛，身热，发疹，发斑等症。代赈之名由来亦体现了治疗温疫该方的核心地位。

案6

李，四十岁，周身斑疹，夹紫黑痘数百枚，与代赈普济散，日五两，服至七日后愈。

【赏析】

温毒，临床表现为周身斑疹，紫黑痘数百枚。治疗予以代赈普济散。

案7

戴氏，感受秽浊，满面满脊杨梅密布，与代赈普济散，每日六两，九日消尽。

【赏析】

温毒，临床表现为满面满背红色斑疹，治以代赈普济散。

案8

徐，五十一岁，己酉五月二十日，因湿毒而发天行杨梅疮，脉弦兼有外风。代赈普济散，每日服三包，每包五钱。加：土茯苓五钱。

煎三杯，分二次服，日共六次。

【赏析】

温毒，临床表现为杨梅疮，兼感风邪，治以代赈普济散加土茯苓。

代赈普济散为清代著名温病学家吴鞠通临床治疗大头瘟、喉痹、杨梅疮等病证的常用方剂。此方辨证施治，配伍严谨，切中病机，充分体现了吴氏温毒辨治思想。且吴鞠通于临床运用巧妙，疗效卓著，值得我们很好地继承和发扬。

案9

陈，三十二岁，温热面赤，口渴烦躁，六七日壮热大汗，鼻衄，六脉洪数而促，左先生用五苓散双解表里。余曰：此温病阳明经证也，其脉促，有燎原之势，岂缓药所能挽回非白虎不可。

生石膏八两　知母一两　生甘草五钱　粳米二合　白茅根一两　侧柏叶炭八钱

煮四碗，分四次服，尽剂而脉静身凉。

《脉经》谓数而时一止曰促，缓而时一止曰结。按：古方书从无治促、结之明文，余一生治病，凡促脉主以石膏，结脉主以杏仁。盖促为阳，属火，故以石膏得肺胃之阳；结脉属阴，乃肺之细管中块痰，堵截隧道而然，故以杏仁利肺气而消块痰之阴，无不如意。然照世人用药，石膏用七八钱，杏仁用三五钱，必无效也。吾尝谓未能学问思辨，而骤然笃行，岂非孟浪之极，既已学问思辨，而不能笃行，岂非见义不为？无勇乎。

【赏析】

此案温病阳明经证，故面赤，口渴烦躁，六七日壮热大汗，血热，故鼻衄。治疗白虎汤加白茅根（一两）、侧柏叶炭（八钱）清热凉血止血。吴鞠通运用经方，常用重剂取胜，决不轻描淡写。与所谓"医者意也"之辈不可同日而语。此为其一大用药特点。

四、湿温

案1

王，三十三岁，壬戌四月二十二日，证似温热，但心下两胁俱胀，舌白，渴不多饮，呕恶嗳气，则非温热而从湿温例矣。用生姜泻心汤之苦辛通降法。

生姜一两　干姜五钱　茯苓六钱　生薏仁五钱　半夏八钱　黄芩三钱，炒　黄连三钱　生香附五钱

水八碗，煮三茶杯，分三次服。约二时服一次。二煎用水三杯，煎一茶杯，明早服。

二十三日　心下阴霾已退，湿已转阳，应清气分之湿热。

连翘五钱　杏泥仁三钱　银花五钱　藿梗三钱　芦根五寸　滑石五钱　熟石膏五钱　黄芩炭三钱　郁金三钱　黄连二钱

水八碗，煎三碗，分三次服。渣再煮一碗服。

二十四日　斑疹已现，气血两燔，用玉女煎合犀角地黄汤法。

生石膏两半　牛蒡子六钱　知母四钱　玄参八钱　银花一两　薄荷三钱　连翘一两　细生地六钱　犀角三钱　桔梗四钱　黄芩四钱，炒　人中黄一钱

二十五日　面赤，舌黄，大渴，脉沉，肢厥。十日不大便，转矢气，谵语，下证也。小承气汤。

生大黄八钱　枳实五钱　厚朴四钱

水八碗，煮三碗，先服一碗，约三时得大便，止后服；不便再服第二碗。又大便后，宜护津液，议增液法。

麦冬一两，连心　连翘三钱　细生地一两　银花三钱　玄参三钱　甘草二钱，炒

煮三杯，分三次服。能寐不必服。

二十六日　陷下之余邪不清，仍思凉饮，舌黄微，以调胃承气汤小和之。

生大黄二钱　玄明粉八分　生甘草一钱

二十七日　昨日虽大解而不爽，脉犹沉而有力，身热不退而微厥，渴甚，面赤，犹宜微和之，但恐犯数下之戒，议增液承气，合玉女煎法。

生石膏八钱　知母四钱　黄芩三钱　生大黄三钱，另煎，分为三份，每次冲一分服

煮成三碗，分三次服。若大便稀而不结不黑，后服勿冲大黄。

二十八日　大便虽不甚爽，今日脉浮，不可下，渴思凉饮，气分热也；口中味甘，脾热甚也。议用气血两燔例之玉女煎，加苦药以清脾瘅。

生石膏三两　黄连三钱　玄参六钱　麦冬一两　细生地一两　知母三钱　黄芩六钱

煮四碗，分四次服。得凉汗，止后服，不渴，止后服。

二十九日　大用辛凉，微合苦寒，斑疹续出如许，身热退其大半，不得再用辛凉重剂，议甘寒合化阴气，加辛凉以清斑疹。

连翘三钱　玄参四钱　细生地五钱　银花三钱　黄芩二钱　花粉三钱　黄连二钱　薄荷一钱　麦冬五钱　犀角三钱

煮三碗，三次服。渣再煮一碗服。

大热虽减，余焰尚存，口甘弄舌，面光赤色未除，犹宜甘寒苦寒合法。

连翘二钱　细生地六钱　黄芩三钱　丹皮三钱　玄参四钱　黄连二钱　麦冬五钱　银花三钱

水八碗，煮三碗，分三次服。

初二日　于前方内加：犀角二钱、知母钱半。

初三日　邪少虚多，宜用复脉去桂、枣，以其人本系酒客，再去甘草之重甘，加二甲、丹皮、黄芩。

此甘润化液，复微苦化阴，又苦甘咸寒法。

初四日　尚有余邪未尽，以甘苦合化入阴搜邪法。

玄参二两　黄芩二钱　麦冬八钱　知母二钱　细生地六钱　生鳖甲八钱　银花三钱　丹皮五钱　连翘三钱　青蒿一钱

头煎三茶碗，二煎一茶碗，分四次服。

【赏析】

湿温出自《难经·五十八难》，是长夏（农历六月）季节多见的热性病。因感受时令湿热之邪与体内肠胃之湿交阻，酝酿发病。表现有身热不扬、身重痠痛、胸部痞闷、面色淡黄、苔腻、脉濡。其特点是病势缠绵，病程较长，病史多留连于气分，有湿重于热和热重于湿的不同。病情进一步发展，可以入营入血，发生痉厥、便血等变证。"心下两胁俱胀，舌白，渴不多饮，呕恶嗳气"，辨证属于湿温。故选用生姜泻心汤之苦辛通降法。后气血两燔，与玉女煎，加苦药清热燥湿，以清脾瘅。发斑疹，与甘寒合化阴气加辛凉之剂，以清斑疹。后期，邪少虚多，治疗甘润化液，复微苦化阴，又苦甘咸寒法，复脉汤及青蒿鳖甲汤加减。

案2

陈　二十二岁　乙丑四月十七日　面赤目赤，舌苔满布如积粉，至重之温病也。最忌发表，且用辛凉。

荆芥穗_{五钱}　薄荷_{四钱}　生甘草_{三钱}　桔梗_{六钱}　连翘_{八钱}　银花_{八钱}　藿香叶_{五钱}　牛蒡子_{五钱}　杏仁_{五钱}

共为粗末，分八包，一时许服一包，芦根汤煎，去渣服。

【赏析】

在湿热偏盛的季节，脾胃运化功能呆滞，容易导致内湿留困，致运化失常，湿饮内聚。一旦脾胃失调，内湿留滞，外来之湿热病邪即与脾胃内湿同入人体，发为湿温。素体中阳偏虚者，则邪从湿化而病变偏于太阴脾，发为湿重热轻；素体阳偏旺者，则邪从热化而病变偏于阳明胃，发为热重湿轻。本病病变重心虽在脾胃，但湿热病邪也可蒙犯上焦，流注下焦，或充斥三焦，出现较为复杂的病证。本案中患者"面赤目赤，舌苔满布如积粉"，热重于湿，用辛凉平剂清热化湿。

案3

某，初九日，面赤目赤，舌苔满布，至重之温热病，脉反缓而弦，外热反不盛，口反不渴，肢微厥，所谓阳证阴脉，乃本身阳气，不能十分充满，不肯化解耳。兹与化邪法。

荆芥穗_{二钱}　郁金_{二钱}　藿梗_{二钱}　豆豉_{钱半}　银花_{二钱}　连翘心_{钱半}　青蒿_{一钱}　桔梗_{钱半}　薄荷_{八分}　杏仁泥_{二钱}

今晚一帖，明早一帖。

十一日　温病未有不渴而燥者，今舌苔布满而不渴，虽黄而滑，脉缓甚，热不壮，盖挟湿之故也。议照湿温例，治用苦辛寒法。

生苍术_{三钱}　广皮_{二钱}　郁金_{三钱}　黄连_{一钱}　蔻仁_{一钱}　连翘_{三钱}　银花_{二钱}　藿香_{二钱}　天花粉_{三钱}　黄芩_{一钱, 炒}

今晚一帖，明早一帖，各两杯，两帖而安。

【赏析】

温病未有不渴而燥者，今舌苔布满而不渴，虽黄而滑，脉缓甚，热不壮，属于温挟湿。按照湿温治疗，常用苦辛寒法。忌发表，忌单纯清热。

案4

陈，三十三岁，初八日，六脉弦细而劲，阴寒脉也；咳嗽稀痰，阴湿咳也；舌苔刮白而滑，阴舌苔也；呕吐泄泻，阴湿证也。虽发热汗出而解，乃湿中兼风，病名湿温，天下有如是之阴虚证乎？

茯苓四钱　泽泻四钱　桂枝三钱　于术三钱　炒白芍二钱　生苡仁五钱　半夏五钱　广皮炭二钱　生姜汁三匙，冲

初十日　痰饮兼风，误治成坏证。前用温平逐湿除风，诸恶证俱减，惟寒少热多，热后汗出未除，现下面赤口渴，暮夜谵语，有风化热之象，但六脉尚弦，未尽转阳也。再咳嗽则胸胁少腹俱微痛，又有金克木之象。

桂枝三钱　茯苓四钱　杏仁三钱　青蒿三钱　炙甘草三钱　半夏二钱　炒白芍二钱　生姜三片　猪苓五钱　石膏六钱　大枣二个

十四日　脉弦数，午后潮热，前有白苔，复变黄苔，呕恶口渴，颇有湿疟之象；但咳嗽便溏，又有湿温之形。伏邪内陷，所致最难清理。

桂枝四钱　茯苓皮五钱　生石膏八钱　青蒿二钱　知母三钱　杏仁泥三钱　炙甘草二钱　苡仁五钱　滑石六钱

【赏析】

吴鞠通反复交代湿温与阴虚证的鉴别，临床一定仔细辨别，其中舌苔尤为关键。

案5

某，初十日，六脉俱弦而细，左手沉取数而有力，面色淡黄，目白睛黄。自春分午后身热，至今不愈。曾经大泻后，身软不渴，现下虽不泄泻，大便久未成条，午前小便清，午后小便赤浊。与湿中生热之苦辛寒法。

茵陈四钱　杏仁三钱　滑石六钱　茯苓皮五钱　通草钱半　黄连一钱　苡仁四

钱 蚕沙三钱 黄芩二钱 海金沙四钱 苍术炭三钱

十三日 前方内去苍术,加石膏,增芩、连。

【赏析】

湿温,湿轻热重,予以苦辛寒法。

案6

文,三十八岁,丁卯七月初二日,湿温,舌苔白滑浓浊,脉象模糊,弦细而且沉濡。用通三焦法,先寒热,继微热,后不热,更方三十余帖,大抵不出渗湿之苦辛淡法。四十五日以后方解,解后以两和脾胃收功。

【赏析】

湿温,湿重热轻,予以苦辛淡法。

五、冬温

案1

张,六十八岁,甲子十一月二十五日,舌黄,口渴,头不痛而恶寒,面赤,目赤,脉洪热甚,形似伤寒,实乃冬温夹痰饮,与伏暑一类。

连翘六钱 桔梗八钱 杏仁六钱 荆芥穗五钱 银花六钱 甘草三钱 半夏八钱 广皮三钱 郁金三钱 通草三钱 藿梗七钱

共为粗末,分七包,一时许服一包,芦根汤煎。

二十六日 前方内减:荆芥穗、通草。

二十七日 余热未清。

连翘三钱 杏仁三钱 知母二钱,炒 桔梗三钱 薄荷一钱 小生地三钱 黄芩钱半 甘草一钱 银花二钱

水五杯,煮两杯,二次服。二帖。

二十九日 温病渴甚,热甚,面赤甚,脉洪甚。

杏仁五钱　生甘草三钱　半夏四钱　银花五钱　石膏八钱　连翘六钱　郁金二钱　荆芥穗三钱　薄荷三钱　枯梗五钱

三十日　温病最忌食复，况年老气血已衰，再复则难治矣口渴甚，痰多，胁痛，前方加：香附一钱。

煮三杯，分三次服。二帖。

初一日　大势已退，余热尚存，仍须清淡数日，无使食复。

细生地五钱　麦冬五钱　连翘三钱　银花三钱　丹皮二钱　甘草二钱　玄参二钱　黄芩钱半

头煎二杯，二煎一杯，分三次服。

初二日　脉洪滑，于前方内加：半夏三钱。

【赏析】

冬温夹痰饮的治疗：疏风清热，祛痰化湿。经治疗后，余热尚存，应当与细生地、麦冬、连翘、银花、丹皮、甘草、玄参、黄芩滋阴清热解毒治疗。

案2

某，三月二十二日，脉不浮而细数，大渴欲饮，大汗，里不足之热病也，用玉女煎法。

生石膏一两　甘草三钱　桑叶三钱　知母四钱　麦冬五钱　细生地五钱　粳米一撮

二十三日　温热大渴大汗，脉数，昨用玉女煎法，诸症俱减，平素有消渴病，服昨药后，大便稀溏，加牡蛎。一面护阴，一面收下。

生石膏五钱　炒知母二钱　炙甘草三钱　大生地五钱　麦冬五钱　京米一撮　牡蛎一两

【赏析】

玉女煎一方出自《景岳全书》，具有清胃泻火，滋阴增液之功。方由石膏、熟地黄、麦冬、知母、牛膝组成。方中石膏、知母清阳明有余之火为君；熟地黄补少阴不足之水，为臣；麦门冬滋阴生津为佐；牛膝导热引血下行，以降炎上之火，而止上溢之血为使。武汉大学人民医院中医科宋恩峰教授临床上用于治疗牙周炎、糖尿病、口腔溃疡等属于胃火盛，肾阴虚者。

案3

某，初一日，冬温，脉沉细之极，舌赤，面赤，谵语，大便闭，邪机纯然在血分之里，与润下法。

玄参六钱　玄明粉一钱　细生地六钱　麦冬六钱，连心　生大黄五钱　丹皮三钱　生甘草二钱

煮三杯，先服一杯，得便，止后服，汤药之先，先服牛黄清心丸二丸。

初三日　冬温，谵语神昏，皆误表之故，邪在心包，宜急急速开膻中，不然则内闭外脱矣。大便闭，面正赤，昨与润下法未通，经谓下不通，非细故也。得药则呕，忌甘也。先与牛黄清心丸二三丸，以开膻中，继以大承气汤，攻阳明之实。

生大黄八钱　玄明粉三钱　枳实四钱　浓朴二钱　玄参八钱　丹皮五钱

煮三杯，得便则止，不便再服。

【赏析】

邪在血分，与润下法。谵语神昏，邪在心包，宜牛黄清心丸，清心化痰，镇惊祛风。

卷三

一、中风

案1

陶氏，六十八岁，左肢拘挛，舌浓而謇不能言，上有白苔，滴水不能下咽，饮水则呛，此中风挟痰之实症。前医误与补阴，故隧道俱塞，先与开肺。

生石膏四两　防己五钱　杏仁四钱　姜半夏五钱　茯苓块五钱　桑枝五钱　陈皮三钱　白通草钱半

服一帖而饮下咽，服七帖而舌肿消。服二十帖，诸病虽渐减，而无大效，左肢拘挛如故，舌虽消肿，而语言不清，脉兼结。余曰：此络中痰堵塞，皆误补致壅之故，非针不可。于是延郏七兄针之，舌上中泉穴一针，出紫黑血半茶碗，随后有物如蚯蚓，令伊子以手探出，即使针孔中拉出胶痰一条，如匀粉，长七八寸，左手支沟穴一针，透左关手背三阳之络，用小针十数针。以后用药日日见效。前方只减石膏之半，服至七十余帖，自行出堂上轿矣。

【赏析】

本案所述乃中风挟痰之实证，虑其发病之初即为风痰阻络，而前医误与补阴，加重痰湿之邪，故邪气鸱张，脉络气血闭阻，表现为左肢拘挛，舌浓

而謇，不能言；痰湿中阻、隧道不通，则上有白苔，滴水不能下咽，饮水则
呛。急给予"开肺"之法，以通调水道。重用辛甘寒凉之石膏，配以辛苦寒
之防己，以二药均入肺经，且皆具辛散之功用。正如《素问·至真要大
论》："诸气在泉，风淫于内，治以辛凉，佐以苦甘，以甘缓之，以辛散
之。"吴鞠通在《温病条辨》中也指出辛凉为风邪的正治法，甘温为变法。
因"风者木也，辛凉者金气，金能制木故也。风转化转热，辛凉苦甘则化凉
气也"。即风属木而辛凉为金气，金能制木；风邪变化而热，以辛凉苦甘法
治疗就可以转为凉气了。方中石膏用至四两，取其辛甘寒凉之性，以克制风
木；防己辛苦寒，辛能行散、苦寒降泄，能祛风湿止痛，利水消肿。杏仁苦
而微温，亦归肺经，能宣肃肺气，使肺之气机调顺，方得水液运行如常。姜
半夏辛温而燥，最善燥湿化痰；陈皮理气、燥湿化痰，使气顺痰消；茯苓健
脾渗湿，则湿无所聚。此三药共用，重在祛痰湿之邪。桑枝微苦性平，祛风
湿而善达四肢经络，通利关节。白通草甘淡微寒，入肺经，能利尿消肿。诸
药共奏祛风化痰、通调水道之效，故服一帖而饮下咽，服七帖而舌肿消。但
服用二十帖，左肢拘挛如故，舌虽消肿，而语言不清，脉兼结，症状没有明
显改善。吴鞠通认为这是由于前医误与补阴，致络中痰邪堵塞，须结合针刺
疗法才能奏效。针刺舌上中泉穴，如《素问·针解》所言"菀陈则除之者，
出恶血也"，先出"紫黑血半茶碗"；胶痰阻络，随后"有物如蚯蚓，令伊
子以手探出，即使针孔中拉出胶痰一条，如匀粉，长七八寸"。再针刺左侧
肢体穴位，针刺"左手支沟穴一针，透左关手背三阳之络"。因络中恶血胶
痰已除，左侧肢体经络得以疏通，再结合祛风化痰中药煎服，则"日日见
效"。在原方基础上石膏减半，服用共七十帖，患者功能恢复如常，可自行
出堂上轿。此医案妙在对生石膏的运用上，起初用至四两，不为清气分实
热，乃取其辛味及寒凉之气，既辛散克制妄动之风木，又防风邪变化而热。
后风邪得以抑制，石膏减半，仍与其他药物同用，直至患者功能恢复如常。
化痰利湿之法亦贯穿始终。整个治疗过程，医者针药并用，内治外治考量周
全，可见医者临证功底之深厚。

案2

哈，六十六岁，中风湿，口歪，臂不举，腿肿，脉洪数，口渴，胃不开，与辛凉开水道法。

桂枝三钱　防己二钱　飞滑石一两　通草二钱　半夏五钱　桑叶五钱　石膏四钱　茯苓皮一两　晚蚕沙三钱

二帖而效，十四帖痊愈，后以补脾胃收全功。

【赏析】

此案例乃风湿内中，致肺失宣畅，脾失转输。风邪上扰，阻于头面经络，致口歪；风湿阻于肢体经络，则臂不举；湿性趋下，故腿肿；风湿之邪有化热之象，表现为脉洪数，口渴；水道失于通调、机体气化失常，津不上承，亦可致口渴；风湿内阻，脾胃气机宣降失调，故胃不开。医者给予辛凉开水道法，方选木防己汤加减。防己苦泄辛散，祛风除湿，利水消肿；石膏性味辛甘寒，既辛散克制妄动之风木，又清热止渴；桂枝辛甘温，温扶脾阳，内助膀胱气化；桑叶甘寒质轻，能疏散风热，且甘润益阴；晚蚕沙辛甘温，辛甘发散，可以祛风，且温燥而通，善除湿舒筋，另能和胃化湿；半夏辛温，燥湿化痰；滑石味甘淡而性寒，能清热利小便。通草入肺经，甘淡微寒，能利尿消肿。茯苓皮利水消肿，长于行皮肤水湿。全方药味多俱辛，以利宣散；选药寒凉为主，佐以甘温，以防凉遏太过，风湿难祛。上取辛凉开肺，下采甘淡利小便，使水道得以调畅，风湿之邪均有出路，故"二帖而效，十四帖痊愈"。《温病条辨》曰："风非害人者也，人之腠理密而精气足者，岂以是而病哉！而不然者，则病斯起矣。"考虑患者因本虚致病，且邪气伤脾，在后期医者又给予补益脾胃之剂。此医案中药味选用精妙，辛散之品与甘淡渗利同用；寒凉清热之品与甘温除湿之品并用；且上下兼顾，最终以补益中焦收全功，标本兼治，足以印证医者临证思维之缜密。

案3

中风，神呆不语，前能语时，自云头晕，左肢麻，口大歪，不食，六脉弦数，此痱中也，与柔肝法。

生白芍三钱　麦冬二钱　生鳖甲五钱　左牡蛎五钱　炙甘草三钱　生地黄八钱

一帖而神有清意，人与之言能点头也。又于前方加生阿胶三钱，丹皮四钱，三帖而半语，七帖而愈，能食，十二三帖而如故。

【赏析】

《灵枢·热病》曰："痱之为病也，身无痛者，四肢不收，智乱不甚，其言微知，可治；甚则不能言，不可治。"该医案中患者起初能言语，后神呆不语，属痱之重者。《金匮要略·中风历节病》云："邪入于腑，即不识人；邪入于脏，舌即难言，口吐涎。"可见邪中脏腑，患者神志昏蒙。肝为风木之脏，肝肾阴虚，肝阳上亢，甚则阳亢化风，风动则气血上逆，上扰清窍，故患者能言语时自诉头晕；肝肾阴亏，肢体经脉失养，故左肢麻；阳亢化风，风扰头面经络，经隧不利，表现为口大歪。肝气横逆犯胃，胃失调和，故不食。病位在肝，以实证为主，故六脉弦数。给予柔肝法，方与大定风珠相类。方中白芍苦酸微寒，甘草甘平，合用酸甘化阴，柔肝熄风；生地黄甘寒清润，用至八钱，取其养阴生津兼清热之功；麦冬滋养肺胃之阴，清金益胃；鳖甲、牡蛎两种介类药育阴潜阳，重镇熄风。诸药相合，共奏滋阴潜阳、柔肝熄风之效。上亢之肝阳得以遏制，上逆之气血得以平降，故"一帖而神有清意，人与之言能点头也"。患者六脉弦数，为肝阳亢兼有血热，于前方中加阿胶三钱，丹皮四钱。阿胶为血肉有情之品，用以滋阴血；丹皮苦寒，入心肝血分，能清热凉血祛瘀。因辨证准确、方药对证，虽为痱之重证，患者症状亦能很快得到改善。

案4

李氏，七十二岁，伏暑挟痰饮，肝郁，又加中风，头痛，舌厚白苔，言謇，畏寒，脉洪数而弦，先与辛凉清上。

苦桔梗三钱　桑叶三钱　连翘三钱　蒺藜二钱　甘草—钱　茶菊花三钱　银花三钱　薄荷钱半

四帖而头痛畏寒止，舌渐消，苔不退。兹以通宣三焦，兼开肝郁。

茯苓五钱，连皮　杏仁泥五钱　半夏四钱　白蔻仁二钱　飞滑石六钱　香附二钱　通草—钱　广郁金二钱　薏仁五钱

服二十余帖而大安，一切复元。

【赏析】

伏暑挟痰饮，肝郁，又加中风。证见头痛，言謇，畏寒，脉洪数而弦，辨证属于风热上犯，故治疗先与辛凉清上。待头痛畏寒止，舌渐消，苔不退，辨证痰饮，肝郁。治疗通宣三焦，兼开肝郁。

二、少阳瘈疭

案1

某氏，己卯七月，其人本有肝风头痛病根，少阳郁勃，真水不能上济可知。又现伏暑内发，新凉外加。金来克木，木愈病矣。少阳所至为瘈疭，理固然也。勉与清胆络，兼清心包。

犀角三钱　丹皮五钱　鲜荷叶—张，去蒂　羚羊角三钱　细生地五钱　钩藤二钱　茶菊花三钱　桔梗二钱　甘草钱半　桑叶三钱

间服紫雪丹一二钱。

又　此症肝风无疑，昨服柔肝清热之剂而烧退，是外邪已解。现下六脉弦细，手足发凉，似有厥意。治法息风之中，似宜参入开心胞之络为是，倘一二天不醒，便难挽回矣。

丹皮五钱　茶菊花三钱　细生地五钱　羚羊角三钱　嫩桑枝二十寸　刺蒺藜二钱　石菖蒲—钱　生甘草—钱　生牡蛎三钱　沙参二钱　生阿胶二钱　生鳖甲二钱

间服紫雪丹及牛黄丸。

又 用玉女煎加：犀角、丹皮。

又 用玉女煎加：犀角、丹皮、连翘、银花。重用石膏、知母。

又 少阳头痛甚急，外因亦未尽解。

生石膏一两 生甘草二钱 炒知母二钱 桑叶三钱 丹皮五钱 天冬二钱 菊花三钱 钩藤二钱 银花三钱 羚羊角三钱 左牡蛎五钱 连翘三钱, 连心 细生地五钱 麦冬五钱, 连心

间服紫雪丹三分。

【赏析】

此案为吴氏医案中少阳瘛疭经典医案。少阳病乃半里半表之邪为患，本案病患肝经郁滞，肝风上亢，肝郁脾（胃）虚，又伏暑邪气复发，邪热内闭心包，真阴被灼，心肾不交，肾水不能上济心火。治宜镇肝熄风，内清暑湿，使邪热外透，从表而解。是以吴氏以犀角地黄汤合羚角钩藤加减，以犀角、地黄、丹皮内清伏暑、益营阴；羚角、钩藤、桑叶、菊花凉肝熄风，清肝经热；以荷梗、桔梗使邪热外透，透营转气，从表而解；配合紫雪丹、安宫牛黄丸开窍，使内陷之邪开散。次诊，肝经郁滞已解，邪热由营分转入气分，表现为胃热阴虚，以玉女煎重用石膏、知母，加味犀角、丹皮、连翘、银花治疗，清胃热，益胃阴，兼清表热；三诊患者头疼又起，为少阳之邪复起，兼表邪未解，以羚角钩藤饮合石膏知母汤加味平肝风、清胃热、益胃阴，加清热解表药解表热之邪，病人乃愈。

此案治疗之经典在于从表而解治疗少阳病。吴鞠通善治温病，温病之治疗须明辨卫气营血，少阳病位半表半里之邪，为温病气营病。《温病条辨·治病发论》论道："治上焦如羽，非轻不举；治中焦如衡，非平不安。"案中吴鞠通多处应用轻透解表剂，体现其治上焦非轻不举用药特点；凉肝熄风、清热益阴药味的应用体现注重调和肝脾、平衡中焦治疗思路。

三、肝风

案1

章氏，七十二岁，癸丑正月二十八日。老年下虚上盛，又当厥阴司天之年，厥阴主令之候，以致少阳风动，头偏右痛，目系引急，最有坏眼之虑，刻下先与清上。

羚羊角三钱　刺蒺藜一钱　连翘一钱　桑叶二钱　茶菊花二钱　生甘草八分　桔梗钱半　苏薄荷八分

日二帖，服二日。

三十日　少阳头痛已止，现下胸痞胁胀，肝胃不和，肢痛腰痛，议两和肝胃之中，兼与宣行经络。

桂枝尖二钱　子青皮一钱　制半夏五钱　广郁金二钱　广皮钱半　制香附二钱　杏仁泥三钱　生姜汁三匙

服二帖。

二月初二日　因食冷物昼寐，中焦停滞，腹不和，泄泻，与开太阳阖阳明法。

桂枝五钱　茯苓块五钱　炮姜钱半　苍术三钱　半夏三钱　木香钱半　猪苓三钱　广陈皮钱半　泽泻三钱　藿香梗三钱　煨肉果钱半

头煎两茶杯，二煎一茶杯，分三次服。

初四日　诸症向安，惟余晨泄，左手脉紧，宜补肾阳。

煨肉果三钱　五味子一钱　莲子五钱，连皮去心　补骨三钱　生于术三钱　芡实三钱　菟丝子二钱　茯苓块五钱

水五碗，煮成两碗，分二次服。渣再煮一碗，明早服。

初七日　即于前方内去菟丝子，加：牡蛎粉三钱。

初十日　太阳微风，以桂枝法小和之。

桂枝二钱　广陈皮二钱　白芍二钱，炒　茯苓块三钱　炙甘草八分　半夏三

钱　生姜二片　大枣一枚，去核

水三杯，煮取二杯，分二次服。

十一日　右目涩小，酉刻后眼前如有黑雾。议清肝络、熄肝风、益肝阴法。

桔梗钱半　青葙子二钱　沙参三钱　生甘草八分　茶菊花钱半　沙蒺藜二钱　何首乌三钱

三帖后，了然如故。

【赏析】

案中章氏为老年男性，呈上实下虚象，《素问·五脏生成》云："下虚者，膀胱之气虚于下，上实者，头痛巅疾"，即老年男性肾气亏虚，精血不足，容易患头痛和脑部的疾病。患者病发在春季，为肝经之主节气，肝经与少阳胆经相表里，表里相传，呈少阳头痛。肝主目，少阳经头痛最常见的病变为视力的减退，如不及时治疗眼睛的损伤极为严重。急则治标，治疗宜清肝经。首诊吴氏予以羚羊角、刺蒺藜、连翘、桑叶、茶菊花、生甘草、桔梗、苏薄荷，清热熄风，明目退翳，解少阳胆经之头痛。次诊患者少阳头疼已除，然肝经实证未解，肝木乘土，表现为脾运不健，胸膈痞满不适，故次诊以桂枝尖、子青皮、制半夏、广郁金、广皮、制香附、杏仁泥、生姜汁疏解肝郁，调和肝脾，健脾益气。三诊因食生冷，致寒湿中阻，吴氏处方桂枝、茯苓块、炮姜、苍术、半夏、木香、猪苓、广陈皮、泽泻、藿香梗、煨肉果，方中多用行气、温脾暖胃之品，意在温阳化气，健脾利湿，以复脾之健运。四诊患者表现为五更肾泻，为肾阳虚之征，吴鞠通以四神丸加味以温肾益阳，涩肠止泻。五诊患者外感太阳表征，对症予以桂枝汤法治疗；六诊患者因肝血亏虚，出现目涩，视力减退症状，吴氏辨证后认为病机乃肝肾阴虚，肝风内动，予以桔梗、青葙子、沙参、生甘草、茶菊花、沙蒺藜、首乌，补肝肾之阴，平肝之内风。

全案中，吴鞠通并未从开始就针对患者上实下虚证进行治疗，而是循序渐进，急则治标，先治疗章氏之少阳头痛之急症，而后层层递进，调理肝脾、温补肾阳，最后才针对上实下虚证，上平肝风以消头疼，下补肝肾之阴，诸症乃平。

案2

陶氏，癸酉二月十五日，右脉洪大，尺部更甚，左脉弦细，上盛下虚，卒中不能言，如中风状，乃肝风内动络热窍闭之故，证势甚重。

羚羊角一钱　桔梗一钱　麦冬二钱　桑叶一钱　沙参钱半　生鳖甲三钱　茶菊花钱半　甘草八分　刺蒺藜一钱　细生地钱半

日二帖，服三日。

二十日　上盛下虚，窍闭不能语，用清轻合芳香开上，今稍能言，但虚烦不眠，心悸头晕，仍系厥阴未熄。兹用补心肝之体，兼实下法。

白芍六钱，炒　沙参三钱　阿胶二钱　莲子五钱　大生地五钱　枣仁五钱，炒　龟板四钱　朱砂五钱　麦冬五钱，连心　炙甘草三钱　茯苓块三钱

水五碗，煮取两碗，分三次服。再煮一杯服。

【赏析】

《素问·至真要大论》有云："诸风掉眩，皆属于肝"。案中陶氏上盛下虚，卒中不能言，如中风状，为肝风内动，热闭心窍证。《素问·气厥论》又云："肝移热于心，则死"，表明肝经热证如不及时治疗，传变至心，极为严重。故吴鞠通在此案中，首诊方用羚羊角、桔梗、麦冬、桑叶、沙参、鳖甲、茶菊花，日二帖，在急清肝经之热，平熄肝风的同时，多用滋阴之品，防心阴耗损太过，病情恶化，与《内经》中治未病，防传变思想相合。次诊患者心窍已开，稍能言，然肝经热证未解，营血受损。心肝阴血不足，故有虚烦不寐，心悸头晕症状。此案中用羚角钩藤饮合桑菊饮加减送服大定风珠口服，滋补心肝之阴血，清肝经之热。兼用实下之法，补肾水以治心火，标本兼治。

案3

黄氏，三十岁，肝风内动，脉弦数，乃真水不配相火，水不生木，故木直强而上行，头晕甚，即巅厥也。久不治为痱中，医云痰者妄也。先与清肃少阳胆络，继以填补真阴可也。

羚羊角三钱　茶菊花三钱　黑芝麻三钱，研　桑叶三钱　生甘草一钱　丹皮二钱　苦桔梗二钱　钩藤二钱　薄荷七分

丸方：定风珠。

【赏析】

此案为肝肾阴虚，肝风内动证。《素问·厥论》中云："阴气衰于下，则为热厥。"明确指出此证的病因为阴精的亏虚，治疗此证宜用滋水涵木法。然患者标证甚急，吴鞠通在此案中先清少阳胆经之热证，急则解其标，待标证解除，继以填补真阴，治其本。

四、肝厥

案1

高氏，四十五岁，乙丑十一月十一日。肝阳上窜，因怒即发，十余年矣。经云：久病在络，岂经药可效？再肝厥之症，亦有寒热之不同。此症脉沉而弦细，其为寒也无疑。大凡寒厥必死，今不死者，以其为腑厥而非脏厥也，现下胁下有块有声，经色紫黑。拟先用温通络脉法。

新绛纱三钱　旋覆花三钱　川椒二钱，炒黑　降香末三钱　归须二钱　制半夏五钱　桂枝尖三钱　生香附三钱　桃仁炭三钱

煮二杯，二次服。

【赏析】

肝厥，由肝气厥逆而上冲的病证。本案由于肝阳上窜，因怒即发。治疗先用温通络脉法。经云："久病在络，岂经药可效？"对于后世络病理论的

发展具有重要指导意义。武汉大学人民医院中医科宋恩峰主任医师的恩师湖北中医药大学邱幸凡教授对络病的发扬作出了重要贡献。吴以岭院士更是将络病系统的研究推向了全新的领域。

案2

额三兄夫人，二十二岁，除夕日亥时。先是产后受寒痹痛，医用桂附等极刚极热之品，服之大效。医见其效也，以为此人非此不可，用之一年有余。不知温燥与温养不同，可以治病，不可以养生，以致少阴津液被劫无余，厥阴头痛，单巅顶一点，痛不可忍，畏明，至于窗间有豆大微光，即大叫，必室如黑漆而后少安，一日厥去四五次。脉弦细数，按之无力，危急已极。勉与定风珠，潜阳育阴，以息肝风。

真大生地八钱　麻仁四钱　生白芍四钱　麦冬四钱带心　海参二条　生阿胶四钱
生龟板六钱　炙甘草五钱　生牡蛎六钱　生鳖甲六钱　鸡子黄二枚，去渣后化入搅匀

煮成八杯，去渣。上火煎成四杯，不时频服。

正月初一日　微见小效。加：鲍鱼片一两。

煮成十杯，去渣，煎至五杯。频服。

初四日　腰以上发热，腰以下冰凉，上下浑如两截；身左半有汗，身右半无汗，左右浑如两畔。自古方书未见是证，窃思古人云：琴瑟不调，必改弦而更张之，此症当令其复厥，厥后再安则愈。照前方定风珠减半，加：青蒿八分。

当夜即厥二三次。

初五日　照前方定风珠原分量一帖，服后厥止神安。

初七日　仍照前方。

初八日　方皆如前，渐不畏明，至正月二十日外，撤去帏帐，汤药服至二月春分后，与专翁大生膏一料痊愈。

【赏析】

此案病患因产后气血亏虚，复又感受寒邪，致寒邪阻滞气血，医者予以桂附类大温之品，初期寒邪未去，效果良好。然寒邪去后，医者一味应用桂附之品，苦燥伤阴，日久，阴血必伤。肝为藏血之所，阴虚则阳亢，肝风内生，以致厥证。《温病条辨》有云："热邪深入，或在少阴，或在厥阴，均宜复脉。"此案中予以复脉汤合定风珠加用育阴潜阳之品：真大生地、麻仁、生白芍、麦冬、海参、生阿胶、生龟板、炙甘草、生牡蛎、生鳖甲、鸡子黄。因肝肾同源，欲复厥阴之阴必先待少阴精足。故以复脉汤加用育阴之品，育肾阴而复肝阴；再配伍定风珠，平肝熄风以制厥逆。其后病情虽有反复，然变化皆不离此义。

此案之精髓在于育肾阴以复肝阴，肾为先天之本，藏精之所；藏血之所，精血同源，亦称乙癸同源。肾阴充足，滋水涵木，肝阴自复，阳平阴密，厥逆乃消。

案3

杨氏，女，四十九岁，甲申十二月初二日。初因肝郁胁痛，继而肝厥犯胃，医者不识病名肝着，与络痛治法，无非滋阴补虚，或用凉药，以致十年之久，不能吃饭，饮粥汤止一二口，食炒米粉止一酒杯，稍闻声响即痉厥，终夜抽搐，一三日方渐平，六脉弦紧而长，经闭二年，周身疼痛，痰饮咳嗽，终年无已，骨瘦如柴，奄奄一息。此症内犯阳明，故不食；木克脾土，故饮聚；阳明空虚，故无主，闻声而惊；外犯太阳，故身痛而痉；本脏致病，故厥。经谓治病必求其本，仍从肝络论治。新绛纱　归须　川椒炭　桂枝　郁金　旋覆花　青皮　苏子霜　半夏　降香末。

十四日　服前方七帖，胁痛虽轻，痰饮特甚，喘咳频仍，夜卧不安，暂停络药，专与和胃蠲饮。

半夏八钱　广陈皮四钱　生苡仁五钱　茯苓六钱　枳实三钱　淡干姜三钱　桂枝三钱

十七日　胃稍开，能食稀粥半碗，胁仍痛，仍服前活络方去川椒，加广陈皮。

十二月初四日　胁痛平，咳嗽未除，又服前蠲饮方。

十一日　因余有由绍兴之行，令其常服和胃方，胁痛发时，暂服新绛旋覆花汤，此时已能食烂饭半碗矣。

乙酉二月二十八日　脉稍和平，虽弦而有胃气，干饭能吃一碗有半，经亦复通，仍间服前二方。夜间偶感燥症，欲起不得起，欲坐不得坐，欲卧不得卧，烦躁无奈不可当，约二时，服霹雳散三两许始安。次日仍与和胃。

十八日　能食干饭两小碗矣，六脉又和一等，仍间服前二方。

四月初三日　余复由淮至绍，初八日至苏州，不放心此病，作书一封，令其调适性情。五月间又作书一封，痛以大道理开导之。十月间始得回书，据云竟以余书作座右铭，每日讽诵一过，饮食又进，精神大长，阖家欢乐。

【赏析】

肝性喜条达恶抑郁，此案中杨氏因延误治疗时机，肝气郁结日久以致肝气厥逆，肝脾不和之证。吴鞠通在此案中讲述本证之病机为"此症内犯阳明，故不食；木克脾土，故饮聚；阳明空虚，故无主，闻声而惊；外犯太阳，故身痛而痉；本脏致病，故厥。经谓治病必求其本，仍从肝络论治"。首诊从病因入手，予以新绛纱、归须、川椒炭、桂枝、郁金、旋覆花、青皮、苏子霜、半夏、降香末，意在疏解肝郁，调理肝气。其后胁痛虽解，然脾土被抑日久，致脾失健运，水饮不化，饮停中焦。次诊中方用半夏、广陈皮、生苡仁、茯苓、枳实、淡干姜、桂枝。取桂枝茯苓丸和半夏陈皮汤之健脾益气，和胃化湿之义。三诊病患胃气已开，已能进食米粥半碗，仍有胁痛，在前方基础上去蜀椒，防止温燥太过，伤胃气。再后患者胃气渐复，日渐康复。

此案之病虽起于下焦，然病机的关键在于中焦，胃气为生之根本。故吴鞠通首诊解肝气之郁结后，徐徐图治，使胃气渐复。在治疗过程中，时时注重顾护胃气，调整用药，最终病人得以康复。

五、胁痛

案1

伊氏，二十岁，肝郁胁痛，病名肝着，亦妇科之常证，无足怪者。奈医者不识，见其有寒热也，误以为风寒而用风药。夫肝主风，同气相求，以风从风，致令肝风鸱张；肝主筋，致令一身筋胀；肝开窍于目，致令昼夜目不合、不得卧者七八日；肝主疏泄，肝病则有升无降，失其疏泄之职，故不大便，小溲仅通而短赤特甚。医者又不识，误以为肠胃之病，而以大黄通之，麻仁润之，致令不食不饥，不便不寐，六脉洪大无伦，身热，且坐不得卧，时时欲呕，烦躁欲怒，是两犯逆也。《金匮》论一逆尚引日，再逆促命期，不待智者而知其难愈也。议宣通经脉法，肝藏血，络主血故也，必加苦寒泄热，脉沉洪有力，且胆居肝内，肝病胆即相随故也。

旋覆花五钱　炒黄连二钱　桃仁四钱　归须四钱　郁金三钱　川楝皮五钱　新绛四钱　绛香末四钱　苏子四钱

急流水八碗。

又　服前方见小效，即于前方内加：丹皮三钱,炒黑、生香附二钱。

减　川楝皮二钱。

又　胁痛减其大半，但不得寐，时时欲呕，拟两和阳明厥阴，仍兼宣络。

半夏五钱,醋炒　青皮钱半　降香末三钱　新绛三钱　归须三钱　苏子霜三钱　秫米一撮　桃仁三钱　川楝皮二钱　广郁金二钱　黄芩二钱

煮三碗，日二夜一。

又　昨方业已效，今日复苦药，即苦与辛合，能降能通之意，即于前方内加：（姜汁炒）古勇黄连二钱。

又　昨用苦辛法，脉减便通。今日腹中觉痛，将近经期，一以宣络为主。

新绛纱五钱　苏子霜二钱　丹皮二钱，炒　制香附二钱　两头尖二两　旋覆花五钱　元胡索二钱　条芩钱半，酒炒　桃仁泥四钱　降香末三钱　归须三钱　郁金三钱

水八碗，煮取三杯，日二夜一。

又　昨日一味通络，已得大便通利，腹中痛止，但不成寐；今日用胃不和则卧不安，饮以半夏汤，覆杯则寐法，仍兼宣络。此仲景先师所谓冲脉累及阳明，先治冲脉后治阳明也。

半夏一两　旋覆花五钱　降香末二钱　秫米二两　新绛四钱

水十杯，煮成四杯，日三夜一。

又　昨与半夏汤和胃，业已得寐，但脉沉数，溲赤短，议加苦药，泄肝热而通小肠火府。

半夏六钱　降香末三钱　黄柏二钱，盐水炒　秫米一两　新绛四钱　旋覆花五钱　生香附三钱　黄连二钱，炒

煎法如前。

又　昨日和胃宣络，兼用苦通火府，今日得寐，溲色稍淡，口亦知味，是阳明有渐和之机矣。惟胸中微痛，背亦掣痛，按肝脉络胸，背则太阳经也。是由厥阴而累及少阳，肝胆为夫妻也；由少阳而累及太阳，少太为兄弟也。今日仍用前法，加通太阳络法。

半夏五钱　降香末三钱　黄柏钱半，盐水炒　旋覆花三钱　古勇黄连一钱　桂枝尖三钱　新绛三钱　秫米六钱　生香附三钱

煎法如前。

又　绕脐痛者，瘕也，亦冲脉肝经之病。

桂枝尖三钱　新绛三钱　半夏五钱　炒云连一钱　当归三钱，炒黑　生香附三钱　淡吴萸三钱，炒　小茴香三钱，炒黑　秫米八钱　川楝子三钱

又　两和肝胃，兼治瘕痛。

半夏八钱　青皮二钱　吴萸三钱，炒黑　新绛纱三钱　小茴香三钱，炒黑　生香附三钱　旋覆花三钱　桂枝尖三钱　云连钱半，炒黑　淡干姜二钱　乌药三钱　秫米

一两　降香末三钱　全当归三钱，炒黑

煮成四碗，日三夜一。

又　腹中拘急而痛，小便短赤，皆阴络阻塞，浊阴凝聚之象。与宣通阴络降浊法。

桂枝尖三钱　降香末三钱　琥珀三分，研细末　小茴香三钱，炒　川楝皮三钱　原麝香五分，研冲　新绛三钱　两头尖二钱　元胡索二钱　吴萸钱半　归须三钱　桃仁泥二钱

水六杯，煮成二杯，每服半杯，冲韭白汁两小茶匙，日二杯，夜一杯，明早一杯。

又　仍用前方，但昨日未用半夏，今彻夜不寐，酉刻再服《灵枢》半夏汤一帖。

又　因肝病不得疏泄，兼有痹痛，拟两疏气血法。

桂枝尖三钱　川楝子三钱　小茴香三钱，炒黑　牛膝二钱　防己二钱　降香末三钱　新绛三钱　归须三钱　蚕沙三钱　桃仁泥三钱　黄连一钱，吴萸汁炒

又　诸症悉减而未尽，左脉已和，右脉弦大，是土中有木，于两疏气血之中，兼泄木安土法。

桂枝尖三钱　牛膝二钱　郁金二钱　归须三钱　白芍三钱，酒炒　杏仁三钱　蚕沙三钱　降香末二钱　半夏五钱　青皮二钱　川楝子三钱　防己二钱　新绛三钱　小茴香三钱　茯苓皮三钱

又　右脉弦刚，土中木盛。

白芍六钱，酒炒　茯苓块四钱　郁金三钱　桂枝尖四钱　降香末三钱　新绛三钱　姜半夏六钱　归须三钱　广皮二钱　小茴香三钱　川楝子三钱

又　脉弦数，头痛时止时甚，向来时发时止，已非一日。此乃少阳络痛，虚风内动也。今日且与清胆络法，勿犯中焦。

桑叶二钱　甘菊花二钱　刺蒺藜一钱　丹皮钱半　羚羊角八分　苦桔梗一钱　炒白芍二钱　钩藤一钱　生甘草八分

又　治下焦络法。

桂枝尖二钱　泽兰钱半　新绛二钱　整当归五钱　生香附三钱　小茴香三钱　白芍六钱,酒炒　缩砂蜜二钱,研细　郁金三钱

煮成三杯,日二夜一。

又　八脉丽于肝肾,肝病久,未有不累及八脉者,用通补阴络,兼走八脉法。

桂枝尖一钱　杞子二钱,炒黑　小茴香二钱　杭白芍六钱　归身三钱　缩砂仁钱半　新绛钱半　桂圆肉二钱

又　法同前。

桂枝尖一钱　全当归三钱　桂圆肉二钱　广木香一钱　炒白芍六钱　降香末三钱　生香附三钱　新绛三钱　川芎二钱　泽兰一钱

【赏析】

　　肝郁胁痛,古名肝着,为妇科常见病,其治宜舒肝络。此案中伊氏,因其医不识此病,先误以为风寒证,用发汗剂,以致肝风更重,失疏泄,大便不通。后其医误以为阳明腑实证,妄用下法,致病情进一步加重。《金匮要略》论述此病:"一逆尚引日,再逆催命期",足见此证之凶险。肝为血府,主藏血,肝气郁滞,气机升降失调,为肝着证,应用通肝络法,用新绛纱组方,常用药有:旋覆花、桃仁、归须、郁金、川楝皮、新绛纱、绛香末、苏子、半夏、广皮炭、桃仁泥、丹皮炭等。此案中,因伊氏误治日久,肝气郁而化热,又误用轻剂,致阴虚阳亢,肝风上逆。木克土,中焦气机被遏,脾胃失和降。首诊吴鞠通在通肝和络法基础上加用苦寒剂,清肝经郁热。其后肝经郁热渐解,然阳明气机失调,又加辛苦之品,调和肝脾。待其肝风平息,脾气和降,脾胃功能恢复,大便不通自解。待大便通,加用清热利湿之品,清其下焦湿热,小便短赤之症状方愈。其后患者因久病出现肾精亏虚,表现为肾泻、小腹疼痛等症,再视病情,调和阴阳,补益肾精,患者渐愈。

　　此案体现吴鞠通对疾病整体病机的把握,体现其"治中焦如衡,非平不安;治下焦如权,非重不沉"的整体思路。

案2

尹氏，三十二岁，误服大辛大温，致伤心阳，使下焦浊阴来攻，过提致少阳无忌，有升无降，上愈盛，下愈虚。且与镇固法，非治病也，特医药耳。

新纱三钱　栀子三钱，炒黑　半夏六钱　旋覆花三钱　古勇黄连钱半　代赭石一两，煅　降香末五钱　焦白芍三钱　紫石英一两，研细　炙龟板五钱

煮成三大茶杯，分三次服，渣再煎一杯服。

又　镇冲脉，泄胆阳，业已得效，仍宗其法。其血络之郁痛未能卒治，盖事有缓急也。

紫石英一两　代赭石一两　焦白芍五钱　新绛纱四钱　古勇黄连一钱　山栀三钱，炒　炙龟板八钱　旋覆花三钱　半夏六钱

【赏析】

心阳虚，上盛下虚的治疗，予以镇固法。

案3

苏氏，三十二岁癸亥十月二十八日　脉弦数，左尺独大，瘕居右胁，发则攻心，痛跃不止，病名肝着，先宜宣络，后补八脉。

新绛纱三钱　归须二钱　广郁金二钱　旋覆花三钱　炒桃仁三钱　两头尖三钱，拣净两头圆　降香末三钱　丹皮三钱，炒　元胡索二钱

初二日　肝着用通络法，业已见效，仍宗前法。但必须用化癥丹间服为妙，取其治病而不伤正耳。

新绛纱三钱　归须二钱　元胡索二钱　旋覆花三钱　桃仁三钱　生香附三钱　苏子净霜三钱　降香末三钱　半夏三钱　广郁金三钱　乌药二钱

二帖。

初三日　于前方内加：两头尖三钱、丹皮炒三钱、白芍三钱、韭白汁三小匙。

初六日　药力不及，且用进法。

新绛纱三钱　桃仁泥三钱　藏红花二钱　旋覆花三钱　归须钱半　生香附三钱　焦白芍六钱　丹皮五钱　川楝子三钱

三帖。

十四日　仍宗前法。

新绛纱三钱　桃仁泥五钱　归须二钱　旋覆花三钱　藏红花三钱　降香末三钱　栀子三钱,炒黑　生香附三钱　元胡索二钱　广郁金二钱　苏子霜三钱　川楝子三钱

三帖。

十六日　业已见效,照前方日服半帖,丸药减三分之二。

甲子正月十九日　经来五日,颜色已正,不得过行伤正。其瘕气,留为丸药化可也。兹拟宁心止汗。

白芍六钱,炒　粉丹皮三钱　洋参二钱　茯苓块五钱　制五味一钱　牡蛎五钱　整珠砂三钱　麦冬五钱,连心　大生地五钱　炙龟板八钱　大枣二枚,去核　小麦三钱

水八碗,煮取三碗,分三次服。三帖。

【赏析】

本案肝着,治疗先宜宣络,通络,后补八脉。

上二案虽起因不同,然都为肝络郁热,肝气上逆于心。肝为木脏,心为火脏,木生火,木脏热盛,母病传子,心常受其所累,出现心火炽盛之表现。此病虽亦属肝着,治疗须清肝络外,尚需防治其将病之脏。故吴鞠通在此两案中,除新绛纱法治疗外,多用龟板、牡蛎、浮小麦等育阴潜阳之品。

《难经·七十七难》云:"所谓治未病者,见肝之病,则知肝当传之于脾,故先实脾气,无令得受肝之邪。"上两案充分体现吴氏治未病思路。在临床实践中,我们亦须借鉴。切忌攻伐致驱邪而伤正,补益太过而病邪内生。

案4

甘氏,五十岁,凡两畔不同者,皆肝病也。此证气至丑寅则上升,暮卒

复。左脉沉弦，右脉浮弦，升降失司，痰饮斯聚。

　　姜半夏五钱　降香末三钱　旋覆花三钱　小枳实三钱　广陈皮三钱　杏仁泥三钱　苏子霜三钱　黄芩炭八分　生姜三片

【赏析】
　　本案肝病病机属于升降失司，痰饮内停。治疗：疏肝理气，化痰蠲饮。

六、肝痛

　　谢，四十四岁，辛巳三月二十四日，病起肝郁胁痛，痰中带血，病名肝着。医者不识络病因由，与络病治法，非见血投凉，即见血补阴，无怪乎愈治愈穷也。大凡血证之脉，左脉坚搏，治在下焦血分；右坚搏，治在上焦气分。兹左手脉浮取弦，沉取洪大而数，重按即芤，前曾痰有气味，现下痰挟瘀滞黑色，唇舌皓白，其为肝经络瘀挟痰饮，咳血无疑。势已惫极，勉与宣络止血，兼之两和肝胃，以逐痰定咳。

　　方此未服新绛纱三钱　旋覆花三钱　归须钱半　桃仁泥三钱　半夏三钱　广皮炭二钱　苏子霜一钱　降香末钱半　广郁金二钱

　　煮两茶杯，分四次服。二帖。

　　四月初三日　血家左手脉坚搏，治在下焦血分。此症先因肝络瘀滞，以致血不归经，日久不治，由阴经损及阳气，自汗溺变痿弱，阳虚也，左脉洪数而芤，阴伤也。如是阴阳两伤之极，而瘀滞仍然未净，通络则虚急，补虚又络滞，两难措手。不得已用新绛一方，缓通其络，其补药则用阴阳两摄法，聊尽人力而已。

　　从此服起辽参一钱　麦冬四钱，连心　海参二钱　五味子一钱　沙苑蒺藜三钱　茯神五钱　枸杞子三钱　龟板五钱　牡蛎六钱

　　初四日　病起于胁痛，瘀血致壅，久嗽成劳，至骨痿不能起床，仍有瘀滞不化之象，且痰有臭味，即系肝着成痈。前日脉虽芤大而涩，昨日大见瘀血后，今日则纯然芤矣，岂非瘀血之明征乎？若一味贪补，断难再起，兼之宣络，万一得苏，妄诞之诊，高明酌之。

新绛纱三钱　旋覆花二钱　归横须八分　半夏钱半　广皮炭一钱　桃仁泥三钱　丹皮炭五钱

此方《金匮》载在妇人虚劳门，有识者其悟之。上半日服此方完，下半日服前补方。

初五日　痰中臭味太甚，黑痰未净，是活络之方不能除；脉芤自汗甚，是补摄之方又不可缓。痰稀纯白，内有支饮，于补方中去牡蛎、海参，盐味之碍饮者。此症极虚极实，时人但知其虚而不知其实，所以日误一日，以至于此。治实碍虚，治虚碍实，焉望成功。一通一补，俱每日照前服法未改。

初七日　脉较前敛戢，于新绛方内半夏加钱半，作三钱，余仍旧，服法亦如之。

初八日　今日左尺脉独大，加封固肾气法，余有原案二方，每日间服如前。

人参一钱　炙龟板八钱　莲子五钱　炙甘草三钱　制五味一钱　杞子三钱，炒黑　沙蒺藜二钱　左牡蛎六钱　云茯苓五钱　麦冬三钱，连心　炒白芍三钱

初十日　于前方内加辽参五分作钱半，又加海参一条，淡苁蓉三钱，四帖，余悉如前。

十三日　仍照前服，每日间服一通一补方。

十七日　左脉空大未敛，精神较前虽好，犹宜收摄下焦，于前方内去龟板、五味子、白芍、海参、苁蓉，余如旧间服法。煮好去渣，再上火煎成二杯，分二次服。

同日　痰色犹不能清白，气味亦不净，仍须宣络。

新绛纱三钱　旋覆花二钱　半夏五钱，姜制　广皮炭钱半　郁金钱半　当归须一钱

上半日服，四帖。

二十一日　脉少敛，通补二方间服如前，四帖。

二十四日　痰浊未变，脉象少敛，午后微热不寐，饮食由渐而加，不可太过不及。

人参钱半　莲肉五钱，连心皮　炙甘草三钱　枸杞三钱，炒黑　沙蒺藜三钱　云茯苓五钱　左牡蛎五钱　麦冬三钱，连心　熟五味子一钱　炒枣仁三钱　海参二条，洗去砂　大淡菜三钱

午后服此。

又方：新绛纱二钱　旋覆花二钱　半夏三钱，姜制　广郁金二钱　归须一钱　桃仁泥二钱　广陈皮八分　香附二钱

煮两小茶杯，午前服。

初九日　复诊于补方去牡蛎、五味子，余仍二方间服如前。

十三日　痰已渐清，肝亦渐平，精神渐旺，拟去搜逐而补中，与外台茯苓饮意。（专用一方）。

云茯苓块六钱　人参二钱　香附三钱　生于术五钱　炙甘草二钱　半夏五钱　生薏仁五钱　小枳实二钱

【赏析】

肝痈为肝络病，易误诊误治。常有医者见出血证，便简单辨证为血热实证或阴虚血热证，误用清热药或滋阴药，以致病机延误。此案中谢氏左手脉浮取弦，沉取洪大而数，重按即芤，乃肝郁不解，痰气与瘀血互结，阻滞全身气机，日久出血不止，阴阳互损，致阴阳两虚证。身体因失治日久，正气亏虚，邪气亢盛，虽治在下焦血分，然患者常因胃气虚损，不耐攻伐；又因虚不受补，进补则可能加重病情，须用和法，疏解肝络与和胃进补同时进行，以期恢复机体正气，从缓而治。疏解肝络，调和肝胃，常用药物有：新绛纱、旋覆花、归须、半夏、广皮炭、桃仁泥、丹皮炭等。补益机体正气，在此案中初用：辽参、麦冬、海参、五味子、沙苑蒺藜、茯神、枸杞子、龟板、牡蛎。此多为药性温和之品。盖患者胃气亏虚，若用大寒大热之品，恐伤胃气。后胃气渐复，改方：人参、莲肉、炙甘草、枸杞、沙蒺藜、云茯苓、牡蛎、麦冬、熟五味子、炒枣仁海参、大淡菜。因患者胃气渐复，已能受补，又兼肝郁已解，此时病机关键已转变为脾胃虚弱，痰湿困阻，故加用健脾益气利湿之品，以期复脾之健运。其后患者正气渐盛，邪气减去，病情

自然缓解，病人转安。

此案之经典首在明辨血证的病因病机，误辨病因，可致病情反而加重。其次在辨明病位，须辨明出血之位置。最经典之处在虚实夹杂证中，本虚证该如何进补、何时进补，驱邪与扶正如何安排先后主次。

七、癫狂

案1

陀，五十九岁，病由情志而伤，中年下焦精气不固，上年露痱中之萌，近因情志重伤，又在相火主令，君火司天，君火客气，内与本身君火相火相应，以致肝风鸱张，初起如狂。医者仍然攻风劫痰，大用辛温刚燥，复以苦寒直下，是助贼为虐也。现在左脉实大坚牢，大非吉兆，勉以紫雪定瘛疭肢厥，而泄有余之客热，再以定风珠济不足之真阴，而息内风之震动。如果病有回机，神色稍清，再拟后法。

紫雪丹二两，每服二钱，二时许一服，以神清为度。牙关紧闭用乌梅蘸醋擦牙根，其牙即开　　大生地一两　　生白芍一两　　生鳖甲一两　　炙甘草六钱　　真阿胶四钱　　麻仁四钱　　麦冬八钱，连心　　左牡蛎八钱　　蚌水半酒杯，冷开水冲入　　鸡子黄二枚，药煮成去渣和入上火三沸

煮成三碗，渣再煮两碗，共四碗，四刻服半碗。尽剂再作服。

二十日　　左脉仍然牢固，较昨日诸症俱减，舌苔黄黑，尺肤热，阳明络现。昨谓不止本身虚热，且有客气加临，非虚语也，汤药仍照前方，再以清营汤，化牛黄紫雪辈，二时一次。

连翘三钱，连心　　玄参心五钱　　麦冬五钱，连心　　莲子心钱半　　鲜竹叶三钱，卷心　　服牛黄丸紫雪丹，即以此汤化服。

二十一日　　瘛疭肢厥虽止，其狂如故，会厌不利，脉仍牢固数大。按：阳盛并于上则狂，的系阳火有余，非极苦之药，直折其上盛之威，其势未必得减。况小肠火腑，非苦不降，痰亦因之而降，其会厌庶可得利矣。

洋芦荟三钱　真雅连三钱　龙胆草三钱　生白芍六钱　知母六钱　细生地六钱　丹皮八钱　麦冬八钱　玄参五钱　犀角八钱，先煎代水

头煎三碗，今日服，二煎两碗，明早服。二帖半。

二十四日　脉气大减，但阳升阴络，机不灵，拟兼清会厌胆络之热。

羚羊角三钱　龙胆草钱半　知母三钱　钩藤二钱　连翘钱半　桑叶钱半　洋芦荟钱半　大生地三钱　麦冬三钱，连心

米醋三杯，每药一茶杯，冲入半酒杯，今晚一帖，明早一贴。

二十五日　于前方内加：石膏二两。

二十六日　稍进糜粥，觉勇力培常，舌红黑，脉亦较昨日实大，犹为阳火有余。

芦荟四钱　龙胆草三钱　雅连四钱　犀角六钱　丹皮五钱　细生地四钱　麦冬五钱　知母五钱

米醋每一杯药和入半杯冲，浓煎三杯，分三次服，渣再煮二杯，明早服。

二十七日　于前方内加：铁落一两代水。

初二日　诸症与脉俱减，然未以净，苦药犹不能除也，颊肿系客气，拟加辛凉。

芦荟三钱　龙胆草三钱　真犀角五钱　丹皮五钱　麦冬六钱，连心　雅连三钱　知母三钱　羚羊角三钱　连翘三钱　钩藤三钱　银花三钱　铁落水煎

头煎三杯，二煎三杯，六次服，明日午令尽，间服牛黄紫雪辈，日三次。

初三日于前方内加：生地八钱。

【赏析】

《素问·至真要大论》云："诸躁狂越，皆属于火"；《灵枢·癫狂》又云"得之忧饥"、"大怒"、"有所大喜"等。《素问·脉解》亦云："阳尽在上，而阴气从下，下虚上实，故狂癫疾也。"即火邪扰心，阴阳失调致此病发。本案癫狂乃情志重伤，又相火主令，肝失疏泄，肝胆木火，郁火上升，冲心犯脑而发病。而医者误诊为痰气郁而化火，大用辛温刚燥之

品，动风劫痰，是以郁火更甚扰心致病。故吴鞠通断据此断为"癫狂重症"。治以先清热开窍泄有余之客热，再熄内风之震动。方用紫雪丹加大定风珠加减。方中紫雪丹选用诸芳香秽浊之品，开窍醒神，配伍朱砂、磁石等重镇安神，清心解毒；更以芒硝、硝石泄热散结，诸药调和共奏清热解毒，开窍醒神之效。大定风珠方中选用血肉有情之品，鸡子黄味甘入脾，镇定中焦，滋阴潜阳，养血熄风，上通心气，下达肾气。阿胶亦为血肉有情之品，为滋阴补血之要药。鸡子黄与阿胶配伍能"预熄内风之震动也"。白芍、甘草，酸甘化阴，养阴柔肝。生地黄养阴生津，火麻仁质润多脂，养阴润燥。麦冬养阴润肺。诸药合用，使真阴复，浮阳潜，则虚风自熄。

二十日二诊：因症可见邪热传营血，营阴受损故见尺肤热，热与血结致瘀，故舌苔黄黑。在前方基础上予清营汤加减合牛黄紫雪，共奏清营解毒，开窍透热养阴之功。

二十一日三诊：因其狂如故，乃热毒实火更甚，上扰心神所致，故在清营汤基础上重用咸寒疾苦之品。犀角清心凉血解毒，玄参咸寒，滋阴清热解毒。配伍龙胆草大苦大寒，上泻肝胆实火，下清下焦湿热。苦寒质润之母芦荟，助泄湿热并滋阴生津。丹皮清热凉血，活血散瘀。

二十四日四诊：脉气大减，故热邪消减，苦寒之品量减，加桑叶清透肺热而润肺。连翘辛寒质轻，清透膈上浮游之热。钩藤苦微寒，清热平肝熄风。

二十五日五诊：加辛甘大寒之石膏清泄阳明气分实热，清热除烦，使热清而津不伤。

二十六日六诊：病情反复，阳火有余，脉亦大，复用辛苦大寒之品清热解毒凉血散瘀为主。

二十七日七诊：加铁落镇心宁神为主。

八诊：诸症虽减，然未以净，加银花、连翘辛凉透表，清热解毒，透散其表。

九诊：复加生地黄清营凉血滋阴方可。

案2

齐，四十二岁，己巳二月初二日，脉弦数而劲，初因肝郁，久升无降，以致阳并于上则狂。心体之虚，以用胜而更虚，心用之强，因体虚而更强。间日举发，气伏最深，已难调治。况现在卯中乙木盛时，今岁又系风木司天，有木火相煽之象，勉与补心体泻心用两法。

洋参三钱　大生地一两　莲子心一钱　黄柏三钱　白芍六钱　丹皮四钱　麦冬六钱，连心　生龟板一两　丹参三钱　真山连三钱

外用　紫雪丹六钱，每次一钱，与此方间服。

初六日　操持太过，致伤心气之狂疾，前用补心体，泻心用，摄心神，已见大效，脉势亦减，经谓脉小则病退是也。

洋参三钱　白芍六钱　丹皮五钱　真山连二钱　生龟板一两　黄柏炭二钱　麦冬三钱　女贞子四钱　莲子五钱　龙胆草二钱　米醋一酒杯冲　铁落水煎

【赏析】

《灵枢·癫狂》云："癫狂始生，先不乐，头重痛，视举目赤，甚作极，已而烦心"；《河间六书·狂越》认为："心火旺，肾水衰，乃失志而狂越。"此案初起因情志不遂肝郁，升降失常，致阳并与上而狂。心气虚，心神不安，久则火盛伤阴，故治以先补心体泻心用为主。先重用生地上养心血，下滋肾水，并可清泄虚火；血肉有情之品龟板擅补精血又可潜阳；西洋参益心气，安心神；丹参、丹皮活血补血又祛瘀。黄连、黄柏、莲子心清心泻火；白芍、麦冬养阴生津。另紫雪丹中寒水石、石膏、硝石以泻诸经之火而兼利水为君；磁石、玄参以滋肾水而兼补阴为臣；犀角、羚羊角以清心宁肝，升麻、甘草解毒，沉香、木香、丁香温胃调气，麝香通窍透骨，丹砂镇惊安魂，泻心肝为佐使。清·何廉臣《重订通俗伤寒论》云："芳香化秽浊而利窍，咸寒保肾水而安心体，苦寒通火腑而泻心用"，此为是也。复诊：因前者补心体泻心用疗法已见大效，脉势亦减，心气仍伤，重加大苦大寒龙胆草、女贞子之品清热解毒，生铁落重镇安神为主，已然见效。

案3

某，二十七日，左脉弦劲，经谓单弦饮癖，前五日因观戏后，病恶梦，病狂肢厥，经谓阳并于上则狂，两阴交尽之厥。《灵枢》有淫发梦一卷，大意以五脏偏胜，非因梦而后病也。前人诸般怪症，皆属于痰之诊。虽不尽然，但此症现下咳嗽块痰，左脉单弦，应作痰治。

半夏五钱　丹皮三钱　石菖蒲二钱　天竺黄二钱　茯苓块五钱　白附子二钱

先服陈李济牛黄清心丸一二丸，温开水调服。

二十八日　狂而厥，左脉单弦，咳嗽痰块，昨议应作痰治。今日左脉渐有和平之象，证于外者亦效，但形貌怯弱，色白而嫩，脉亦不壮，此症之痰，究因惊起，凡神气壮者不惊，况惊后恶梦发后大汗，其为阳虚神怯显然。此症将来必大补而后收功，现在不得以攻痰见效，而忘其虚怯，与化痰之中，微加益气。

半夏五钱　茯苓块五钱　秋小麦八钱　石菖蒲一钱　麦冬五钱，连心　大枣二枚

二十九日　体虚有痰之症不能纯治一边，今日脉微滑数，于昨日法中，少加逐痰。

半夏五钱　白附子二钱　秋小麦一合　陈胆星一钱　石菖蒲钱半　茯神块五钱　麦冬三钱，连心

先服牛黄清心丸半丸。

初一日　昨日稍加逐痰，痰出如许，大势安静，但多怒耳，右脉仍滑，痰未净也。

半夏六钱　秋小麦八钱　白附子二钱　石菖蒲一钱　旋覆花三钱　茯神块三钱　代赭石五钱，煅飞　炙甘草一钱

其后痰去，以大补心脾而安。

【赏析】

此案前人诸般怪病，因观戏后病狂肢厥症见咳嗽块痰，而《丹溪心法·癫狂》有云："癫属阴，狂属阳，……大率多因痰结于心胸间"，故诊

为痰治。方中半夏燥湿化痰；菖蒲豁痰利窍，开通心气；天竺黄甘寒清热豁痰，凉心定惊；茯苓健脾利湿，湿去则痰消；白附子燥湿化痰，祛风止痉。配以牛黄清心丸，有清热醒神开窍安神之功。

二十八日复诊，症状有缓解，仍狂而厥，咳嗽痰块，故继续攻痰为主，以半夏燥湿化痰；石菖蒲豁痰利窍；麦冬甘寒清润，养阴生津，滋液润燥，兼清虚热；茯苓健脾利湿；因恶梦后大汗出，故加秋小麦补心除烦敛汗，茯神、大枣块养心安神等。因先治痰而后与补虚。故二十九日复诊亦治痰为主，配伍陈胆星、白附子燥湿化痰，又祛风。先服牛黄清心丸取其清热解毒，开窍安神之功。初一复诊，痰出如许，但多怒耳，故加大茯神块，代赭石重镇安神。

案4

鲍，三十二岁，十月初二日，大狂七年，先因功名不遂而病，本京先医市医儒医，已历不少，既徽州医、杭州医、苏州医、湖北医。所阅之医，不下数百矣，大概补虚者多，攻实者少。间有已时，不旋踵而发。余初诊时，见其蓬首垢面，下体俱赤，衣不遮身，随作随毁，门窗分碎，随钉随拆，镣铐手足，外有铁索数根，锢锁于大石盘上，言语之乱，形体之羸，更不待言。细询其情，每日非见妇人不可，妇人不愿见，彼尽闹不可，叫号声嘶，衰鸣令人不可闻，只得令伊姬妾强侍之，然后少安，次日仍然，无一日之空。诊其脉六脉弦长而劲，余曰：此实症，非虚症也。于是用极苦以泻心胆二经之火，泻心者必泻小肠，病在脏，治其腑也，但无出路，亦必泻小肠，病在脏，治其腑也，但无出路，亦必泻小肠也。

龙胆草三钱　胡黄连三钱　天门冬三钱　细生地三钱　丹皮三钱　大麦冬三钱，连心

服二帖而大效，妄语少而举动安静，初三日见其效也。以为久病体虚，恐过刚则折，用病减者减其制例，于原方减苦药，加补阴之甘润。初五日，病家来告云，昨服政方二帖，病势大重，较前之叫哮妄语，加数倍之多，无

一刻静，此症想不能治，谅其必死，先生可不诊矣。余曰：不然，初用重剂而大效，继用轻剂加补阴而大重，吾知进退矣。复诊其脉，弦长而数，于是重用苦药。

龙胆草六钱　洋芦荟六钱　天冬五钱　麦冬五钱，连心　胡黄连五钱　秋石二钱　乌梅肉五钱

一气六帖，一日较一日大效，至十一日大为明白，于是将其得病之由，因伊念头之差，其念头之差，因未识文章至高之境，即欲至高，尚有命在，非人力所能为，何怒之有。人生以体亲心为孝，痛乎责之，俯首无辞，以后渐去苦药加补阴，半月而后，去刑具，着衣冠，同跪拜，神识与好人无异。服专翕大生膏一料而大壮，下科竟中矣。

【赏析】

此案病狂者久病，发作时猖狂刚燥故为实证，气郁化火，炼液为痰，上蒙神窍，心神错乱致病，故医者用极苦泻心胆二经之火，病在脏治其腑，以大苦大寒龙胆草上泻肝胆实火，下清下焦湿热为君；配大苦胡黄连入血分而清虚热；丹皮亦入血分，清热凉血，活血散瘀。天门冬养阴清热，润肺滋肾；麦冬养心生津，润肺清心；生地黄甘苦微寒，滋阴清热，凉血补血。大苦大寒配伍滋阴之品，既泻热对症又防伤阴。因久病体虚，复诊加补阴药而重镇剂轻，病情反复，复重苦药而后再补阴，则病渐愈。

本案貌似虚证，实际上为实证。故治疗重用苦药，清热泻火，待症状明显缓解，再渐去苦药加补阴，最后予专翕大生膏一料而收效。

案5

章氏，四十二岁，先是二月间病，神识恍惚，误服肉桂、熟地等补药，因而大狂，余于三月间用极苦以折其上盛之威，间服芳香开心包，治三十日而愈。但脉仍洪数，余嘱其戒酒肉，服专翕大生膏，补阴配阳，彼不惟不服丸药，至午节大开酒肉，于是狂不可当，足臭至邻，不时脱净衣裤，上大

街，一二男子不能搏之使回。五月十四日，又延余视，余再用前法随效，二三日仍然如故，盖少阳相火极，挟制君主行令，药随暂开其闭，暂折其威，相火一动，而仍然如故。延至六月十六日，午刻复自撕其裤，人不防而出大门矣。余坐视不忍，复自渐无术以已其病，因谓其胞弟曰：此症非打之极痛，令其自着衣裤也不可。盖羞恶之心，亦统于仁，能仁则不忍，忍则不仁，不仁之至，羞恶全丧，打之极痛，则不能忍，不忍而仁心复，仁心复而羞恶之心亦复矣，此古圣王扑作教刑之义也。伊弟见其乃姊如是景况，羞而成怒，以保父母体面为义，于是以小竹板责其腿，令着裤，彼知痛而后自作衣着衣稍明。次月十七日立秋，余以大剂苦药，一帖而全愈，盖打之功，与天时秋金之气，药之力，相须而成功也，后以专翁大生膏而收全功。

【赏析】

本案与上案类似，亦以大剂苦寒之品清热泻火，再与专翁大生膏则病渐愈。

八、虚劳

案1

伊，劳伤急怒，吐血二者，皆治在肝络，医者不识，见血投凉，以致胃口为苦寒所伤残，脾阳肾阳，亦为苦寒滑润，伐其生发健运之常，此腹痛晨泄不食，脉沉弦细之所由来也。按三焦俱损，先建中焦，补土可以生金，肾关之虚，亦可仰赖于胃关矣。

莲子五钱，去心　芡实三钱　白扁豆钱半　冰糖三钱　茯苓块三钱　广皮炭一钱　人参一钱

缓缓多服为宜。

【赏析】

本案劳伤急怒，吐血，属于脾胃亏虚，治疗先建中焦。

案2

陈，二十三岁，左脉搏大，下焦肝肾吐血，上焦咳嗽，中焦不食，谓之三焦俱损，例在不治，勉拟三焦俱损，先建中焦法。

桑叶二钱　白扁豆三钱　茯苓块一钱　莲子三钱　芡实三钱　冰糖三钱　桂枝二钱　焦白芍钱半　沙参三钱　胡桃肉三钱

服四帖后能食。

【赏析】

本案三焦俱损，先建中焦。

小　结

以上两案都是虚劳，反映了吴鞠通治疗虚劳的核心思想是上下交病，当治其中。虚劳之症见三焦俱损，其病皆重，治从何处？脾属土，主运化，统血，升清，输布水谷精微，胃主受纳，人体各脏腑组织器官皆依赖脾胃所化生的水谷精微以濡养，脾胃为"后天之本"，"气血生化之源"。三焦俱病虚损，治当以中焦脾胃为先，使脏腑得补有源，然两例同为建中焦，前者以脾肾阳虚，生发健运失常为主，故以茯苓、白扁豆、广皮炭、莲子、芡实健脾止泻，莲子、芡实兼益肾固精之功，脉沉候气虚，故用人参大补元气，补脾益肺，益气生血、摄血，综观全方，用药精当，切中病机，中焦为主，实乃三焦并治；后者脾气虚弱，运化失常，土不生金，影响及肺，肺气不足故见咳嗽；肝肾阴虚，肝火上炎，脾气亏虚，统摄失职，故见吐血；脾胃运化失司，故见不食。治疗上仍以中焦脾胃为主，加沙参养阴清肺、益胃生津；加白芍养血平肝、胡桃肉补肺肾止咳平喘，桑叶清火凉血止血，清肺止咳，又桂枝配白芍以调营卫、和气血，本例虚损更重，故加强调补之力，虽"例在不治"，然施治得当，功效卓著，医者德艺令人敬佩。

内伤病其来也渐，且脏腑之气血已衰，必待脏腑精气充足，人体正气才能逐渐恢复，正如《素问·标本病传论》有"治主以缓，治客以急"，以此足见"缓缓多服为宜"之句虽简，但道出虚劳病治疗上的标本缓急之策。

两案反映了吴鞠通治虚劳首重中焦脾胃的学术思想，他创建三焦辨证理论不仅指导温热病施治，同时应用于虚劳的诊治中，丰富和发扬了中医学内伤杂病的辨证体系，也为后学者如何临证及继承创新带来启发。

案3

陈氏，三十二岁，甲子四月初五日，脉弦细失音，谓之金碎不鸣，暮热不食，食则呕，亦系俱损为难治。

胡桃肉三钱　甜杏仁三钱　冰糖三钱　白扁豆五钱　茯苓块二钱　桑叶二钱　洋参二钱　沙参三钱　柏子霜三钱

另含鲍鱼片，洋参片。

【赏析】

失音，辨证为金碎不鸣，与补肺益气滋阴。

案4

施，二十岁，形寒而六脉弦细，时而身热，先天不足，与诸虚不足之小建中法。

芍药六钱　生姜四钱　大枣四枚，去核　桂枝四钱　炙甘草三钱　胶糖一两，去渣化入

前方服过六十剂，诸皆见效，阳虽转而虚未复，于前方内减姜桂之半，加柔兼药与护阴。

大生地五钱　五味子二钱　麦冬四钱，连心

【赏析】

诸虚不足，治疗予小建中法。

案5

姚，三十岁，乙酉五月初五日，六脉弦细而紧，劳伤吐血，诸虚不足，小建中汤主之。小建中汤加茯神四钱。

共服二十一帖全愈。

【赏析】

劳伤吐血，辨证属于虚证，治疗与小建中汤主之，并守方治疗。

小　结

以上二个病案症状虽然不一样，但是诊断都是虚劳。

《伤寒明理论》："脾者，土也，应中央，处四脏之中，为中州，治中焦，生育荣卫，通行津液。一有不调，则荣卫失所育，津液失所行，必以此汤温建中脏，是以建中名焉。"六脉弦细表明阴血亏耗、阳气不充，营卫不和则虚劳发热，中焦虚寒，脾不统血故见吐血，两者证虽不同，但病因统一，均以中焦虚寒为主，故均用温中补虚为法，温建中阳而和阴。

方中饴糖甘温质润入脾，益脾气、养脾阴、温中焦，芍药养阴，桂枝温阳而祛虚寒，炙甘草甘温益气，既助饴糖、桂枝辛甘养阳，益气温中，又合芍药酸甘化阴，柔肝益脾和营。生姜温胃，大枣补脾，合用以升腾中焦生发之气而调营卫。吴鞠通用该方灵活化裁，据病证变化或加或减，中阳转盛，营阴未复时则减姜桂用量，加生地、麦冬、五味子以益营阴；中焦虚寒摄统不足，吐血为主，则加茯神加强健脾之力，茯神兼具宁心安神，取心生血、行血之意，实为辨证论治、整体恒动之妙哉！

小建中汤现代多用于十二指肠溃疡、慢性肝炎、神经衰弱、再生障碍性贫血、功能性发热等病的治疗，都取得了较好的临床疗效。

案6

李，二十四岁，乙酉五月初三日，每日五更，胃痛欲饮，得食少安，胃痛则背冷如冰，六脉弦细，阳微，是太阳之阳虚，累及阳明之阳虚，阳明之阳虚现症，则太阳之阳更觉其虚。此等阳虚，只宜通补，不宜守补。

半夏六钱　广皮四钱　川椒炭五钱　干姜四钱　桂枝八钱

十四日　背寒减，腹痛下移，减桂枝，加吴萸、良姜。

【赏析】

此症为太阳之阳虚，久则累及阳明之阳虚，气血生化乏源致太阳之阳则更虚，故重用桂枝，桂枝辛温，入膀胱经，功善通阳化气散寒，以干姜、川椒炭温胃散寒，助桂枝温阳之功，半夏、广皮理气和胃，诸药合用疗效显著。此例意为与建中汤之鉴别，建中汤用桂枝、甘草、大枣、生姜、饴糖，温中补虚，和里缓急，辨证要点以腹中挛痛，时痛时止，喜温按揉，或虚劳心中悸动，虚烦不宁，或虚劳发热，四肢酸楚，咽干口燥。胃痛甚、背冷如冰，通过痛甚、背冷辨得病位其本在太阳经，不可误为阳明经而用小建中汤矣！

案7

傅，十八岁，乙酉五月十三日，六脉弦细而紧，吐血遗精，阳气不摄，胃口不开，法当与建中复其阳。奈系酒客，中焦湿热壅聚，不可与甘，改用辛淡微甘以和胃，胃旺得食，而后诸症可复也。

半夏五钱　白芍五钱　姜汁每杯点三小茶匙　广皮炭三钱　桂枝木三钱　生苡仁五钱　云苓块五钱　麦冬三钱,连心　炒神曲五钱

七帖。

二十二日 业已见效，胃开得食，脉尚弦紧，多服为宜。

【赏析】

本案为三焦俱损，先建中焦法，但病者为酒客，素食肥甘厚味，损伤脾胃，纳运无力，食滞内停，痰湿阻中，气机被阻，虚中夹实，病机错综复杂，如再入饴糖、大枣之甘则助湿生热，中焦湿热壅滞更甚，病必加重。此宜用辛淡之剂，药选桂枝、姜汁，辛能散能行，有化湿开窍之功；药选薏苡仁、云苓，淡能渗能利，有渗湿利水作用；选用麦冬，为顾护胃阴，兼有"治未病"之意。

案8

沈，十五岁，乙酉年五月十五日，幼孩脉双弦而细紧，瘰疬结核，胃阳不开，色白食少，且呕，形体羸瘦，与通补胃阳。

半夏四钱　云苓块四钱　炒广皮二钱　白扁豆四钱　生姜三钱

六月十二日 前药已服十二帖，呕止胃开，腹微胀，脉有回阳之气。于前方加厚朴、杉皮消胀。胀消后，按服前方化核，于前方内去生姜、广皮，加香附、土贝母、忍冬藤、青橘叶、海藻，以化瘰疬痰核。

【赏析】

瘰疬结核，辨证属于胃阳虚滞，治疗通补胃阳，兼行气散结。本案精髓在于通与补相结合。

案9

钱，二十七岁，乙酉五月二十八日，六脉弦紧，胃痛，久痛在络，当与和络。

公丁香八分　小茴香炭二钱　生姜二钱　归须二钱　桂枝尖三钱　降香末三钱　乌药二钱　良姜一钱　半夏三钱

此方服七帖后痛止，以二十帖神曲为丸，服过一料。

八月十九日　六脉弦细而紧，脏气之沉寒可知，食难用饱，稍饱则膜胀，食何物则嗳何气，间有胃痛时，皆腑阳之衰也。阳虚损症，与通补脏腑之阳法，大抵劳阳者十之八九，劳阴者十之二三，不然经何云劳者温之。世人佥以六味八味治虚损，人命其何堪哉，暂戒猪肉介属。

半夏六钱　川椒炭三钱　白蔻仁三钱　益智仁四钱　小枳实二钱　良姜三钱　茯苓块三钱　生姜五钱　丁香二钱　广陈皮五钱

经谓必先岁气，毋伐天和，今年阳明燥金，太乙天符，故用药如上，他年温热宜减。

二十四日　前方已服五帖，脉之紧无胃气者和，痛楚已止，颇能加餐，神气亦旺，照前　方减川椒一钱，丁香一钱，再服七帖，可定丸方。

三十日　前因脉中之阳气已回，颇有活泼之神，恐刚燥太过，减去川椒、丁香各一钱。

今日诊脉，虽不似初诊之脉紧，亦不是念四日之脉和肢凉，阳微不及四末之故。与前方内加桂枝五钱，再服七帖。丸方：诸症向安，惟六脉尚弦，与通补脾胃两阳。

茯苓块八两　小枳实二两　生苡仁八两　白蔻仁一两　半夏八两　于术四两　广陈皮四两　人参二两　益智仁四两

共为细末，神曲八两，煎汤法丸，梧子大，每服三二钱，再服三服，自行斟酌。

备用方：阳虚之体质，如冬日畏寒，四肢冷，有阳微不及四末之象，服此方五七帖，以充阳气。

白芍六钱　生姜五钱　炙甘草三钱　桂枝四钱　大枣三枚，去核　胶糖一两，化冲
煮两杯，分二次服。

此方亦可加绵黄芪、人参、茯苓、白术、广橘皮。

【赏析】
温通法是以辛温或辛热药为主，配合其他药物，借能动能通之力，以收通则不痛之效的方法。胃痛，久痛在络，当与和络，这是本案的精髓。

案10

谭，四十七岁，乙酉八月二十八日，病后六脉弦细而紧，绝少阳和之气，形体羸瘦，幸喜胃旺，可以守补，与形不足者，补之以气法。

白芍六钱　云茯苓块四钱　生姜三钱　桂枝四钱　人参三钱　大枣二枚，去核　炙甘草三钱　桂圆肉三钱　炙黄芪四钱　胶糖一两

【赏析】

本案患者病后虚损，形体羸瘦，六脉弦细而紧可知阴血亏耗，阳气不充，《素问·阴阳应象大论》："形不足者补之以味"，处方用药师法张仲景黄芪建中汤，温中补气，和里缓急，加人参、云苓益气健脾，桂圆温阳化气。

案11

陈，十九岁，脉虚数，头目眩冒，暮有微热，饮食减少，面似桃花，身如柳叶。

炙甘草六钱　大麦冬五钱，连心　生牡蛎五钱　干地黄六钱　阿胶三钱　生鳖甲八钱　生白芍六钱　麻仁三钱

服二十帖红退晕止，食进，后用专翁大生膏四斤收功。

【赏析】

《素问·调经论》云："阳虚则外寒，阴虚则内热"，故本案患者头晕目眩，暮有微热，面似桃花，形体羸弱，多为温热病后期，邪热久羁，阴血亏耗，血脉不足以滋养，形体失于充养。故吴鞠通选用加减复脉汤，方中麦冬、地黄、阿胶、麻仁同为益血复脉通心之剂，而干地黄既养血滋阴又温燥劫阴，白芍酸寒敛阴柔肝与甘草相伍有酸甘化阴之功。鳖甲、牡蛎滋阴潜阳，诸药相配，寓酸敛于滋润之中，寓潜阳于补益之中也。

案12

李，四十岁，面赤舌绛，脉虚弦而数，闻妇声则遗，令其移居大庙深处。

三甲复脉汤：炙甘草　麻仁　生牡蛎　生白芍　阿胶　生鳖甲　干地黄　麦冬连心　生龟板

服四十帖，由渐而效，后以天根月窟膏一整料二十四斤收功。

【赏析】

本案患者面赤舌绛，脉虚弦而数，闻妇声则遗，次为热羁留下焦，阴液大亏，津少而见舌红绛。真阴亏损，阳气无依，故心中澹澹大动，脉细促，故吴鞠通选三甲复脉汤滋阴复脉，潜阳熄风。方中"三甲"（牡蛎、龟板、鳖甲）坚阴潜阳，炙甘草、麻仁、牡蛎、白芍、麦冬养阴润肺加强养阴之效，寓复脉汤敛阴之功也。诸药合用使真阴复，浮阳潜则虚风自熄也。

案13

宗，二十五岁，粉红色，虚数脉，头时晕，身微热，心悸气短不寐，食少，与补心肾之阴。

洋参　丹皮　莲子连心　麦冬连心朱拌　丹参　地黄　五味子　云苓块　炒枣仁　冰糖

服五帖渐安，后以专翕大生，朱砂为衣，一料收功。

【赏析】

本案中患者头时晕，身微热，心悸气短不寐等，多为忧思过度，心肾阴血亏耗，心失所养，虚火上炎所致神志不安之证。故吴鞠通选用天王补心丹加减，方中生地，能上养心血，下滋肾水，使心神不为虚火所扰。麦冬、莲子滋阴清热生津养液，丹参活血行瘀，人参、茯苓相配宁心益智，枣仁长于补血润燥，养血安神。诸药合用共奏补心肾阴血，滋阴清热之功。

九、吐血

案1

王，脉弦如刃，吐血后左胁微痛，喉中如有物阻。治在肝络，使血不瘀，则吐可止，止后当与补阴。

新绛纱三钱　归须二钱　元胡索二钱　旋覆花三钱　炒桃仁三钱　降香末三钱　丹皮三钱　苏子霜二钱　郁金二钱

又　如刃之脉，已渐平减，但虚数如故。

新绛纱三钱　制香附钱半　焦白芍三钱　旋覆花三钱　丹皮五钱，炒　细生地三钱　降香末三钱　归须二钱　广郁金二钱

又　肝为刚脏，劲气初平，未便腻补，取松灵之解肝络者宜之。

辽沙参三钱　细生地三钱　丹皮五钱，炒　桑叶钱半　焦白芍六钱　整石斛三钱　白蒺藜三钱　麦冬五钱，连心　生甘草一钱　广郁金二钱　归须钱半

又　昨日仍有瘀血吐出，今尚未可呆补。

沙参三钱　细生地三钱　沙苑蒺藜二钱　桑叶钱半　丹皮五钱　茶菊花二钱　麦冬五钱，连心　焦白芍三钱　钗石斛五钱　当归钱半　生甘草一钱　羚角片二钱

外另服新绛三钱。

【赏析】

脉弦如刃，吐血后左胁微痛，辨证属于肝络受损，故治疗要围绕治肝，吴鞠通说"治在肝络，使血不瘀，则吐可止，止后当与补阴"。

案2

寿，二十岁，乙酉十一月十二日　怒伤吐血，两胁俱痛，六脉弦紧，误补难愈。凡怒伤肝郁，必有瘀血，故症现胁痛，一以活肝络为主，俟瘀血去净，而后可以补虚。

新绛纱三钱　桃仁三钱　丹皮炭三钱　归须三钱　降香末三钱　苏子霜二

钱　旋覆花三钱　广郁金二钱

煮三杯，分三次服。四帖。

二十二日　复诊脉之弦紧虽减，而未和缓，胁痛虽大减，而未净除，与原方去桃仁，加细生地五钱。

四帖。

十二月初五日　六脉弦细而紧，《金匮》谓脉双弦者寒也，弦则为减，男子失精亡血，小建中汤主之。怒伤吐血愈后，以小建中复阳生阴。

焦白芍六钱　生姜三钱　桂枝三钱　大枣二枚　炙甘草三钱　胶饴一两，后化入

初九日　加丹皮三钱、麦冬三钱。

服八帖。

十八日　诸症全愈，胃口大开，虚未全复，于原方加麦冬二钱，使分布津液于十二经脏，则虚从饮食中复矣。

【赏析】

怒伤吐血，两胁俱痛，辨证属于气滞血瘀，故治疗"以活肝络为主，俟瘀血去净，而后可以补虚"。

案3

金，三十日，肝郁胁痛吐血，病名肝着，且有妊娠，一以宣肝络为要，与新绛旋覆花汤法，切戒恼怒介属。

新绛纱三钱　旋覆花三钱包　丹皮五钱　降香末三钱　归须三钱　桃仁二钱　香附三钱　广郁金二钱　苏子霜二钱

以胁痛止为度。

【赏析】

肝着胁痛吐血，辨证属于肝郁，治疗宣通肝络。

案4

伊，二十四岁，癸酉七月二十五日　六脉弦数，两关独浮，左更甚，右胁痛，胸中痞塞，肝郁吐血，先理肝络。

新绛纱三钱　广郁金二钱　旋覆花二钱　归须二钱　降香末二钱　丹皮三钱，炒　苏子霜三钱

三帖。

【赏析】

本案胁痛，胸中痞塞，肝郁吐血，予以理肝络、治下焦血分。

<h2 style="text-align:center">小　　结</h2>

以上4个医案都是吐血。《血证论》中云"吐血是血溢胃肠间，随气上逆"所致。本病有虚实之分，实证多因肝郁胃热所致，虚证多由脾虚失摄而成。王某案、伊某案、寿某案、金某案中均有胁痛，且王某、伊某、寿某之病均为弦脉，此乃肝郁血瘀之征象，肝经气郁血滞，气血逆乱，而致吐血。吴鞠通在《医医病书》中云："肝郁则血瘀，血瘀则失其常行之路，非吐血、咳血，即溺血矣。如不吐、不溺，其胁必痛，皆宜活肝络为要。"提出了肝气郁结引起的血行瘀滞，从而造成吐血、咳血或溺血的病理机制。从以上医案中可见吴鞠通十分重视疏肝络，王某案中"治在肝络，使血不瘀，则吐可止"、伊某案中"肝郁吐血，先理肝络"、寿某案中"凡怒伤肝郁，必有瘀血，故症现胁痛，一以活肝络为主，俟瘀血去净"、金某案中"一以宣肝络为要，与新绛旋覆花汤法，切戒恼怒介属"。肝气郁滞，肝失舒畅条达，致肝气犯胃，即肝木克脾土，而致胃失和绛，胃气上逆，损伤胃络，血溢脉外而致吐血。肝郁血瘀吐血，首当疏肝理气活血。故吴氏见肝郁血瘀证型之吐血多予以新绛旋覆花汤加减。王某案、伊某案、寿某案、金某案均以新绛旋覆花汤为基础方，随证加减。方中新绛纱、郁金、降香、桃仁、归须、丹皮均为

活肝络之品。肝气得以疏畅条达，气行则血行，使血不瘀则吐血可停止。吴氏的医案中气分药的使用也很巧妙，充分体现了其在《温病条辨·治血论》中的思想："故善治血者，不求之有形之血，而求之无形之气。"另外，其还指出"血滞者调其气而血自通，血外溢者，降其气而血自下"。气属于阳，血属于阴。《难经·二十二难》说："气主煦之，血主濡之。"气和血之间有着密切的关系，"气为血之帅"、"血为气之母"，气能生血、气能行血、气能摄血，故吴氏治疗上十分重视通过调气来治血。因血为阴，吐血后多伤阴，吴氏治吐血疏肝的同时后期则以补阴居多。王某案中"喉中如有物阻"，乃吐血后耗津伤血，津液不足，咽喉失于津液滋润，故干涩似喉中有异物。吴氏运用养阴之品补之，然补阴血需辨证施补，不可一味腻补、呆补。在复诊二、三中，其详细给予了解释。肝脏为刚脏，喜条达舒畅，恶抑郁，劲气初平时，不宜采用滋腻之品补之，以防滋腻之品太过而致肝失条达，肝气抑郁，故取辽沙参、麦冬、细生地、焦白芍、桑叶、整石斛、白蒺藜等松灵之品补之，同时兼疏肝。本案中"又昨日仍有瘀血吐出"，表明瘀血未尽去，故补阴的同时仍需继续运用疏肝解郁，行气活血之品，不可一味呆补盲补。方中沙苑蒺藜、桑叶、丹皮、茶菊花、焦白芍、羚角片乃为疏肝活血之品。沙参、细生地、麦冬、当归、钗石斛乃为滋阴补血之品。伊某案中治疗也可见洋参、沙参、天冬、麦冬、细生地、丹皮、白芍、阿胶等滋阴补血，生津之品。寿某案中"怒伤吐血愈后，以小建中复阳生阴"、"诸症全愈，胃口大开，虚未全复，于原方加麦冬二钱，使分布津液于十二经脏，则虚从饮食中复矣"。吴鞠通在《温病条辨》中主张以"甘润法救胃阴"，"欲复其阴，非甘凉不可"，此思想在当代仍被沿用。其充分体现了吴鞠通"重阴精"的学术思想，"留得一分正气（阴精），便有一分生机。"可见吴鞠通用方之精湛，思维之缜密，无不令人敬仰！

案5

普女，二十三岁，大凡吐血，左脉坚搏，治在下焦血分；右脉坚搏，治在上焦气分。又有心血、肝血、大肠血、小肠血、胃血、冲脉血，各种不同，岂一概见血，投凉所可治哉，无怪乎室女童男，劳瘵干血甚数，体厚色白，少腹痛，小便短赤，咳吐瘀紫，继见鲜红血，喉中咸，此冲脉袭受寒邪，致经不得行，倒送而吐耳。大忌柔润寒凉，议温镇冲脉，行至阴之瘀浊，使经得行而血症愈矣。苦辛通法。

小茴香二钱　两头尖二钱　桃仁三钱　降香末三钱　韭白汁三茶匙　紫石英三钱　归须二钱　川楝子三钱　琥珀三分，研细冲

【赏析】

本案"大凡吐血，左脉坚搏，治在下焦血分，右脉坚搏，治在上焦气分"，意为但凡吐血，左手脉象强劲坚搏，以治疗血分为主，右手脉象强劲坚搏，以治疗气分为主。吴鞠通在本案指出"有心血、肝血、大肠血、小肠血、胃血、冲脉血，各种不同"，表明血又有区分，有心血、肝血、大肠血、小肠血、胃血、冲脉血等各不同。治疗方法亦有不同，又云："至于治之之法，上焦之血，责之肺气、或心气；中焦之血，责之胃气，或脾气；下焦之血，责之肝气、肾气、八脉之气。"本案中吴鞠通指出"岂一概见血，投凉所可治哉"，指但凡见有出血，无论其出自哪个脏腑，不可均以辛凉之品治之，这是吴鞠通治血的又一特点。"无怪乎室女童男，劳瘵干血甚数，体厚色白，少腹痛，小便短赤，咳吐瘀紫，继见鲜红血，喉中咸，此冲脉袭受寒邪，致经不得行，倒送而吐耳"，此为下焦之血，冲脉血。他认为，此乃冲脉袭受寒邪，致经不得行，倒逆向上而致吐血，禁忌使用柔润寒凉之品，而应采用苦辛发散之品，温镇冲脉，行至阴之瘀血浊气，使经脉得以通畅，瘀血得以消散。本案治疗选用降香末、琥珀、紫石英以镇安冲脉，取两头尖、桃仁、归须、小茴香、川楝子等行至阴之瘀血浊气。

案6

罗，三十二岁，右脉浮洪，咳痰吐血，唇绛，治在上焦气分。

桑叶二钱　生苡仁五钱　杏仁三钱　茯苓块五钱　沙参三钱　连翘八分　生扁豆五钱

三帖。

初三日　血后咳不止，进食不香，右脉不浮而仍洪，兼与养阳明之阴。

桑叶钱半　茯苓块三钱　百合二钱　生扁豆三钱　生苡仁三钱　玉竹二钱　麦冬二钱，连心　沙参三钱　甜杏仁二钱

初五日　诸症俱退，惟进食不旺，右脉大垂尺泽，先与甘寒养胃阴。

大麦冬六钱，连心　桑叶一钱　生扁豆三钱　玉竹三钱，炒　甜杏仁三钱　细生地三钱　秋梨汁一酒杯，冲　沙参三钱

初九日　甘润养阴。

麦冬六钱，连心　桑叶一钱　生扁豆三钱　甜杏仁二钱　大生地三钱　玉竹二钱，炒　沙参三钱　柏子霜二钱　火麻仁二钱　白芍三钱　冰糖三钱

四帖。

【赏析】

右脉浮洪，咳痰吐血，唇绛，辨证属于热盛伤阴，故治疗分别"治在上焦气分"、"兼与养阳明之阴"、"甘润养阴"。

案7

章，丙寅二月二十四日，右脉空大，左脉弦，血后咳吐浊痰腥臭，真液不守，阴火上冲克金，非纯补纯清之症，然而殆矣。

沙参二钱　麦冬三钱，连心　生扁豆三钱　枇杷叶钱半　霜桑叶三钱　生阿胶三钱　甜杏仁二钱，蜜炙，研去尖皮　白花百合二钱　五味子钱半，研　天门冬三钱

霍石斛五钱，煎汤代水，浓煎两杯，分二次服。

二十八日　脉少敛，痰咳亦减，切戒用心。

沙参三钱　麦冬三钱，连心　天门冬三钱　百合三钱　生阿胶三钱　生牡蛎三钱　桑叶二钱　生白扁豆三钱　生西洋参钱半　五味子三钱

水五碗，煮取两碗，渣再煮一杯，分三次服，日二帖。

脉大敛戢，古所谓脉小则病退是也，颇有起色，若得舌苔化去，则更妙矣。

沙参三钱　桑叶三钱　白扁豆三钱　麦冬三钱，连心　洋参钱半　天门冬三钱　五味子三钱　芦根汁五杯，鲜冲　梨汁一小杯，冲　生苡仁五钱

四帖。

【赏析】

右脉空大，左脉弦，血后咳吐浊痰腥臭，辨证属于真液不守，阴火上冲克金，非纯补纯清之症。予以养胃润肺，化痰止咳。

小　结

以上医案都是血证。《金匮要略》云："烦咳者，必吐血。"故世人往往将呕血、咳血统称为吐血，常将它们混淆。从病因上说，实证吐血多以胃热，肝火吐血为主。如果胃热壅盛而吐血，多伴呕吐食物，且有呕吐上逆之感，若肝火犯肺吐血，常有血痰相混血色鲜红，并常有咳嗽病史。罗某案、章某案中"咳痰吐血"、"血后咳吐浊痰腥臭"，乃为肝火犯肺，肺失清肃，肺气上逆而致咳嗽咳血。因胃土为肺金之母，子病必犯其母，肺气必犯胃气，胃失和降而至吐血，同时耗伤胃阴津液。吴氏认为该患者以治上焦气分为主，治上焦之血，责之肺气或心气，其方中着重体现了其治疗肺胃的特点，桑叶具有疏散风热，清肺润燥之功；杏仁归肺经，具有止咳平喘，润肠通便的功效；沙参归肺胃经，具有养阴清肺，益胃生津，补气，化痰等功效；生苡仁归胃肺经，功效健脾渗湿，利湿消肿，缓解拘挛，排脓消痈。《本草纲目》中记载："薏苡仁，阳明药也，能健脾益胃。虚则补其母，故肺痿、肺痈用

之"，它们均有治疗肺胃之功。茯苓块、生扁豆、天门冬、霍石斛均为治疗胃经之品。罗某案、章某案中以调理胃经为主，方药也是在之前的基础上随证加减，尤以脉象的变化为遣方用药依据。复诊中吴鞠通继续沿用"甘润养阴"的方法，采用甘润之品，滋养胃阴。

案8

章，丙寅二月初九日，劳伤吐血，脉双弦，《金匮》谓大则为虚，弦则为减，虚弦相搏，其名曰革，男子失精亡血诸不足，小建中汤主之。

白芍六钱　桂枝四钱　炙甘草三钱　大枣二枚　生姜四钱　胶饴一两，去渣后入上火二三沸

水五碗，煮取两碗，渣再煮一碗，分三次服，病轻者日一帖，重则日再作服。

【赏析】

虚劳，小建中汤治疗。

案9

胡，三十一岁，乙酉四月二十八日，劳伤吐血，汗多足麻，六脉弦细不数，小建中汤主之。

白芍六钱　桂枝四钱　炙甘草三钱　生姜五钱　大枣三枚，去核　胶饴一两，去渣后入上火二三沸

五月初六日　汗减，足麻愈，食少加，再服。

十五日　前药已服十四帖，诸症皆愈，惟咳嗽未止，于前原方加云苓、半夏。

【赏析】

虚劳，小建中汤加减治疗。

案10

沈，二十四岁，乙酉五月初十日，六脉弦数，劳伤吐血，建中汤主之。

白芍六钱，炒　生姜汁三匙，冲　桂枝三钱　大枣二枚，去核　炙甘草三钱　胶饴一两

十二日　加麦冬五钱、丹皮三钱。

煮三杯，分三次服。四帖。

十四日　肝郁胁痛，病名肝着，治在肝经之络，经药弗愈也。

新绛纱三钱　归横须二钱　吴萸一钱　旋覆花三钱　广郁金二钱　青皮三钱　苏子霜三钱　广皮炭二钱　降香末三钱　半夏三钱

煮三杯，分三次服。

十五日　六脉弦劲，前用建中，现脉已和，左手仍劲，胸前咳甚则痛，间有一二日紫色之血，按：肝脉络胸，是肝络中尚有瘀滞，且与宣络。

新绛纱二钱　归须二钱　广皮炭二钱　旋覆花三钱　丹皮炭三钱　桃仁泥三钱　苏子霜三钱　郁金二钱　降香末三钱　姜半夏五钱

四帖。

二十一日　六脉弦数，以清气在头之故，受微风，右寸独浮大而衄血，暂与清清道之风热。

白茅根五钱　甜杏仁三钱　黑山栀一钱，炒　桑叶三钱　侧柏叶三钱，炒　茶菊花三钱　鲜芦根三钱

【赏析】

虚劳吐血，小建中汤治疗后，肝郁胁痛，病名肝着，治在肝经之络。

案11

吴，二十五岁，每日饱食就床，脾阳致困，因失其统血之职，此为伤食吐血，脉弦，与灶中黄土，每日一斤，分二次煎服，将尽半月而愈，戒其夜食，永远不发。

【赏析】

伤食吐血，脉弦，与灶中黄土温中止血。

小　结

　　章某案、胡某案、沈某案均为劳伤吐血，此为虚证，脾阳衰阴血耗伤，治疗方法均予以小建中汤主之。另外，吴某案为伤食吐血，饮食积滞胃脘，致脾阳不足，脾失统摄，血运失其常道，而致吐血，予灶心黄土治疗，灶心黄土具有温中止血之功。吴氏不是见血治血，而是采用"阴病治阳"的法则，重视血病治气，气平则血和。吴鞠通治血之旨，"血虚者，补其气而血自生；血滞者，调其气而血自通；血外溢者，降其气而血自下；血内溢者，固其气而血自止。"气为阳，气盛则阳盛，故劳伤吐血，均应以治脾阳为主。章某案、胡某案、沈某案均体现了吴氏"阴病治阳"的法则，以小建中汤为基础方，复阳生阴，阳生则阴长，即为阳中求阴之法。用药后诸症多能痊愈。小建中汤是医圣张仲景的名方，其在《金匮要略·血痹虚劳病》篇说："虚劳里急，悸，衄，腹中痛，梦失精，四肢酸，手足烦热，咽干口燥，小建中汤主之。"小建中汤主要由桂枝、白芍、炙甘草、生姜、大枣、饴糖组成。其为桂枝汤倍芍药加饴糖而成，故此方芍药用量要大，而饴糖是主药，甘温补脾益气，甘以润土，土润则万物生也；大枣味甘与桂枝、生姜共奏辛甘化阳之功；芍药、甘草和营缓急，共奏温中补虚、和里缓急之功，血虚者，补其气而血自生。本方忌用于实热或阴虚火旺之证。

案12

　　吴，七十岁，周身痒不可当，脉洪，狂吐血，与大黄黄连泻心汤，以后永不发。

【赏析】

实热证吐血，吴鞠通予以大黄黄连泻心汤主之。

案13

史　五十岁　酒客大吐狂血盛盆，六脉洪数，面赤，三阳实火为病，与大黄黄连泻心汤，一帖而止，二帖脉平，后七日又复发，血如故，又二帖。

【赏析】

实热证吐血，吴鞠通予以大黄黄连泻心汤主之。

小　　结

吴某案、史某案均为实热证吐血，吴鞠通予以大黄黄连泻心汤主之。"胃中之血亦恒随之上逆，其上逆之极，可将胃壁之膜排挤破裂，而成呕血之证。"吴某案、史某案为实热火邪，气火炽盛，阳络受损。三阳实火熏灼，以致络伤血外溢，故以泻心汤直降阳明气火。血外溢，降胃气引血下行，不治血而血自止。大黄黄连泻心汤，出自《伤寒论·太阳病》，为治痞名方，可祛火热壅滞之痞。心下痞乃胃热气滞所致，以大黄黄连泻心汤泄热和胃，胃热得除，痞气自消。可见大黄黄连泻心汤之所谓泻心，乃泻心下之无形邪热，亦即泻壅聚于胃之无形邪热。大黄、黄连、黄芩都是苦寒、性阴沉降之品，浓煎则直趋于下。故《本草思辨录》言："大黄黄连泻心汤之大黄，以麻沸汤渍之而不煮，欲其留恋心下也。"大黄黄连泻心汤能"直折"祛邪，此亦符合"火性炎上"的病邪特点，升降之间，病邪则祛，阴平阳秘。

十、便血

案1

毛，十二岁，癸亥十二月初二日，粪后便红，责之小肠寒湿，不与粪前为大肠热湿同科，举世业医者，不知有此，无怪乎十数年不愈也，用古法黄土汤。

灶中黄土二两　生地黄三钱　制苍术三钱　熟附子三钱　阿胶三钱　黄芩二钱，炒　炙甘草三钱

加酒炒白芍、全归钱半，水八碗，煮成三碗，分三次服。

初七日　小儿脉当数而反缓，粪后便血，前用黄土汤，业已见效，仍照前法加刚药，即于前方内去白芍，全当归，加附子一钱、苍术二钱。

【赏析】

本案便血病机责之小肠寒湿，故治疗黄土汤加味。

案2

孙男，三十八岁，戊寅七月初一日，湖州孝廉其人，素有便红之症，自十八岁起至今不绝，现面色萎黄，失血太多，急宜用古法，有病则病受，虽暑月无碍也。

方法分两同前，服一帖即止，次日停后服，半月复发，再服一帖痊愈。

【赏析】

本案便血病机责之小肠寒湿，故治疗黄土汤加味。

案3

福，二十九岁，初因恣饮冰镇黄酒，冰浸水果，又受外风，致成风水。头面与身，肿大难状，肿起自头，先与越婢汤发其汗，头面肿消，继与利小便，下截三消胀减，后与调理脾胃，自上年十月间服药，至次年三月方止，

共计汤一百四十三帖，其病始安，嘱其戒酒肉生冷。不意夏月暑热甚时，仍恣吃冰冷水果，自八月后粪后大下狂血，每次有升数之多。余用黄土汤去柔药，加刚药，每剂黄土用一斤，附子用六钱，或止复来。伊芳本人见其血之不止也，加附子至八钱，或一两，他药接是，服至九十余帖，始大愈。

【赏析】

本案便血病机责之小肠寒湿，故治疗黄土汤去柔药，加刚药，每剂黄土用一斤，附子用六钱。

案4

胡，三十岁，乙酉年九月十七日，本系酒客，湿中生热，久而发黄，颜色暗滞，六脉俱弦，其来也渐，此非阳黄，况粪后见红，非又为小肠寒湿乎。

灶中黄土八两，代水先煎　熟附子三钱　茵陈五钱　苍术炭三钱　黄柏三钱，炒　猪苓三钱　泽泻三钱　云茯苓三钱

煮三杯，分三次服，五帖全愈。

【赏析】

本系酒客，湿中生热日久，病机演变为小肠寒湿。诸药配合，寒热并用，标本兼治，刚柔相济，温阳而不伤阴，清热而不碍阳。

案5

陈，三十五岁，乙酉四月二十一日，粪后便红，寒湿为病，误补误凉，胃口伤残，气从溺管而出，若女子阴吹之属瘕气者然。左胁肝部，卧不着席，得油腻则寒战发杂无伦，几于无处下手。议治病必求其本，仍从寒湿论治，令能安食再商。与黄土汤中去柔药，加刚药。

川椒炭三钱　广陈皮三钱　生姜二钱　灶中黄土四两　云茯苓五钱　生茅术三钱　香附三钱　熟附子三钱　益智仁三钱

煮三杯，分三次服，服三帖。

五月初二日，又服二帖。

初三日　心悸短气，加小枳实四钱，干姜二钱，已服四帖。

十一日　去川椒，已服三帖。

二十一日　诸症皆效，大势未退，左脉紧甚，加熟附子一钱，降香末三钱，干姜一钱，已服三帖。

二十七日　诸症向安，惟粪后便血又发，与黄土汤法，粪后便血，乃小肠寒湿，不与粪前为大肠热湿同科。

灶中黄土八两　广皮炭五钱　熟附子四钱　益智仁二钱　黄芩炭四钱　云茯苓五钱　苍术四钱，炒

煮三杯，分三次服，以血不来为度。

七月十四日　面色青黄滞暗，六脉弦细无阳，胃口不振，暂与和胃，其黄土汤，俟便红发时再服。

姜半夏六钱　云苓块五钱　广陈皮三钱　生苡仁五钱　益智仁三钱　川椒炭一钱　白蔻仁一钱

煮三杯，分三次服。

十七日　加桂枝五钱。

十一月十五日　肝郁挟痰饮，寒湿为病，前与黄土汤，治粪后便血之寒湿，兹便红已止，继与通补胃阳，现下饮食大进，诸症渐安，惟六脉细弦，右手有胃气，左手弦紧，痰多畏寒，胁下仍有伏饮，与通补胃阳，兼逐痰饮。

桂枝六钱　小枳实三钱　川椒炭三钱　旋覆花三钱　香附四钱　广皮五钱　炒白芍三钱　干姜三钱　云苓五钱　姜半夏八钱

煮三杯，分三次服。

十二月初十日　脉弦紧痰多畏寒，冲气上动，与桂枝茯苓甘草汤，合桂枝加桂汤法。

桂枝一两　茯苓块二两，连皮　炙甘草五钱　全当归三钱　川芎二钱　瑶桂五

钱，去粗皮

服一帖，冲气已止，当服药后，吐顽痰二口。

十一日　冲气已止，六脉紧退，而弦未除，可将初十日方，再服半帖，以后再服二十九日改定方，以不畏寒为度。

十三日　服十一月十五日疏肝药二帖。

十四初　背畏寒，脉仍弦紧，再服十二月初十日桂枝加桂汤二帖，以峻补冲阳，服药后吐顽痰二口。

十七日　脉仍弦紧，背犹畏寒，阳未全复，照原方再服二帖，分四日服。

十九日　前之畏寒，至今虽减，而未痊愈，脉之弦紧，亦未冲和，冲气微有上动之象，可取初十日桂枝加桂汤法，再服二帖，分四日，立春以后故也。

丙戌正月初五日　六脉俱弦，左脉更紧，粪后便红，小肠寒湿，黄土汤为主方，议黄土汤去柔药，加淡渗通阳，虽自觉胸中热，背心如热水浇，所云热非热也，况又恶寒乎。

灶中黄土八两　生苡米五钱　云苓块六钱　熟附子四钱　苍术炭四钱　桂枝五钱　黄芩炭四钱　广皮炭四钱　煮四碗，分四次服，血多则多服，万一血来甚涌，附子加至八钱，以血止为度，再发再服，切勿听浅学人妄转一方也。

丸方　阳虚脉弦，素有寒湿痰饮，与蠲饮丸方，通阳渗湿而补脾阳。

桂枝八两　苍术炭四两　生苡仁八两　云苓块八两　干姜炭四两　炙甘草三两　益智仁四两　半夏八两　广皮六两

神曲糊丸，小梧子大，每服三钱，日三服，忌生冷猪肉介属。

初十日　粪后便红虽止，寒湿未尽，脉之紧者亦减，当退刚药，背恶寒未罢，行湿之中，兼与调和营卫。

苍术炭三钱　黄芩炭钱半　灶中黄土一两　焦白芍四钱　生苡仁三钱

煮三杯，分三次服，以背不恶寒为度，戒生冷介属猪肉。

【赏析】

本案虽然较长，但是基本病机为脾胃虚寒，寒湿为病。故治疗始终以黄土汤加减。

小 结

便血首见于《内经》，是临床常见病证，有远血和近血之分。《灵枢·百病始生》篇说："病者大便下血，或清或浊，或鲜或黑，或在便前，或在便后，或与泄物并下……亦妄行之类，故曰便血。"便血有实热和虚寒两大类型。实热便血常由邪热炽盛，热入血分，迫血妄行，血从肠溢，或湿热化燥化火，损伤肠络，络伤血溢，故见大便下血，色常鲜红，并伴有发热，口渴烦躁，舌红、脉数等实热证候；虚寒性便血多因于脾气虚寒失于统摄，或实热便血日久不愈，气随血脱所致，此种便血色多暗滞，常兼怕冷，少气乏力，面色㿠白、脉细无力等证候。《金匮要略》称："下血，先血后便，此近血也。""下血，先便后血，此远血也。"先便后血为远血，其血来自小肠，血内溢而渗于下。其因责之脾阳虚不能温化水湿，水湿积聚，血随湿性而下行。故吴鞠通提出了湿滞便血论治。如毛某案中"粪后便红，责之小肠寒湿，不与粪前为大肠热湿同科"、胡某案中"况粪后见红，非又为小肠寒湿乎"、陈某案中"粪后便红，寒湿为病，误补误凉，胃口伤残，气从溺管而出"，"议治病必求其本，仍从寒湿论治，令能安食再商"。吴鞠通以粪前与粪后来区分湿热与寒湿便血，认为先便后血多为小肠寒湿所致便血。便血病位在肠，与中焦脾胃密切相关，脾气虚寒，统摄失权，脾失健运，湿浊内停，阻滞肠腑，损伤肠络，故致便血。由于湿为阴邪，黏滞重浊，故病难速愈且每多反复。细究导致寒湿阻滞肠腑的原因则是素体脾胃虚弱，如孙某案"素有便红之症，自十八岁起至今不绝，现面色萎黄"；或水肿、黄疸等久病不愈损伤脾阳，如福某案"头面与身，肿大难状，肿起自头"、胡某案"本系酒客，湿中生热，久而发黄，颜色暗滞，六脉俱弦，其来也渐，此非阳黄"；或由于大食生冷水果酒肉，如福某案"不意夏月暑热甚时，仍恣吃冰冷水果，自八月后粪后大下狂血，每次有升数之多"等。《金匮要略》中提到了近血和远血的诊治特点："下血，先血后便，此近血也，赤小豆当归散主之"和"下血，先便后血，此远血也，黄土汤主之"。故黄土汤方最早出自张仲景《金匮要略》，该书"惊悸吐衄下血胸满瘀血病脉证治"云："下血，先便后血，此远血也，黄土汤主之。亦止吐、衄血"。黄土汤方中灶心黄土，取之于土（土地）而用之于土（脾）。又久经火炼，秉承温热之性。火乃土之母，土得其母之性，则燥而不湿。黄土之色黄赤，黄乃脾之色，赤乃热之性，本品既能温中去寒，又能健脾化湿，更兼收摄之功，故为君药。制附子温肾助阳，使肾阳旺盛，则脾阳自复，此即补先天以资后天之义。附子共助黄土复中焦之阳，固气治本，是为臣药。制苍术具有燥湿健脾，祛风散寒之功效，主治湿困脾胃、寒湿着痹等。久病下血，阴血必伤，又恐附子之辛甘温热，动血伤津，故以生地、阿胶滋阴养血，以防其偏失，制其虚热，此三味均为佐药。更加黄芩之苦寒坚阴，亦为佐药。此外，黄芩本身也有止血之功。炙甘草健脾益气，调和诸药。吴鞠通把黄土汤类药物分成柔药与刚药两类，其中地黄、阿胶、白芍、当归等阴柔滋补养血止血类为柔药，而附子、苍术等温燥助阳祛湿行滞类为刚药，其指出寒湿便血为"太阴中湿，病势沉闷，最难速功，非极刚以变脾胃两阳不可"。黄土汤的组成，体现了吴氏所谓"甘苦合用，刚柔互济"之法。

十一、肿胀

案1

陈，三十二岁，甲寅年二月初四日太阴所至，发为胀者，脾主散津液，脾病不能散津，土曰敦阜，斯胀矣。厥阴所至，发为胀者，肝主疏泄，肝病不能疏泄，木穿土位，亦胀矣。此症起于肝经郁勃，从头面肿起，腹因胀大，的系蛊胀，而非水肿，何以知之。满腹青筋暴起如虫纹，并非本身筋骨之筋，故知之。治法行太阳之阳，泄厥阴之阴为要，医用八味丸误治，反摄少阴之阴，又加牡蛎涩阴恋阳，使阳不得行，而阴凝日甚，六脉沉弦而细，耳无所闻，目无所见，口中血块累累续出，经所谓血脉凝泣者是也。势太危极，不敢骤然用药，思至阳而极灵者，莫如龙，非龙不足以行水，而闻介属之翕，惟鲤鱼三十六鳞能化龙，孙真人曾用之矣。但孙真人《千金》原方去鳞甲用醋煮，兹改用活鲤鱼大者一尾，得六斤不去鳞甲，不破肚，加葱一斤，姜一斤，水煮熟透，加醋一斤，任服之。服鲤鱼汤一昼夜，耳闻如旧，目视如旧，口中血块全无，神气清爽，但肿胀未除。

初五日 经谓病始于下而盛于上者，先治其下，后治其上，病始于上而盛于下者，先治其上，后治其下，此病始于上肿，当发其汗，与《金匮》麻黄附子甘草汤。麻黄（二两，去节），熟附子（一两六钱），炙甘草（一两二钱），煮成五饭碗，先服半碗，得汗，止后服，不汗再服，以得汗为度。

此方甫立未分量，陈颂帚先生一见云：断然无效。予问曰：何以不效？陈先生云：吾曾用来。予曰：此在先生用，诚然不效，予用或可效耳。王先生名谟（忘其字）云：吾甚不解，同一方也，药止三味，并无增减，何以为吴用则利，陈用则否，岂无知之草木，独听吾兄使令哉？予曰：盖有故也。陈先生性情忠浓，其胆最小，伊恐麻黄发阳，必用八分，附子护阳，用至一钱以监制，又恐麻黄、附子皆剽悍药也，甘草平缓，遂用一钱二分，又监制麻黄、附子。服一帖无汗，改用八味丸矣，八味阴柔药多，乃敢大用，如何能效。病者乃兄陈荫山先生入内室，取二十八日陈颂帚所用原方分量，一毫不差，在座者六七人，皆哗然笑曰：何先生之神也。予曰：余常与颂帚先生一同医病，故知之深矣。于是麻黄去净节用二两，附子大者一枚，得一两六钱，少麻黄四钱，让麻黄出头，甘草一两二钱，又少附子四钱，让麻黄、附子出头，甘草但镇中州而已。众见分量，又大哗曰：麻黄可如是用乎。颂帚先生云：不妨，如有过差，吾敢当之。众云：君用八分，未敢足钱，反敢保二两之多乎。颂帚云：吾在鞠溪先生处，治产后郁冒，用当归二钱，吴君痛责，谓当归血中气药，最能窜阳，产后阴虚阳越，例在禁条，岂可用乎。夫麻黄之去当归，奚啻十百，吾用当归，伊责之甚，岂伊用麻黄又如是之多，竟无定见乎。予曰：人之畏麻黄如虎者，为其能大汗亡阳，未有汗不出而阳亡于内者，汤虽多，但服一杯，或半杯，得汗即止，不汗再服，不可使汗淋漓，何畏其亡阳哉。但此症闭锢已久，阴霾太重，虽尽剂未必有汗。予明日再来发汗，病家始敢买药，而仙芝堂药铺竟不卖，谓想是钱字，先生误写两字，主人亲自去买，方得药。服尽剂，竟无汗。

初六日 众人见汗不出，佥谓汗不出者死，此症不可为矣。余曰不然，若竟死症，鲤鱼汤不见效矣。予化裁仲景先师桂枝汤，用粥发胃家汗法，竟用原方分量一帖，再备用一帖。又用活鲤鱼一尾，得重四斤，煮如前法，服麻黄汤一饭碗，即接服鲤鱼汤一碗，汗至眉上；又一次，汗至上眼皮；又一次，汗至下眼皮；又一次，汗至鼻；又一次，汗至上唇。大约每一次，汗出三寸许，二帖俱服完。鲤鱼汤一锅，喝一昼夜，亦服尽，汗至伏兔而已，未过膝也，脐以上肿俱消，腹仍大。

初七日 经谓汗出不止足者死，此症尚未全活，虽腰以上肿消，而腹仍大，腰以下其肿如故，因用腰以下肿，当利小便例，与五苓散，服至二十一日共十五天不效，病亦不增不减。陈荫山先生云：前用麻黄，其效如神，兹小便滴不下，奈何？祈转方。予曰：病之所以不效者，药不精良耳。今日先生去求好肉桂，若仍系前所用之桂，明日予不能立方，固无可转也。

二十二日 陈荫山购得新鲜紫油边青花桂一枝，重八钱，乞予视之。予曰：得此桂必有小便，但恐脱耳。膀胱为州都之官，气化则能出焉，气虚亦不能化，于是用五苓二两，加桂四钱，顶高辽参三钱，服之尽剂，病者所睡系棕床，予嘱备大盆二三枚，置之床下，溺完被湿不可动，俟明日予亲视挪床，其溺自子正始通，至卯正方完，共得溺大盆有半。予辰正至其家，视其周身如空布袋，又如腐皮，于是用调理脾胃痊愈。

【赏析】

"诸有水者,腰以下肿,当利小便,腰以上肿,当发汗乃愈。"吴鞠通根据张仲景思想,腰以下水肿治疗采取利小便的方法,腰以上水肿治疗采取发汗的方法。肿胀水气病有表里上下之分,治有发散渗利之法。水为阴邪,其性就下,人体腰以下属阴,阴着阴位,而致腰以下肿。其病在下、在里,故当利小便。腰以上肿,往往有风邪为患。风为阳邪,易伤阳位,其病在上,故治疗应采取发汗的方法。

案2

洪氏,六十八岁,孀居三十余年,体厚忧郁太多,肝经郁勃久矣,又因暴怒重忧,致成厥阴太阴两经胀并发,水不得行,肿从蹁起,先与腰以下肿,当利小便例之五苓散法,但阴气太重,六脉沉细如丝,断非轻剂所能了。

桂枝五钱　生苍术五钱　猪苓五钱　泽泻五钱　茯苓皮六钱　肉桂四钱　广皮五钱　厚朴四钱

前方服三五帖不效,亦无坏处,小便总不见长,肉桂加至二三两,桂枝加至四五两,他药称是,每剂近一斤之多,作五六碗,服五七帖后,六脉丝毫不起,肿不消,便亦不长。所以然之故,肉桂不佳,阴气太重,忧郁多年,暴怒伤肝,必有陈菀。仍用原方加鸡矢醴熬净烟六钱,又加附子八钱,服之小便稍通,一连七帖,肿渐消,饮食渐进,形色渐喜。于是渐减前方分量,服至十四帖,肿胀全消。后以补脾阳,疏肝郁收功。

【赏析】

腰以下肿,当利小便,予以五苓散法,重用肉桂、桂枝、附子,加用鸡矢醴而获效。

案3

郭氏，六十二岁，先是郭氏丧夫于二百里外其祖墓之侧，郭携子奔丧，饥不欲食，寒不欲衣，悲痛太过，葬后庐墓百日，席地而卧，哭泣不休，食少衣薄，回家后致成单腹胀，六脉弦，无胃气，气喘不能食，唇舌刮白，面色淡黄，身体羸瘦。余思无情之草木，不能治有情之病，必得开其愚蒙，使情志畅遂，方可冀见效于万一。因问曰：汝之痛心疾首，十倍于常人者何故？伊答曰：夫死不可复生，所遗二子，恐难立耳。余曰：汝何不明之甚也。大凡妇人夫死，曰未亡人，言将待死也。汝如思夫愈切，即死墓侧，得遂同穴之情，则亦已矣。虽有病何必医，医者求其更苏也。其所以不死者，仍系相夫之事业也。汝子之父已死，汝子已失其荫，汝再死，汝子岂不更无所赖乎！汝之死，汝之病，不惟无益于夫，而反重害其子，害其子，不惟无益于子，而且大失夫心。汝此刻欲尽妇人之道，必体亡夫之心，尽教子之职，汝必不可死也。不可死，且不可病，不可病，必得开怀畅遂，而后可愈。单腹胀，死症也。脉无胃气，死脉也。以死症而见死脉，必得心火旺，折泄肝郁之阴气，而后血脉通，血脉通，脏气遂，死证亦有可生之道。诗云：见曰消者是也。伊闻余言大笑，余曰：笑则生矣。伊云：自此以后，吾不惟不哭，并不敢忧思，一味以喜乐从事，但求其得生，以育吾儿而已。余曰：汝自欲生则生矣。于是为之立开郁方，十数剂而收全功。

旋覆花三钱新绛纱包　降香末三钱　归须二钱　苏子霜三钱　郁金三钱　香附三钱　川厚朴三钱　姜半夏四钱　广皮三钱　青橘皮二钱

【赏析】

单腹胀，辨证属于肝气郁结，治疗为之立开郁方，旋覆花、降香末、归须、苏子霜、郁金、香附、川厚朴、姜半夏、广皮、青橘皮共奏疏肝理气、开结散郁之功。

案4

吴氏，二十八岁，春夏间乘舟，由南而北，途间温毒愈后，感受风湿，内胀外肿，又有肝郁之过，时当季夏，左手劳宫穴，忽起劳宫毒，如桃大。此症治热碍湿，治湿碍热之弊，选用幼科痘后余毒归肺，喘促咳逆之实脾利水法，加极苦合为苦淡法，俾热毒由小肠下入膀胱，随湿热一齐泄出也。盖劳宫毒属心火，泻心者必泄小肠，小肠火腑，非苦不通。腰以下肿，当利小便，利小便者，亦用苦淡也。

猪苓一两　茯苓皮一两　白通草三钱　泽泻一两　晚蚕沙二两　雅连四钱　黄柏四钱　飞滑石四钱　黄芩四钱

煮成五碗，分五次服，以小便长者为度，此方服七帖，分量不增减，肿胀与劳宫毒俱消，以后补脾收功。

【赏析】

劳宫毒如桃大，辨证属于心火，心与小肠相表里，泻心者必泄小肠，小肠属于火腑，非苦不通。腰以下肿，当利小便，利小便者，亦用苦淡。故用猪苓（一两），茯苓皮（一两），白通草（三钱），泽泻（一两），晚蚕沙（二两），雅连（四钱），黄柏（四钱），飞滑石（四钱），黄芩（四钱），清热解毒，淡渗利湿。肿胀与劳宫毒俱消后，以后补脾巩固疗效。

案5

陈，二十六岁，乙酉年五月十五日，脉弦细而紧，不知饥，内胀外肿，小便不利，与腰以下肿当利小便法，阳欲灭绝，重加热以通阳，况今年燥金，太乙天符，经谓必先岁气，毋伐天和。

桂枝六钱　猪苓五钱　生茅术三钱　泽泻五钱　广橘皮三钱　川椒炭五钱　厚朴四钱　茯苓皮六钱　公丁香二钱　杉木皮一两

煮四杯，分四次服。

二十五日　诸症皆效，知饥，肿胀消其大半。惟少腹有疝，竟如有一根筋吊痛，于原方内减丁香一钱，加小茴香三钱。

【赏析】

内胀外肿，小便不利，辨证阳气亏虚较甚，故师五苓散之意，因为阳欲灭绝，故重加温热以通阳。

案6

单氏，四十二岁，肿胀六年之久，时发时止，由于肝郁，应照厥阴胀例治。

降香末三钱　木通二钱　香附三钱　旋覆花三钱　归须三钱　郁金二钱　青皮二钱　厚朴三钱　大腹皮三钱　云苓六钱　半夏四钱

煮成三杯，分三次服，不能宽怀消怒，不必服药。

二十六日　服前方八帖，肿胀稍退。惟阳脉微弱，加以椒炭三钱；大便不通，加两头尖三钱，去陈菀。

【赏析】

肿胀日久，时发时止，是由于肝郁所致。治疗疏肝解郁，行气消胀。

小　结

臌胀，俗称单腹胀。《伤寒杂证保命歌》中指出："诸书所谓臌胀、水胀、气胀、血胀之病，名虽不同，其实则一也。"吴鞠通医案中陈某案、洪氏案、郭氏案、吴某案、陈氏案、单氏案之肿胀皆属于此范畴。臌胀病为中医"风、痨、臌、膈"四大危重病证之一，西医学之肝硬化腹水多属此病范畴，其又名血蛊。臌胀一证，病因甚多，病机复杂。《丹溪心法》云："七情内伤，六淫外侵，饮食不节，房劳致虚，脾土之阴受伤，传输之官失职，胃虽受谷不能运化，故阴阳不交，清浊相混，隧道壅塞，郁而为热，热留为湿，湿热相生，遂成胀满，经云臌胀者也。"《素问·至真要大论》有"诸湿肿满，皆属于脾"之论，故后世学者认为臌胀"皆由脾胃之气虚弱，不能运化精微而制水谷，聚而不散"所致。由于病因病机的不同，其可分为"气鼓"、"水鼓"、"血鼓"、"食鼓"、"虫鼓"等名称。清代陈士铎将本病分为水、气、血、食、虫等类型。关于其症状古代医书中也有许多详细记载，《灵枢·水胀》："臌胀何如？岐伯曰，腹胀身皆大，大与肤胀等也。色苍黄，腹筋起，此其后也。"《金匮要略·水病篇》："肝水者，其腹大，不能自转侧，胁下痛。"

本系列医案中关于肿胀的相关症状记录见如下：如陈某案中记载"从头面肿起，腹因胀大，的系蛊胀"、"满腹青筋暴起如虫纹，并非本身筋骨之筋，故知之"。洪氏案中记载"肿从跗起，先与腰以下肿"。郭氏案中记载"六脉弦，无胃气，气喘不能食，唇舌刮白，面色淡黄，身体羸瘦"。吴某案中记载"内胀外肿"。陈氏案中记载"脉弦细而紧，不知饥，内胀外肿，小便不利，与腰以下肿"。单氏案中记载"肿胀六年之久，时发时止"。

另外，臌胀之病由气、血、水搏结中焦而成。臌胀一般是气机郁滞为先，尤以肝气郁结为多，情志郁结则伤肝，脘腹胀满痞塞胁痛，气痛也；肝郁日久，气结血滞，癥积内生，血病也；气结血瘀，升降受阻，脾虚失运，水湿内蓄，肚腹日大，臌胀生焉，水病也。病之因由，始之于气，继之以血，终之于气、血、水三者相因为患，在疾病的不同阶段，三者之间仅有主次之分，而非单独为病。故《医碥·肿胀篇》曰："气水血三者，病常相因，有先病气滞而后血结者，有先病血结而后气滞者，有先病水肿而后血随败者，有先病血结而后水随蓄者。"

臌胀之病位以肝脏、脾脏、肾脏为主。瘀血瘀滞于腹内，首先阻塞肝络。肝受郁阻则失条达疏泄之功，造成血不养肝。"见肝之病，知肝传脾"，脾之为病，运化失职，则传输水谷精微和化生气血功能受到损害，于是水湿停留而形成腹水。肝脾受损，累及肾脏，肾阳不足，无以温养脾土；肾阴亏虚，肝木失养，以致肝脾更伤。肾与膀胱相表里，肾虚则膀胱气化失司，小便不利，则水湿更为停滞，腹水更趋严重。

臌胀和水肿的区分在于水肿的病位为肺脏、脾脏、肾脏。《医学心悟·胀肿篇》说："水肿臌胀何以别之？答曰：目窠与足先肿，后腹大，水也；先腹大后四肢肿者，胀也。"

臌胀之疾多缠绵日久，正气极虚，邪气极甚。欲令正胜邪去，病去人安，非不欲也，是不能也。臌胀之病有虚、实之分，虚者居多或虚中有实，而其治则有攻、补之别，需因证施治。医案中"厥阴所至，发为胀者，肝主疏泄，肝病不能疏泄，木穿土位，亦胀矣。此症起于肝经郁勃"、"治法行太阳之阳，泄厥阴之阴为要"、"孀居三十余年，体浓忧郁太多，肝经郁勃久矣，又因暴怒重忧，致成厥阴太阴两经胀并发，水不得行"、"以死症而见死脉，必得心火旺，折泄肝郁之阴气"、"由于肝郁，应照厥阴胀例治"，以上均体现了吴鞠通治病之思路，臌胀之病多因厥阴肝经郁滞所致，治则以"泄肝"为主。

临床见单纯肝气郁结者少，而木郁乘土或脾虚肝乘者多。肝木郁结横逆乘土，脾失健运，水反为湿，湿浊益甚，升降失常，三焦壅塞，加之肝血瘀结而成痼疾。另外，朱丹溪云："单腹胀乃脾虚之甚，正气虚而不能运行，浊气滞塞其中，今扶助正气，使之自然健运，邪无所留而胀消矣。"脾胃为本，故治疗还应调理脾胃，若兼下虚者，补养命门，补火生土；若气道痞塞，难以纯补，则补养之中佐以快脾利气；若水道不利，湿气不行，则当助脾行湿，佐以淡渗。

臌胀治疗还需根据其他兼症，审其虚实，揣其本末，分类定型，立法遣药。或平肝理气以宣郁，或补肾健脾以利水，或清热宽中以渗湿，或活血化瘀以养正，或多补少攻，或多攻少补，或先补后攻，或先攻后补，或攻补兼施。纵观吴鞠通肿胀医案之使用方，主要以疏肝解郁、理气健脾利水为主，郭氏案、单氏案等采用具有疏肝解郁行气化湿的降香末、苏子霜、郁金、香附、川厚朴、广皮、青橘皮、木通、大腹皮、云苓等药材；洪氏案、吴某案、陈某案等采用具有健脾燥湿利水消肿的苍术、猪苓、泽泻、茯苓、广皮、厚朴、黄柏等药材。

十二、单腹胀

案1

毛，四十四岁，病起肝郁，木郁则克土，克阳土则不寐，克阴土则胀，自郁则胁痛。肝主疏泄，肝病则不能疏泄，故二便亦不宣通。肝主血，络亦主血，故治肝者必治络。

新绛纱三钱　半夏八钱　香附三钱　旋覆花三钱　青皮三钱　小茴香三钱　归须三钱　降香末三钱　广郁金三钱　苏子霜三钱

头煎两杯，二煎一杯，分三次服。三帖。

初七日　服肝络药，胀满、胁痛、不寐少减，惟觉胸痛。按：肝脉络胸，亦是肝郁之故。再小便赤浊，气湿也。

桂枝嫩尖三钱　晚蚕沙三钱　归须二钱　川楝子三钱　半夏六钱　降香末三钱　白通草三钱　青橘皮三钱　茯苓皮三钱　旋覆花三钱，新绛纱包　小茴香三钱，炒黑　两头尖三钱

服二帖。

初十日　驱浊阴而和阳明，现下得寐，小便少清，但肝郁必克土，阴土郁则胀，阳土郁则食少而无以生阳，故清阳虚而成胸痹，暂与开痹。

薤白头三钱　半夏一两　广郁金三钱　瓜蒌实三钱，连皮仁研　生苡仁五钱　桂枝尖五钱　茯苓皮五钱　厚朴三钱　小枳实二钱

服三帖。

十四日　脉缓，太阳已开，而小便清通，阳明已阖，而得寐能食。但胀不除，病起肝郁，与行湿之中，必兼开郁。

降香末三钱　生苡仁五钱　白通草八钱　厚朴三钱　煨肉果钱半　茯苓皮五钱　半夏五钱

【赏析】

《素问·胀论第三十五》中云:"夫气之令人胀也,在于血脉中耶?藏府之内乎?三者皆存焉,然非胀之舍。"明确指出胀的病因,在于气之非舍,即气运失常。此案为肝郁脾虚,脾失健运,致水液在腹中积聚,以致腹胀。首诊吴鞠通以新绛纱、半夏、香附、旋覆花、青皮、小茴香、归须、降香末、广郁金、苏子霜,旨在开肝郁,行肝气,调和肝脾,调畅气机,气行湿自化。次诊患者气郁稍解,然湿浊不化,以桂枝嫩尖、晚蚕沙、归须、川楝子、半夏、降香末、白通草、青橘皮、茯苓皮、旋覆花、小茴香、两头尖治之,调和肝脾同时加用健脾利湿之剂,意在化湿。三诊患者因水湿积聚,脾阳不运而致胸痹,方用薤白头、半夏、广郁金、瓜蒌实、生苡仁、桂枝尖、茯苓皮、厚朴、小枳实,开郁健脾同时,应用温阳剂,旨在温阳通痹,化气行水。四诊患者胸痹已解,然仍有腹胀,方用降香末、生苡仁、白通草、厚朴、肉果、茯苓皮、半夏,继续疏肝解郁,健脾利湿。

此案之要旨在解肝郁,调气机,若不辨病因,肝郁不解,单纯利湿,则为舍本逐末。

案2

徐,三十岁,腹胀且痛,脉弦细,大便泄,小便短,身不热,此属寒湿,伤足太阴。

猪苓三钱　黄芩炭一钱　泽泻三钱　桂枝三钱　厚朴三钱　广皮二钱　干姜钱半　生苡仁五钱　通草二钱

【赏析】

此案为寒湿困脾案,徐氏寒湿之邪阻遏中焦,脾失分清泌浊,致大便溏泄,小便短。吴鞠通在《温病条辨》中论述道:"足太阴寒湿,腹胀,小便不利,大便溏而不爽,四苓加厚朴秦皮汤主之,五苓散亦主之。"方用猪苓、黄芩炭、泽泻、桂枝、厚朴、广皮、干姜、生苡仁、通草,健脾利湿,温阳化气行水,为寒湿腹胀之经典案。

十三、滞下

案1

丁氏，五十八岁，滞下白积，欲便先痛，便后痛减，责之积重，脉迟而弦，甚痛，盖冷积也，非温下不可。

熟附子五钱　广木香三钱　小枳实三钱　生大黄片五钱　广陈皮五钱　南楂肉三钱　厚朴五钱　炒白芍三钱　良姜炭二钱　黄芩炭三钱　坚槟榔三钱

【赏析】

滞下白积，相当于西医学痢疾，辨证属于冷积，治疗采用温下法。

案2

梁，二十八岁，滞下白积，欲便先痛，便后痛减者，责之有积，用温下法。

炒白芍二钱　广皮二钱　枳实钱半　黄芩二钱,炒　木香一钱　槟榔钱半　云连一钱,炒　锦纹军三钱,酒炒黑　厚朴三钱　熟附子三钱

五杯水，煮成两杯，分二次服。

【赏析】

滞下白积，辨证属于冷积，治疗采用温下法。

案3

小儿滞下红积，欲便先痛，便后痛减，积滞太重，非温下不可为功，恐缠绵日久，幼孩力不能胜！滞下为脏病也。

焦白芍钱半,炒　黄芩钱半　云连一钱,炒黑　神曲钱半　生大黄二钱　老厚朴钱半　广木香八分　广皮七分　枳壳六分　桃仁八分　南槟榔八分　归尾一钱　地榆炭一钱　肉桂八分

即于前方内去大黄、肉桂，方中再去归尾、地榆、桃仁，加苍术一钱

五分。

【赏析】

本案在不同阶段，因为病机不同，故治疗用药也不一样。

小　结

痢疾，古称肠澼、滞下。现今痢疾分证，主要有白痢、赤痢、赤白痢、噤口痢、休息痢等。中医学认为，本病多因外受湿热、疫毒之气，内伤饮食生冷，损伤脾胃及脏腑而成。《素问·太阴阳明论》云："饮食不节，起居不时……下为飧泄，久为肠澼。"《证治汇补》指出："肠澼者，谓湿热积于肠中。即今痢疾也，故曰无积不成痢，痢乃湿、热、食积三者。"其治疗应首辨证分型，对症治疗，《丹溪心法·痢病》云："凡治痢疾，最当察虚实，辨寒热，此泄痢中最大关系。"

以上 3 案例中所述之滞下，前 2 个均以寒邪为主要致病因素，第三个在病程中也出现了寒邪为主的病机。寒为阴邪，耗伤阳气，其性收引、凝滞，气血运行不畅，不通则痛；下利白积，脉象迟弦，为典型寒性之证。医者云"非温下不可"。方中附子为其处方君药，其性大热，其用温阳祛寒法解寒凝，配伍培补中阳之良姜，共奏温阳之功，又因患者病情轻重、体质、年龄等因素，调节用药剂量，余配以木香、枳实、槟榔等行气导滞之品，疏通全身气血，解中焦困闭之围，共奏奇功。然万变不离其宗，细观二案，均以温阳祛寒、行气导滞为主。其方旨在温补中焦之阳，行中焦之气运，立意明确，与医者本人治疗温热病之三焦病机理论阒然相合，足以体现医者临床遣药之特点。

吴鞠通于《温病条辨》中曾云："凡温病者，始于上焦，在手太阴。温病由口鼻而入，鼻气通于肺，口气通于胃，肺病逆传，则为心包；上焦病不治，则传中焦，胃与脾也；中焦病不治，即传下焦，肝与肾也。始上焦，终下焦。"案 3 即为中焦失治下传于下焦，体现了疾病三焦传变规律，为病情逐渐加重，是为难治。其对于病机的把握准确，对疾病的治疗辨证明确，依证施治，循序渐进，是其遣方用药的最大依据，值得后人深思并共享之。

十四、积聚

案1

张，二十七岁，甲子三月十三日　脐右有积气，以故右脉沉细弦沉伏，阳微之极，浊阴太甚克之也。溯其初原从左胁注痛而起，其为肝着之咳无疑。此症不必治咳，但宣通肝之阴络，久病在络故也。使浊阴得有出路，病可自已，所谓治病必求其本者也。如不识纲领而妄冀速愈，必致剥削阳气殆尽而亡。

桂枝尖三钱　小茴香三钱　降香末二钱　桃仁三钱　川楝子二钱　青皮络二钱　炒广皮一钱　归须三钱　乌药三钱　苏子霜三钱　旋覆花三钱，新绛纱包

十九日　服通络药，已见小效，脉气大为回转，但右胁着席则咳甚，胁下支饮故也，议于前方内去桃仁、川楝、小茴，加：生香附三钱、半夏六钱、杏仁三钱、肉桂八分。

再服四帖。

二十三口　先痛后便而见血，议通阴络法。

苏子霜三钱　归须二钱　降香末三钱　桃仁二钱　两头尖三钱　丹皮三钱　藏红花一钱　半夏五钱　小茴香三钱　香附二钱　广木香一钱　广陈皮一钱

【赏析】
积聚从通络治疗。

案2

张，二十八岁，脐左癥瘕。面黄，肢倦，食少，不能作文，看书亦不能

久，宛如虚损，与化癥回生丹。缓缓通阴络法，每日空心服一丸，亦有早晚服一丸，时服之二年有余，计服化癥回生丹六百丸之多，癥始化净，气体复原，看书作文，始举进士。

【赏析】

癥瘕，采用缓通阴络法，予化癥回生丹。

案3

吴，三十一岁，脐右结癥，径广五寸，睾如鹅卵大，以受重凉，又加暴怒而得，痛不可忍，不能立，不能坐，并不能卧，服辛香流气饮，三日服五帖，重加附子、肉桂，至五七钱之多，丝毫无效，因服天台乌药散，初服二钱，满腹如火烧，明知药至脐右患处，如搏物然，痛加十倍，少时腹中起蓓蕾无数，凡一蓓蕾，下浊气一次，如是者二三十次，腹中痛楚松快。少时痛又大作，服药如前，腹中热痛，起蓓蕾，下浊气亦如前，但少轻耳。自巳初服药起，至亥正共服五次，每次轻一等。次一日腹微痛，再服乌药散，则腹中不知热矣。以后每日服二三次，七日后肿痛全消。后以习射助阳而体壮。

【赏析】

脐右结癥，睾大，治疗予疏肝理气法。

案4

叶，四十五岁，乙酉四月二十八月，无论癥瘕，虽有气血之分，然皆系阴病结于阴部，岂有用阴药之理，维日已久沉寒痼冷疾，非巴豆不能除根。用：天台乌药散。

六月初九日　业已见效，未能除根，照常服前药，早晚各五分，癥瘕痛发时服二钱，舌苔厚白，面色淡黄而暗，左脉沉细阳微，再与汤药行湿通阳。

云茯苓块五钱　益智仁钱半　草薢四钱　白蔻仁一钱，连皮　生苡仁五钱　半

夏五钱　广陈皮二钱　桂枝二钱　白通草一钱

服至舌苔退为度。

【赏析】

癥瘕，先用天台乌药散，再用行湿通阳法。

案5

甘，二十九岁，乙酉年五月初一日　十年瘕气，六脉弦细而紧。

淡吴萸三钱　乌药三钱　川椒炭五钱　归须二钱　良姜二钱　小茴香五钱，炒黑

煮三杯，分三次服。已服五帖。

初九日　病减者减其制，每日服半帖

【赏析】

十年瘕气，与疏肝理气，温阳暖肝。

案6

王氏，四十岁，乙酉五月二十一日　六脉弦紧，心下伏梁，非易化之
症。一生忧泣，肝之郁也，又当燥金太乙天符之年，金来克木，痛愈甚矣。
与温络法，其吐血亦络中寒也。

降香末三钱　川椒炭二钱　香附三钱　半夏三钱　枳实三钱　归须三钱　公丁
香八分　广皮八分

服四帖。

二十五日　诸症皆效，自觉气上阻咽。加：旋覆花五钱。

二十九日　效不更方，再服。

六月初二日　加吴萸三钱。

【赏析】

忧泣肝郁，治宜疏肝理气，温阳暖肝。

案7

余氏，三十岁，乙酉五月二十四日，瘕结脐左，经来必痛，六脉沉细，阳微。

吴茱萸三钱　川楝子三钱　公丁香一钱　良姜二钱　全当归三钱　降香末三钱　小茴香三钱　艾炭三钱

煮三杯，分三次服，服七帖后，接服丸药。

六月初二日　业已见效，每日服半帖，再服十天。

二十日　每行经前三日，腹微痛时，空心服化癥回生丹一丸，服至经尽后，腹中丝毫不痛为止。下月经行，腹痛发时，再如此服法。癥瘕痛亦服回生，空心服一丸，化净为度。

【赏析】

瘕结脐左，经来必痛，六脉沉细，阳微。辨证属于寒凝气滞。故治疗温经通阳法，配合化癥回生丹。

案8

车，五十五岁，须发已白大半，脐左坚大如盘，隐隐微痛，不大便十数日。先延外科治之，外科谓肠痈，以大承气下之，三四次终不通。延余诊视，按之坚冷如石，面色青黄，脉短涩而迟，先尚能食，屡下之后，糜粥不进，不大便已四十九日。余曰：此癥也，金气之所结也，以肝木抑郁，又感秋金燥气，邪中入里，久而结成，愈久愈坚，非下不可。然寒下非其治也，以天台乌药散二钱，加巴豆一分，姜汤和服。设三服以待之，如不通，第二次加巴豆霜分半，再不通，第三次加巴豆霜二分，服至三次后，始下黑亮球四十九枚，坚莫能破，继以苦温甘辛之法调理，渐次能食。又十五日不大便，余如前法，下至第二次而通，下黑亮球十五枚，虽亦坚结，然破之能碎，但燥极耳，外以香油熬川椒熨其坚处，内服芳香透络，月余化净。于此证方知燥金之气伤人如此，而温下之法，断不容缓也。

乙酉年 治通廷尉久疝不愈，时六十八岁，先是通廷外任时，每发疝，医者必用人参，故留邪在久不得愈。至乙丑季夏，受凉复发，坚结肛门，坐卧不得，胀痛不可忍，汗如雨下，七日不大便。余曰：疝本寒邪，凡坚结牢固，皆属金象，况现下势甚危急，非温下不可。亦用天台乌药散一钱，巴豆霜分许，下至三次始通，通后痛渐定，调以倭硫黄丸，兼用金匮蜘蛛散，渐次化净。

【赏析】

脐左坚大如盘，隐隐微痛，不大便十数日，辨证属于寒侵肝脉，气机阻滞。治疗行气疏肝，散寒止痛。天台乌药散加巴豆，取效后，改用他法。

小 结

《医宗必读》言："初者，病邪初起，正气尚强，邪气尚浅，则任受攻；中者，受病渐久，邪气较深，正气较弱，任受且攻且补；末者，病魔经久，邪气侵凌，正气消残，则任受补。"案例所述之积聚之证，乃病势缠绵日久，正气耗伤，本虚而邪气滞留，而呈虚实夹杂、久虚邪恋之象。医者观"每发疝，医者必用人参"，实乃贼邪难祛，闭门留寇，故久不得愈。复又感寒邪，里外受攻，虚实搏合，而见标急之症。《素问·至真要大论》提出"寒者热之，热者寒之，……坚者削之，……劳者温之，结者散之，留者攻之"。吴瑭秉承先意，以为"非温下不可"，以方天台乌药散治之，直切要害，方意透彻。方以乌药为君，行气疏肝，散寒止痛；臣以行气止痛之木香，疏肝理气之青皮，共奏行气导滞、木气之通达，使寒邪随气行而散，肝气条达而效；佐以槟榔苦温破滞，辛散寒邪，引气下行，破滞化坚，又以巴豆之辛热下利，制寒亦使寒随下而去。本方中行气药与散寒药配伍，共成行气疏肝，散寒止痛之剂，使气行寒散，肝脉调和，则其痛自愈。"下至三次始通"后调以倭硫黄丸，又免攻下太过之虞，恰如其分，妙不可言，实乃临证之典范。

十五、淋浊

案1

郎，五十六岁，便泄带血，既有膀胱之湿，又有小肠之热，用导赤合四苓汤法。

猪苓三钱　茯苓皮五钱　萆薢五钱　泽泻三钱　次生地五钱　甘草梢一钱　淡竹叶二钱　木通三钱　飞滑石五钱

十二月初一日　少腹痛，于前方内，加：川楝子三钱、小茴香炭三钱。

【赏析】

便泄带血，辨证属于既有膀胱之湿，又有小肠之热，治疗用导赤合四苓汤法。

案2

王，十七岁，湿土司天，湿热下注，致成淋证，茎肿。

萆薢三钱　白通草一钱　甘草梢三钱　茯苓皮五钱　滑石二钱　生苡仁五钱　车前子二钱　泽泻三钱　芦根三钱

十五日　于前方内，加：黄柏炭三钱。

【赏析】

淋证，茎肿，辨证属于湿热下注。治以清热利湿化浊法。

案3

龚，五十八岁，先是大小便俱闭，自用大黄八钱，大便虽通而小便点滴全无，续用五苓，仍不通，诊其六脉弦紧，病因肝郁而成，开阴络法。

降香末三钱　归须三钱　两头尖三钱　琥珀三分　丹皮三钱　韭白汁三匙，冲　麝香五厘，同研冲

一帖而通，二帖而畅。

【赏析】

大小便俱闭，用大黄八钱，大便通而小便点滴全无，续用五苓，仍不通。根据六脉弦紧，辨证属于肝郁，用开阴络法收效迅速。

案4

范，二十八岁，因怒郁而大小便闭，与极苦而通小肠，借火腑通胆腑法。

黄芩三钱　归须三钱　桃仁泥三钱　胡黄连三钱　龙胆草三钱　广郁金二钱

二帖而大小皆通。

【赏析】

大小便闭因怒郁引起，故与极苦清热泻火而通小肠，借火腑通利胆腑。

案5

保女，十八岁，怒郁，少腹胀大如斗，小便点滴全无，已三日矣，急不可耐，仰卧不能转侧起立，与开经络。

降香末三钱　香附米三钱　广郁金二钱　龙胆草三钱　青皮二钱　韭白汁三匙，冲　归须三钱　琥珀五分　两头尖三钱　麝香五厘

一帖而通，二帖而畅。

【赏析】

怒郁，少腹胀大，小便点滴全无，已三日。相当于西医学尿潴留，治疗予以开经络法，迅速取效。

案6

普，三十八岁，小便淋浊，茎管痛不可忍，自用五苓、八正、萆薢分清饮等渗湿，愈利愈痛。细询病情，由房事不遂而成。余曰：溺管与精管异途，此症当治精管为是。用虎杖散法，现无虎杖草，以杜牛膝代之。

杜牛膝五钱　当归三钱　降香末三钱　麝香五厘　桃仁泥三钱　两头尖三钱　琥珀六分　丹皮三钱

一帖而痛减，五帖而痛止，七帖而浊净。后以补奇经而愈。

【赏析】

小便淋浊，茎管痛不可忍，辨证并非湿热，故自用五苓、八正、萆薢分清饮等渗湿，愈利愈痛。治疗予以行气活血通络收效，后以补奇经而愈。

案7

珍，四十五岁，血淋太多，先与导赤不应，继以脉弦，细询由怒郁而起，转方与活肝络。

新绛纱三钱　苏子霜一钱　丹皮炭五钱　旋覆花三钱　桃仁三钱　红花二钱　片姜黄三钱　香附三钱　归须三钱　郁金二钱　降香末三钱

四帖而安。

【赏析】

本案属于血淋，由怒郁而起，肝气郁结。故治疗予以活肝络法收效。因其病机并非湿热之邪而致，故导赤散无效。

案8

王，四十五岁，小便狂血，脉弦数，病因肝郁。

新绛纱三钱　细生地五钱　青皮二钱　旋覆花三钱　丹皮炭五钱　桃仁三钱　降香末三钱　香附三钱　归须三钱

服四帖而血止，止后两月，又因动气而发，仍与前方，七帖而愈。

【赏析】

尿血严重，脉弦数，病因肝气郁结，化火。治以疏肝理气，清泄肝火。

案9

保，五岁，夏日痘后受暑，小便不通，脉洪数，玉茎肿亮，蜷曲如勾，与凉利膀胱。

白通草钱半　蚕沙三钱　滑石六钱　云苓皮五钱　苡仁五钱　杏仁三钱

一帖而通，三帖而玉茎复元。

【赏析】

小便不通，阴茎肿胀，辨证属于湿热下注，治疗清热利湿泄浊。

案10

叶，四十五岁，乙酉年七月初一日，金实无声，六脉俱弦，痰饮兼之湿痹，小便白浊，先与行湿。

茯苓皮五钱　川草薢五钱　通草一钱　桂枝五钱　防己三钱　蚕沙五钱　半夏五钱　杏仁泥四钱　生苡仁五钱　甘草一钱　滑石六钱

服七帖。

十四日　复诊加：猪苓三钱、泽泻三钱。

九月初三日　伏饮湿痹便浊，前与淡渗通阳，已服三十帖，因停药二十余日，现下饮又上泛，胸满短气，腰酸淋浊未除，且与行心下之饮，脉弦细，阳不复。

姜半夏五钱　杏仁四钱　云苓皮五钱　广陈皮三钱　防己四钱　桂枝三钱　枳实四钱　草薢五钱　通草钱半　晚蚕沙三钱

服九帖。

十二日　去杏仁、防己，加：薏苡五钱。

又服三十余帖。

十月初五日　痰饮、痹证、淋浊、小便不通皆寒湿为病，误与补阴，以致湿邪胶瘤沉着，急难清除。前与开痹和胃，现今虽见效不少，究竟湿邪为患，阴柔之邪，久为呆补所困，难以旦夕奏功也。

桂枝四钱　川草解五钱　泽泻三钱　姜半夏六钱　滑石六钱　云苓皮五钱　广皮五钱　蚕沙三钱　车前子三钱　枳实三钱　猪苓三钱　生苡仁五钱

煮三杯，分三次服。

十月二十五日　浊湿误补久留，与开太阳阖阳明法，数十帖之多，虽见大效，究未清楚，小便仍间有浊时，腿仍微有酸痛。

姜半夏一两　桂枝四钱　片姜黄二钱　广陈皮五钱　通草一钱　川草薢五钱晚蚕沙三钱　川椒炭三钱　生苡仁五钱　防己三钱　猪苓三钱　小枳实二钱　茯苓皮五钱

十一月十八日　痹证挟痰饮，小便浊，喉哑，先开上焦，后行中下之湿，余有原案。

苦桔梗五钱　甘草三钱　杏仁五钱　半夏一两　云苓皮五钱　生苡仁五钱

喉哑服此。

备用方：桂枝四钱　广皮三钱　生苡仁五钱　云苓皮六钱　半夏六钱　蚕沙三钱　川草薢五钱　车前子四钱　滑石一两　川黄柏三钱，盐水炒

便浊服此。

【赏析】

本案痰饮、痹证、淋浊、小便不通。辨证皆寒湿为病，治疗淡渗利湿，通阳。然而，吴鞠通云"湿邪为患，阴柔之邪，久为呆补所困，难以旦夕奏功"。故治疗此类病人，不要心急。

十六、泄泻

案1

陶，四十五岁，乙酉年四月十五日　久泄脉弦，自春令而来，古谓之木泄，侮其所胜也。

柴胡三钱　猪苓三钱　生姜五钱　姜半夏五钱　炙甘草二钱　大枣三枚，去

核　泽泻三钱　广陈皮三钱　茯苓块五钱　桂枝三钱

十九日　泄泻已减前数，加：苍术三钱。

前后共计服十三帖全愈。

五月初六日　前曾木泄，与小柴胡汤十三帖而愈。向有粪后便红，乃小肠寒湿之症，现在脉虽弦而不劲，且兼缓象，大便复溏，不必用柴胡汤矣，转用黄土汤法。

灶中黄土四两　黄芩炭二钱　熟附子三钱　茯苓块五钱，连皮　炒苍术五钱　广皮炭二钱

煮三杯，分三次服。

十二日　湿温成五泄，先与行湿止泄，其粪后便红，少停再拟。

猪苓五钱　苍术四钱　泽泻五钱　茯苓六钱，连皮　桂枝五钱　苡仁五钱　广皮四钱　广木香二钱

煮三杯，分三次服，以泄止为度。

八月初六日　胃不开，大便溏，小便不畅，脉弦。

猪苓三钱　白蔻仁二钱　泽泻三钱　生苡仁五钱　茯苓皮五钱　广皮二钱　姜半夏三钱　柴胡一钱

煮三杯，分三次服。

【赏析】

泄泻有内伤与外感之分，本案中陶氏久泻不止，为内伤泻泄。内伤泄泻或为肝脾不和，或为脾胃虚弱，或为命门火衰，然不论何种病机，其基础都为脾虚湿盛，脾胃肠府功能失调，致升降失调，清浊不分，混杂而下，形成泄泻。故治疗内伤泄泻，其基础为调理脾胃，恢复脾胃分清泌浊功能为要。此案首诊陶氏于春季发病，春季为肝经所主之季节，且患者脉弦，当为木泻。其病因为肝气不舒，脾为肝经之所胜，肝气乘脾，致脾运不健。吴鞠通首诊予以小柴胡汤合五苓散加减，一方面调和肝脾，一方面健脾化湿浊，标本兼治。次诊患者便后出血，脉弦而缓，大便溏泻，乃寒湿之邪停滞中焦，中焦失调所致。次诊以黄土汤（灶中黄土、黄芩炭、熟附子、茯苓块、炒苍

术、广皮炭），温脾化湿浊，止血调泻。三诊患者因泄泻日久，损及肾阳，脾阳虚致肾阳虚，以五苓散加味（猪苓、苍术、泽泻、茯苓、桂枝、苡仁、广皮、广木香），兼补脾肾，温阳而止泻。四诊患者胃气不开，拟方：猪苓、白蔻仁、泽泻、生苡仁、茯苓皮、广皮、姜半夏、柴胡。方中猪苓、泽泻、茯苓皮健脾利湿，白蔻仁、薏苡仁益胃渗湿，广陈皮、姜半夏、柴胡和解少阳，调理脾气。

在此案治疗过程中，不论何种泄泻，吴鞠通在其处方过程中均可见五苓散的踪迹，可见其对调理脾胃的重视。

案2

陆，二十七岁，乙酉年五月十九日　六脉弦细，面色淡黄，泄则脾虚，少食则胃虚，中焦不能创建，安望行经，议先与强土。

藿香梗二钱　广皮炭钱半　广木香钱半　白蔻仁一钱　云苓块三钱　苏梗钱半　苡仁二钱　姜半夏三钱　益智仁一钱

煮三杯，分三次服，七帖。

二十八日　右脉宽泛，缓也。胃口稍开，泄则加添，小便不通，加实脾利水。

猪苓三钱　泽泻三钱　茯苓五钱　苡仁五钱

六月十八日　前方服十四帖，泄止，胃稍醒，脘中闷，舌苔滑，周身痹痛，六脉弦细而沉，先与和中，治痹在后。

桂枝三钱　防己三钱　益智仁钱半　藿香梗三钱　杏仁三钱　苡仁五钱　姜半夏五钱　白蔻仁二钱　广皮三钱

煮三杯，分三次服。

【赏析】

此案为脾虚泄泻案，案中陆氏因脾胃虚弱，少食而泄，小便不利，脘中闷满。此证治宜补益中焦，恢复脾胃分清泌浊之功。首诊吴氏与宣肺化气利湿之品，旨在化中焦湿浊，以复胃气，再图缓治。次诊患者胃口稍开，吴氏予健脾利湿，通利小便。三诊患者出现痹证，吴氏辨证后认为以湿浊中阻为要，提出先与和中，治痹在后的思路，继续健脾利湿。

案3

王，三十五岁，渴而小便后淋浊，此湿家渴也，况舌苔黑滑乎，议《金匮》渴者猪苓汤法。但前医大剂地、黄、五味、麦冬、龟胶等，纯柔黏腻补阴封固日久，恐难速愈。戒猪肉介属滑腻。

猪苓六钱　萆薢六钱　泽泻五钱

初五日　渴而小便短，便后淋浊，与猪苓汤法，小便长而淋浊大减，渴止舌黑苔退，惟肩背微有麻木酸楚之象。是脏腑之湿热已行，而经络之邪未化也。与经腑同治法。

生石膏八钱　云苓块五钱，连皮　晚蚕沙三钱　杏仁四钱　广皮钱半　通草一钱　防己二钱　萆薢四钱　生苡仁四钱　桂枝三钱　黄柏炭钱半

【赏析】

王氏案为湿邪阻滞中焦，致口渴、中焦失健运，小便淋浊，大便溏泻。其正确治法为健脾利湿，然因前医因其口渴，误以为阴虚，多予以地黄、麦冬、五味子、吴茱萸等纯柔黏腻补阴之品，以致湿邪封固中焦日久，故治疗当徐徐而图之。故首诊，吴氏仅予以猪苓、萆薢、泽泻利湿泄浊。次诊渴而小便短，便后淋浊，辨证属于"脏腑之湿热已行，而经络之邪未化"，故吴鞠通经腑同治，一方面予以生石膏、僵蚕、杏仁、黄柏炭等清经络之热邪，一方面以广陈皮、通草、防己、萆薢、苡仁、桂枝等健脾利湿，化中下焦之湿浊。临床上，口渴有阴虚、热盛、湿浊等原因，应仔细鉴别。

卷 四

一、痘证

案1

周女，一周零一月，庚申六月，身热耳冷，隐隐有点，防痘，夏令感温暑而发，先宜辛凉解肌，令其易出，切忌辛温发表，致表虚发痒，溃烂，且助温热。

连翘三钱　甘草一钱　苦桔梗三钱　芦根三钱　炒银花三钱　薄荷八分　芥穗八分

初二日　点出未透，仍宜解肌。照前方。

初三日　险痘三天，业已出齐，但顶陷色暗，与活血提顶法，再色白皮薄，两太阴素虚之体，此痘如用羌活、防风，必致塌痒，进苦降必致泄泻。

当归二钱　苦桔梗一钱　焦白芍钱半　银花三钱　白芷二钱　黄芩炭钱半　木通二钱　紫草八分　南山楂炭一钱　连翘二钱　暹罗犀角一钱

初四日　气虚则根松顶陷，血郁则色淡盘软，毒重则攒簇，且与消毒活血提顶，扶过七日，能用补托，方可有成。不然，九朝塌痒可虑，况现泄泻。

当归二钱，土炒　甘草钱半　白芷二钱　红花一钱　暹逻犀角三钱　皂针一钱　羚羊角三钱　连翘三钱　苦桔梗二钱　紫草钱半　炒银花三钱　公鸡冠血每大半黄酒

杯点三小匙

初五日　痘五天半，气虚不能解毒外出，牵延时日，必致内陷塌痒，今日仍然外感用事，未敢大补，亦须少用托法。

白芷二钱　连翘钱半　丹皮二钱　皂针钱半　苦桔梗二钱　白归身三钱　甘草五分　紫草一钱　燕窝根五钱　生绵黄三钱　鸡冠血三五匙

浓煎一茶杯，服完，渣再煮浓半杯，明早服。

初六日　六天少用补托，业已起胀，颜色颇鲜，但皮薄壳亮。今日须大补，明日须峻补。

生绵黄五钱　苦桔梗三钱　鸡冠血每一酒杯点三滴　炙甘草钱半　紫草二钱　党参三钱　白归身三钱　广皮炭一钱　白芷二钱　川芎一钱　燕窝根一两

公鸡汤煎药。

初七日　两用托补，色鲜而润，陷者复起，但清浆十之二三，亮壳颇多。今到七日，脏腑已周，气血用事，正好施补气载毒之方。

生绵五钱　广皮一钱　炙甘草二钱　白芷一钱　苦桔梗三钱　人参一钱　广木香八分　煨肉果钱半　川芎四分　燕窝根一两

公鸡汤煎药。

八天　痘顶圆绽者不过一二，头面行浆，胸背清浆三四，四肢全然空亮，根盘色淡。此气血两虚，急宜峻补，用参、归、鹿茸，合陈氏异功法。

人参一钱　归身六钱　煨肉果二钱　黄毛茸五钱，水黄酒另煎　苦桔梗三钱　白芷三钱　广木香一钱　炙甘草三钱　燕窝一两　生绵一两　茯苓块三钱　广皮炭三钱　公鸡汤一中碗

此药煮成四茶杯，加茸汁半茶杯，鸡汤一中碗，燕窝汤一碗，和匀上火煨浓，小人服一半，乳母服一半。

初九日　九天昨用峻补，两臂虽有黄浆，四肢仍然空亮，泄泻之故，用文仲大异功散。

生嫩芪一两　人参一钱　广木香二钱　当归五钱，土炒　煨肉果三钱　广皮炭二钱　煨诃子三钱　于白术五钱，炒　上肉桂一钱，研细去粗皮　茯苓块六钱　炙甘草三

钱　鹿茸尖六钱，酒煎

初十日　即于前方内，去肉桂、鹿茸尖、归身，减黄芪四钱，加：泽泻五钱。

十一日　照前方。

十二日　即于前方内加：薏米仁五钱。

十三日　浆未十分满足，四肢间有破损，难保无痘毒咳嗽等事，兹用利水以助结痂，驱逐余毒，即在其中，所谓一举两得者也。

洋参三钱　泽泻三钱　广皮炭一钱　茯苓块五钱　生苡仁八钱　炙甘草钱半　焦于术三钱　广木香三钱　煨肉果二钱　煨诃子二钱

十四日　脚肿胸闷溲短，水不利也。

茯苓块五钱　炒银花二钱　冬白术三钱　泽泻二钱　生苡仁五钱　广皮炭钱半　飞滑石二钱　连翘二钱　五谷虫钱半

【赏析】

暑温，"夏令感温暑而发"，即温病发生在夏季。《素问·热论》："先夏至日者为病温，后夏至日者为病暑"。凡温病发生在夏至以后，到立秋前后，即为暑温。感染时疫，热毒深重，气热郁肺，内伤营血，从肌肤外发为痘。治疗上需既清肺经气分热邪，又要凉营透疹解毒。方用银翘散加减，下后疹陆续透发，里气得通，热从肌肤透达。痘出齐后，不可用羌活、防风等辛温香窜之品，否则助热伤阴，阴气竭而出现热厥，邪热入心，诱发小儿高热抽搐。治宜清热解毒，活血凉血。待痘证中期，"根松顶陷"，"色淡盘软"，需在活血解毒基础上酌情加补托药物，如绵黄芪，以托里透脓。痘证后期，气血两虚，脾虚泄泻，水饮停聚，治宜清热解毒，峻补气血，实脾利水。

案2

何男，四岁，九月初三日，三天气虚毒重。粘连成片，兼之色滞顶陷，攻毒则碍虚，温托则碍毒，两难措手，和中安表，更不济事，勉议活血摆毒。

苦桔梗三钱　乌犀角五钱　连翘三钱　生甘草一钱　白芷一钱　薄荷一钱　炙天虫二钱　紫草三钱　全归三钱　南楂三钱　丹皮三钱　羚羊角三钱

每一酒杯，和猪尾膏三小匙。

初五日　四天昨用活血解毒，大有起色，但喉声微哑，面目浮肿太甚，唇色绛红，时疬之火毒太重，今日犹宜解毒。

苦桔梗六钱　暹罗犀角六钱　连翘三钱　人中黄三钱　桃仁钱半　古勇黄连一钱　天虫三钱　白芷一钱　全归二钱　炒楂肉二钱　紫草三钱　谷精草三钱　丹皮三钱　羚羊角三钱　银花五钱　紫花地丁五钱

以银花紫地丁前汤代水。

初六日　五天半渐有起色，但险症变幻不一，时刻小心为要，今日仍宜活血提顶，微加托里。

生绵芪三钱　紫草三钱　红花三分　炙甘草三钱　归身三钱，土炒　银花三钱　白芷二钱　谷精草三钱　皂针一钱　犀角三钱　连翘三钱　鸡冠血每一酒杯约加三小匙

初七日　六天半时疬已退，气血用事，头面清浆三四，周身亮壳，非重用温托不可。看守勿懈，不致损破，可望成功。

生黄芪八钱　紫草二钱　燕窝根五钱　炙甘草三钱　广木香钱半　归身三钱　党参三钱　白芷二钱　鸡冠血每酒杯冲三匙

初八日　七天半浆未及半，切牙寒战，灰白塌陷，非陈文仲大异功散不可。

人参钱半　广皮钱半　焦于术三钱　生绵芪八钱　广木香二钱　茯苓块二钱　炙甘草三钱　白芷三钱　糯米三钱　上桂心钱半　归身四钱

公鸡汤煎。

初九日　八天半昨用大异功法，切牙寒战，已去大半，但浆犹未足，用异功参归鹿茸法。

绵黄芪一两　上肉桂二钱，去粗皮　广木香二钱　人参三钱　黄毛鹿茸五钱，生　白芷二钱　茯苓块三钱　当归三钱，土炒　诃子肉二钱，炒　焦于术三钱　煨肉果二钱　炙甘草钱半　广皮炭半钱

熬浓服。

初十日　九天半切牙寒战，已去十分之九，但身上浆清，腿足未灌，泄泻频仍。翁仲仁有泄泻安宁大虚少毒之诊，今日犹宜峻补，如泄泻不止，再加涩肠。

绵黄芪一两　广木香钱半　人参三钱　生鹿茸五钱，酒另煎　上肉桂二钱　白芷二钱　炙甘草二钱　煨肉果三钱　浓朴二钱　诃子肉三钱，煨

十一日　十天半用异功散得效，但泄泻不止，肤痒浆薄，必有余毒，今日仍可托补一天，议于明日用实脾利水收痂法，俾不尽之热毒，从小便而去。

生绵黄芪一两　广木香二钱　煨肉果三钱　人参二钱　广皮炭二钱　炙甘草三钱　上肉桂一钱　厚朴二钱　诃子肉三钱

十二日　十一天痂虽结而浆薄，泄泻，以实脾利水为法，仍兼涩肠。

人参八分　煨肉果三钱　厚朴二钱　焦于术三钱　炙甘草钱半　上肉桂一钱　茯苓块三钱　炙黄五钱　生苡仁五钱　广皮炭二钱　诃子肉五钱　广木香二钱

十三日　十二天浆薄微咳，痂痒，便溏，仍当补气，兼与实脾。

人参八分　煨肉果钱半　厚朴二钱　生黄芪五钱　诃子肉二钱　广木香一钱　茯苓块五钱　炙甘草三钱　焦于术三钱　生苡仁五钱　广皮炭一钱

十四日　十三天喉哑咳嗽而渴，肺中余毒未清，便溏溺短，痘后脾虚宜实。

茯苓块三钱　五谷虫一钱　冬白术三钱，炒　厚朴钱半　生苡仁五钱　苦桔梗三钱　诃子肉二钱，煨　炒银花二钱　地骨皮二钱　连翘钱半

【赏析】

此案重点记载了痘证中后期兼症的处理。治疗仍以清热解毒为大法，兼以托毒、补气、活血、补血、利水、涩肠等。痘证病势凶险，变化迅速，病

位涉及肺、脾、肾等脏腑。异功散加减应用温补中焦之气,当归、肉桂温养下焦之血,使气血相生。

案3

吴氏,五岁,辛酉九月二十日,险中逆痘三天,繁红扁阔,成片不起,翁仲仁谓重壅遏。其形退缩,且烦躁肢逆,唇焦舌黄,溲短腹痛,痘顶先出者已焦,勉用双解法。

芥穗三钱　全归三钱　苦桔梗三钱　楂肉三钱　生大黄五钱　生甘草一钱　牛蒡子三钱　连翘二钱　银花三钱　猪尾三匙,入梅片二分熬膏　桃仁粉二钱　薄荷一钱

二十一日　四天艳红扁阔,下后稍见起发,究不肥绽,何能起胀成浆,咳嗽痰多,且与清凉败毒,活血松肌,开提肺气。

犀角三钱　杏仁三钱　紫草二钱,和猪尾膏　羚羊角三钱　苦桔梗五钱　银花三钱　连翘三钱　甘草一钱　大力子三钱　芥穗三钱　归尾一钱　楂炭五钱

二十二日　五天密布不齐,身热未退,扁阔瘪陷,形色滞暗,不能起胀,那得成浆,勉于清毒之中,兼与活血提顶。

犀角三钱　天虫三钱　杏仁三钱　羚羊角三钱　归须二钱　银花三钱　苦桔梗三钱　牛蒡子三钱　白芷二钱　甘草一钱　皂针一钱　楂肉二钱　连翘三钱　紫草二钱　鸡冠血每杯冲四茶匙

二十三日　六天头面虽有行浆之意,究竟周身平陷,较昨日颜色略润耳。仍与清毒活血提顶,少加托里。

生黄芪三钱　天虫二钱　全归三钱　皂针钱半　人中黄一钱　杏仁三钱　白芷二钱　紫草三钱　牛蒡子三钱　银花三钱　穿山甲一钱　苦桔梗五钱　犀角三钱　鸡冠血每杯冲四茶匙

二十四日　七天头面行浆,周身平塌空壳,用伍氏内托法。

生绵芪八钱　大力子三钱,炒研　白芷二钱　全归三钱　苦桔梗三钱　川芎钱半　炙甘草钱半　洋参钱半,炒老黄色　紫草二钱　燕窝根五钱　公鸡汤一茶杯　鸡冠血每杯冲三茶匙

二十五日　八天头面浆足，周身平塌者已起，空壳者亦有行浆之势，翁仲仁谓喉哑声嘶，浆行饱满，亦无妨。切牙在七日以后属气虚，况其食少乎，非阴虚也。

生绵芪八钱　炙甘草一钱　公丁香四分　白芷二钱　象贝二钱　苦桔梗五钱　天虫三钱　洋参钱半，炒老黄　牛蒡子三钱　鸡汤一茶杯

二十六日　九天浆已行及大半，但气虚作痒，看守勿懈，毋令损破为要。

生绵芪一两一钱　象贝三钱　白芷三钱　天虫三钱　苦桔梗六钱　牛蒡子三钱　洋参二钱　冬白术二钱　炙甘草三钱　广木香一钱

二十七日　十天浆已行及十之七八，惟痰咳微痒，眼中出脓为可虑。

生绵芪　生甘草　谷精草　苦桔梗　焦冬术　桑叶　生苡仁　连翘　土贝母

二十八日　十一天湿重，小便不利，畏寒切牙。

洋参钱半　广皮炭钱半　生黄芪五钱　炙甘草三钱　生苡仁五钱　冬白术三钱　谷精草三钱　茯苓块三钱

二十九日　十二天实脾利水以收痂止嗽，加辛凉败毒以护目疾。

生黄芪二钱　地骨皮二钱　炙甘草钱半　连翘二钱　炒冬术三钱　炒银花二钱　茯苓块三钱　谷精草三钱　生苡仁五钱

初一日　十三天湿气已行，痂结过半，正气已化，痂落过半，饮甚好，目开无恙，已收全功，惟咳嗽减而未清，仍宜实脾利水，复以辛凉败毒。

炒冬术三钱　地骨皮一钱　茯苓块三钱　炒银花钱半　生苡仁三钱　五谷虫一钱　连翘钱半　象贝钱半

【赏析】

痘症早期予以清热凉血败毒活血法，中期予以解毒补虚托里法，后期予以辛凉实脾利水法。

案4

　　某（七官），痘粒分颗，原属纯正，但壳薄顶平无浆，间有二三陷者，且有灰色，明日七朝，气血用事，非峻补不可。一切辛窜走里者，必不可不用，为其温中而托络也。其走表者断不可用，以其虚表而致塌痒也。再九日以后，须防泄泻咳嗽。

【赏析】

　　痘形"扁阔瘪陷，形色滞暗"，"不能胀成浆"，加当归、紫草活血，一般在病程7天后，行浆可加托里药，《张氏医通·卷十二·婴儿门下》中记载了"寒战切牙"的病机。"痘疹切牙寒颤，有先后之序。痘正出时，为寒邪所袭，则肌腠闭塞，不能宣达，而发寒颤，宜疏解之。若养浆时寒颤，乃阴凝于阳，阳分虚，则阴入气道而作颤。痘未透而切牙者，阳明胃热，宜清解之。若养浆时切牙，乃阳陷于阴，阴分虚则阳入血道，故切牙也。若痘焦紫陷伏，闷乱昏睡，或躁扰不宁，声哑气急，而寒颤切牙者，为热毒内攻。单切牙者，于补血之中兼助其气。然此二证，多发于痘后，其人属虚无疑，虽有少热，亦余毒耳。在养浆收靥之时，最忌见此，故于七日前见者可治，在七日后见者为逆，七日以后属气虚"，故重用补气之品。医案结尾处评论，"壳薄顶平无浆，间有二三陷者，且有灰色"，"一切辛窜走里者，必不可不用，为其温中而托络也"，说明了补气药物与芳香辛窜药物应用的时机，痘证后期还需注意泄泻与咳嗽的发生。

案5

　　嵩女，五个月，初十日　相火用事，病民病温，防发痘，先宜辛凉达表，切忌发汗。

　　连翘二钱　银花二钱　甘草一钱　苦桔梗二钱　杏仁粉二钱　薄荷五钱　芥穗八分　芦根三把　牛蒡子二钱

　　十一日　险痘一天。

连翘二钱　银花二钱　苦桔梗二钱　甘草一钱　紫草一钱　芦根二两　归须八分　薄荷八分　牛蒡子二钱　芥穗一钱

煎汤代水。

十二日　脾经险痘二天，色重粘连，船小载重，夜间烦躁，先以活血败毒。

楂肉三钱　大黄一钱　连翘二钱　当归八分，土炒　银花五钱　桃仁泥八分　地丁三钱　苦桔梗二钱　红花三分　人中黄一钱　丹皮二钱　犀角一钱　猪尾膏三小匙　白茅根一两

煎汤代水。

十三日　险痘三天，色重粘连，间有陷顶，议凉血提顶。

连翘二钱　细生地钱半　银花钱半　归须八分　苦桔梗一钱　白茅根三钱　甘草八分　犀角八分　红花五分　羚羊角二钱　丹皮二钱　芦根三把

十四日　险痘四天，形色俱有起色，但顶平便溏耳，将就可望有成。

生黄芪三钱　茯苓块三钱　炙甘草钱半　沙洋参一钱　白芷一钱　炒山甲一钱　白茅根三钱　皂针八分　白术炭二钱　炒银花二钱　鸡冠血三小匙

公鸡汤煎药。

十五日　五天即于前方内，去银花、鸡冠血，加：广皮一钱。

十六日　六天虽然行浆，但色灰便溏。

焦于术钱半　广木香一钱　诃子肉一钱　茯苓块三钱　煨肉果钱半　炙甘草二钱　绵黄芪三钱　广皮炭一钱　洋参二钱，姜汁炒

水煎浓。

十七日　七天业已回浆，十分全功，但便溏湿重，仍有意外之虞，法宜实脾利水。

焦于术三钱　广木香一钱　茯苓块三钱　诃子肉一钱　生苡仁三钱　煨肉果一钱　广皮炭八分　人参一钱，姜炒　炙甘草一钱

【赏析】

此病案为痘证出痘后8天即控制病情的成功案例。总结治法规律，首先清

热解毒，辛凉达表，方用银翘散去竹叶加杏仁。第二日原方去杏仁，加紫草、归须，加强活血之功。第三日予以桃仁、红花等加大活血药物力度，并以人中黄、丹皮、犀角清营分热。第四日以细生地、白茅根、羚羊角增强凉血之功。第四日茯苓块、白术炭补脾，银花、山甲炒制，甘草炙用，加强温中补虚之功。鸡冠血咸，平，无毒。冠血咸而走血透肌，乌者阳形阴色，阳中之阴，善治痘青干紫黑陷，血热毒盛者。高武《痘疹正宗》云："鸡冠血和酒服，发痘最佳。鸡属风，顶血至清至高，故也。"第五日去银花、鸡冠血加广皮，行气燥湿。第六日重在补脾止泻。第七日实脾利水止泻。

案6

嵩女，三岁，癸亥十一月初十日。

芥穗钱半　藿香叶八分　防风钱半　薄荷八分　连翘二钱　杏仁一钱　甘草一钱　桑叶一钱　苦桔梗二钱　芦根二把

十一日　重险痘一天，热一日而见点，阳明络现，粘连成片，汗多便溏，气虚毒重，九朝塌痒难防，勉与摆毒松肌。

连翘三钱　银花五钱　桑叶三钱　丹皮二钱　紫花地丁五钱，先煮代水　归尾八分　苦桔梗三钱　牛蒡子八分，研　甘草一钱　芦根五把　猪尾膏三匙，冰片二厘和入

十二日　二天出不爽快，未三岁之儿，九日限期时刻有违陷之虑。即于前方内加：白茅根五钱、暹逻犀角一钱。

十三日　重险三天，面貌繁红，壳薄顶陷根松，粘连成片，身上色淡不起，小便清，大便多而稀，头温足冷，应作气虚不能送毒外出看。总之九朝塌痒之症，勉与活血提顶，而补气兼之。

连翘二钱　白芷二钱　红花一钱　穿山甲一钱　甘草一钱　皂针一钱　归尾钱半　洋参一钱　犀角一钱　生绵芪三钱　猪尾膏三匙，冰片二厘拌

十四日　重险四天，较昨日稍好，然不能起胀，焉能成浆。塌痒之证，勉与提顶。

薄荷八分　生绵五钱　苦桔梗二钱　穿山甲一钱　杏仁二钱　犀角二钱　白芷

二钱　红花一钱　甘草一钱　皂针一钱　银花二钱　鸡冠血五钱

十五日　重险五天，较昨日略好，究竟不能起胀，面红身白灰，头温足冷，虚寒之极，勉与辛温而甘者，助其元阳。

生绵芪五钱　红花钱半　穿山甲二钱　焦于术钱半　洋参二钱，姜一片同捣炒枯　半夏钱半　白芷二钱　煨肉果八分　公丁香五分　广木香钱半　桑叶一条，生捣汁冲　炙甘草钱半

浓煎如膏。

十六日　六天虚寒壳亮，急用峻补，以救万一。

生绵芪一两　归身三钱，土炒　穿山甲三钱　焦于术四钱　洋参六钱　鹿茸五钱　白芷三钱　红花钱半　广木香三钱　煨肉果钱半　炙甘草三钱　茯苓块三钱　广皮炭二钱

老公鸡汤煎如膏。

十七日　七天壳薄无浆便溏，气血两虚，用陈文仲法。

生绵芪一两　炙甘草三钱　洋参三钱，姜炒　煨肉果二钱　焦于术二钱　煨诃子三钱　鹿茸尖六钱，酒炒　真瑶桂八分，去粗皮　白芷二钱　公丁香八分　煨木香二钱　广皮炭钱半　半夏钱半

公鸡汤煎如膏。

十八日　八天切牙，泄泻，目开，壳薄无浆，皆系虚欲塌痒之象，急用陈文仲大异功散法，惜无力用参耳。

防风五钱　诃子肉三钱　肉果霜三钱　生绵芪三钱　洋参五钱　熟附片一钱　于术四钱　瑶桂钱半　茯苓块三钱　公丁香三钱　白芷二钱　广木香三钱　广皮二钱　炙甘草三钱

浓煎如膏，分六七次服。

十九日　九天昨用文仲大异功，仍然塌陷切牙，水浆不得入口，然根盘未散，断不可弃而不治。议于前方加：煨肉果二钱、丁香二钱。

连服二帖。

二十日　十天昨日异功散方，连服二帖，头面业已行浆，下体仍然灰白

塌陷，再用前方二帖。

二十一日　十一天灰白浆不足必陷，仍服前方二帖。

二十二日　十二天头面浆足，四肢空壳尚多，于前方内改肉桂为桂枝，再二帖。

二十三日　十三天仍须托理温中，白日服完，夜间再服半帖。

二十四日　十四天灰白切牙，泄泻，犹在险途。

生绵芪五钱　桂枝五钱　洋参五钱　茯苓块五钱　于术五钱　白芷三钱　诃子肉三钱　炙甘草三钱　肉果霜六钱　生苡仁五钱　公丁香六钱　党参五钱　广木香五钱　广皮三钱

九碗水煎如膏。

【赏析】

本案中患儿第一天发病情况未记载，推测当为发热起病，遂用清热解表药物。此案与别案不同之处，为患儿第二日即出现"汗多便溏"，"气虚毒重"，提示预后不良。吴鞠通也深知病情凶险，并无十足把握，患儿治疗半月，仍未脱离危险。

案7

徐男，六岁，癸亥腊月初四日，重险痘三天，骨立无肉，血枯而燥，干红色暗，粘连成片，皆隐在皮中，乃枭毒把持之故，勉议两解重法。如照常理立方，恐鞭长莫及。

大黄四两，半生半用黄酒炒黑　楂肉三钱，半生半炒　犀角一两　紫地丁一两　桃仁四两，半生半炒　青皮二两　银花一两　红花三钱　小猪尾血半酒杯，入梅片三厘

水八碗，煮成三碗，先服半碗，约二时再进，以舌苔退痘起发为度。

初五日　重险痘四天大下后，业已起发，不必再用沉降，议凉血提顶。

犀角八钱　紫地丁五钱　白芷二钱　银花八钱　苦桔梗五钱　皂针二钱　羚羊角五钱　人中黄三钱　白茅根一两　连翘五钱

初六日　重险痘五天，大有起色，仍宜凉血活血，兼与败毒。

细生地八钱　紫地丁五钱　白芷三钱　犀角五钱　羚羊角五钱　人中黄二钱　连翘四钱　银花八钱　白茅根一两　苦桔梗五钱

分四次服。

初七日　生险痘六天，虽然行浆，但火毒太重，不必用补，亦不可泻，犹宜用凉血解毒，以为结痂之地。

玄参五钱　紫地丁六钱　银花八钱　细生地一两　苦桔梗五钱　连翘三钱　犀角一两　人中黄二钱　白茅根一两　粉丹皮八钱

初八日　七天于前方内减犀角一半，加：麦冬五钱。

初九日　八天浆已满足，色渐苍，胃已旺，议辛凉以助结痂之用。

连翘三钱　白茅根五钱　银花三钱　五谷虫钱半　生甘草钱半　麦冬五钱，连心

初十日　九天四肢太热，非重用辛凉，其痂不结。

连翘五钱　黄芩钱半，酒炒黑　玄参五钱　银花五钱　生甘草钱半　麦冬八钱，连心　细生地五钱　白茅根六钱　丹皮五钱

十一日　十天回浆甚缓，微咳，用辛凉少兼实脾。

连翘二钱　黄芩一钱　白茅根三钱　人中黄钱半　麦冬三钱，连心　桑叶一钱　细生地三钱　生苡仁五钱　地骨皮一钱　丹皮三钱

十二日　十一天仍服前方一帖。

十三日　十二天再服前方一帖。

十五日　十四天十分全功，惟败余毒而已。

连翘二钱　人中黄钱半　白茅根三钱　五谷虫一钱　粉丹皮三钱　仙人杖皮二钱

【赏析】

大黄生用泻下力猛，酒制善清上部火热，大黄峻烈、攻下破瘀力强，易伤正气，故表证未解、气血虚弱、脾胃虚寒、无实热瘀结者及孕妇胎前、产后均应慎用或忌服。患儿"骨立无肉，血枯而燥"，已是到了危险之候，吴鞠通不遵常理，重用大黄，以期速达泻火解毒之效。下后予以凉血解毒之法，兼以活血。方中紫花地丁清热解毒，凉血消肿；羚羊角清热解毒镇惊；

犀角清热凉血、泻火解毒之圣药，治疗热入营血之症；皂针即皂角刺，搜风，拔毒，消肿，排脓；人中黄清热凉血，泻火解毒；白茅根凉血止血，清热解毒。"浆已满足，色渐苍，胃已旺"，予以辛凉法助结痂。五谷虫常用名为蛆，为蝇科动物的幼虫，咸，寒，归脾、胃经，清热解毒，消积滞。"十一日，十天回浆甚缓，微咳，用辛凉少兼实脾"，推测患儿出现腹泻症状，这也是痘证常出现的兼症。"十五日，十四天十分全功"，仍以清热解毒之法"败余毒"。方中用仙人仗皮。《本草拾遗》："仙人杖是笋欲成竹时立死者，色黑如漆，五六月收之。苦竹、桂竹多生此。"性味归经咸，平。治反胃，吐乳，水肿，脚气，疟疾，痔疮。 考虑患儿可能出现水肿，故用仙人仗皮利水祛湿。

案8

吕女，癸亥腊月十三日，重险痘二天色重，粘连成片，攒簇颇多，第一方以达外感活血松肌为法。

芥穗二钱　苦桔梗三钱　牛蒡子三钱　杏仁三钱　前胡钱半　薄荷一钱　甘草一钱　半夏二钱　苏叶一钱　当归钱半　南红花一钱

十四日　早第二方，以摆开枭毒为主，盖攒簇者必攻也，况色重乎。

生大黄一两，半生半用酒炒黑　桃仁六钱，半生半炭　南楂六钱，半生半炭　苦桔梗四钱　青皮四钱，半生半炭　人中黄二钱　猪尾膏每次冲三小匙，一酒杯研入梅片五厘

十五日　申刻重险痘三天，早用必胜法，现下颜色已退，唇舌色绛，抱鬓蒙头，腰中肾俞太重，弄口呲嘴，心火太重，议以凉血败毒。

犀角六钱　甘草钱半　羚羊角三钱　银花三钱　真山连一钱　大力子二钱　连翘三钱　广皮钱半　苦桔梗三钱　杏仁三钱　全归三钱　次生地三钱　猪尾膏每次三两匙，研入冰片五厘

十六日　险中逆痘四天，气血既虚，而毒又重，色暗根松，瘟阔壳薄，头温足冷，抱鬓攒腰，下不可，初又不可，此其所以难也，勉与活血提顶。

红花钱半　人中黄三钱　犀角五钱　全归三钱　紫地丁五钱　白芷三钱　银花

五钱　皂针三钱　苦桔梗六钱　穿山甲二钱，炙　楂肉六钱　粉丹皮五钱　夺命丹三粒　猪尾膏每次冲三小匙　冰片五厘

十七日　险中逆痘五天，较昨日虽有起色，究竟色滞而重，板着不行，二日不大便，皆系枭毒把持，恐不能行浆，如过此关，则不能再用沉降矣。议必胜法：

生大黄一两，半生半用酒炒黑　青皮六钱　桃仁一两，生炒各半　焦楂肉一两　红花钱半　苦桔梗六钱　甘草三钱

十八日　险中逆痘六天，昨日复用必胜法，虽有起色，究竟头面不如周身之半，枭毒把持，阳亢可知。

犀角五钱　大黄五钱，酒炒黑　红花二钱　人中黄三钱　全归三钱　银花五钱　紫地丁五钱　穿山甲二钱，炙　苦桔梗五钱　皂针二钱　南楂炭三钱　广皮二钱　白芷三钱

十九日　险中逆痘七天头面起发，色鲜，周身色淡，逆者已顺，现有行浆之势，一以上浆为主。

于术三钱　防风三钱　整绵芪一两，生咀　炒广皮二钱　洋参三钱，姜炒　炙甘草三钱　白芷三钱　茯苓块三钱　党参五钱　桂枝五钱　归身二钱，土炒

二十日　八天照前方仍服一帖。

二十一日　九天身上色淡灰，四肢尚空，大便频仍，寒战发痒，皆系虚象，急用陈文仲法，防其内陷。

党参三钱　肉果霜五钱　诃子肉五钱，煨　茯苓块五钱　于术五钱，土炒　炙甘草三钱　广木香三钱　官桂一钱，去粗皮　白芷三钱　炒广皮二钱　姜半夏三钱　熟附子一钱　洋参三钱，姜汁炒　生姜三片　大枣二枚，去核

切牙加：公丁香三钱，第二帖做细末。

二十二日　将昨日第二帖之末药，每服三钱，约二三个时辰服一次。

【赏析】

痘"攒簇"、"色重"用大黄攻下法。"弄口"，又为弄舌，为心脾有热，故于犀角、羚羊角等清热凉血药物之中配伍真山连。真山连为白术别

名，取其健脾之功。大力子，即牛蒡子，清热解毒透疹。值得注意的是，吴鞠通提到的夺命丹，在历代医籍中有多个组方。结合该病案，考虑《痘证心法》中夺命丹的可能性最大。《痘证心法》，明·万全撰，刊于1568年，阐述痘疹的特点，以及发热、出见、起发、成实、收质、落痂、痘后余毒等各阶段的辨证治疗，内载夺命丹组成：麻黄（酒蜜炒焦）三钱，升麻三钱，山豆根二钱半，红花子二钱半，大力子三钱半，连翘三钱半，蝉蜕三钱，紫草三钱，人中黄三钱。主治痘疮及发之时，但见干燥，其痘焦黑者；痘方起发，正值经期，其血大下，以致陷伏；功效解发痘毒；用法：上为细末，酒蜜为丸，辰砂为衣。薄荷则煎汤送下。

当痘色转淡，便溏，寒战，用温中散寒补虚法，与前方不同的是，此时无一清热解毒药物，而应用熟附子、官桂、生姜等大辛大热之品温里，此时辨证需准确，稍有不慎，则余毒复来，功亏一篑。

案9

吕男，二岁，甲子正月十一日，状元痘原不必服药，但现下半生半熟，泄泻唇寒，犹恐遭毒损目，议托温法。

生黄芪三钱　党参三钱　白术一两　茯苓三钱　炙甘草三钱　半夏一钱　广皮一钱　诃子肉一钱　生苡仁二钱

服二帖后去黄，再服二帖。

【赏析】

状元痘指痘形饱满，已行浆，患儿高热期已过，进入恢复期，有泄泻等症状，予以托里温中法温脾止泻。

案10

汪男，三岁，初报痘点，形即繁重，表虚脉滑，心热恣甚，谨防八九朝塌痒，且与辛凉解肌透毒。

苦桔梗五钱　生甘草钱半　银花二钱　牛蒡子三钱　苏薄荷三钱　杏仁二钱　全归一钱　连翘二钱，连心　丹皮三钱

初七日　险痘一天，头面粘连，点现瘪阔，足凉，非纯然毒重，亦非纯然气虚，且与活血松肌败毒，大凉大温，皆在难施之例。

镑犀角五钱　牛蒡子一钱　青皮二钱　苦桔梗三钱　全归钱半　银花五钱　甘草二钱　南楂炭三钱　薄荷八分　连翘三钱　猪尾膏三匙冲

外以胡荽酒洗足。

初八日　险痘二天半，但唇肿，右颧肿，心脾之火甚也。足已温，痘苗稍大者即顶陷。

犀角五钱　全归二钱　银花五钱　苦桔梗三钱　红花八分　紫地丁五钱　甘草钱半　楂炭钱半　连翘三钱　牛蒡子二钱　广皮八分　猪尾膏三匙　白茅根一两

按：白茅根秉燥金之体，感风木而花，内异于众草，生发最速，其性喜洁，故能化毒开清。其味甘凉，故能走肺胃而不伤肺胃之阴。《本草》称其主衄证，盖言其所当然，而不言其所以然也。但此物性平和，不假以重权不为功，凡一切清窍病，用之最良。而痘证中护眼护喉，走清导血分为尤良也。

初九日　险痘三天半，两眼两颧肉肿，疮不肿，心脾之火太甚也。血无不活，故今日不加血药。

犀角五钱　连翘三钱　玄参五钱　羚羊角五钱　苦桔梗六钱　银花五钱　紫地丁五钱　甘草钱半　细生地三钱　牛蒡子五钱　白茅根一两　谷精草三钱　白芷二钱

初十日　重险痘四天半，额滞于颊，颏滞于身，此阳火有余之象，虽不必大下，仍以败毒为主，而提顶次之。

犀角五钱　银花五钱　羚羊角五钱　紫地丁五钱　黄芩三钱　苦桔梗五钱　次生地五钱　牛蒡子二钱　玄参二钱　甘草二钱　谷精草三钱　山连钱半　白茅根一两

十二茶杯水，煮成五杯，分十次服。

十一日　五天半，已有行浆之势，不必提顶托浆，但喉沙声哑，趁此犹系外感用事之时，仍用昨日方开提肺气败毒，减其蒸腾炼毒之火，使归于平

和，即行此等汤火痘之浆法，所谓道无定体者此也。高明以为何如？仍用昨日方一帖，限明日黎明服完。

十二日　六天半，面已有浆，四肢腰背皆空，五更大便两次，痛快而溏，今晚已入气血用事之关，须渐进补托，兼与清毒。

炙绵芪三钱　犀角三钱　白芷二钱　冬白术二钱　白茅根六钱　党参钱半　苦桔梗一钱　茯苓块三钱　银花三钱　广皮炭一钱

日入后服。

十三日　七天半，头面浆已七八，腰背不足，四肢尚空。今日正是气血当令，已有痒态，必得扶其不及，多得一分浆，少得一分后患，此身小痘多之定法也。

生绵芪五钱　白芷二钱　广皮炭钱半　党参三钱　炙甘草钱半　红花一钱　冬白术三钱，土炒黄　茯苓块三钱　广木香一钱

十四日　浆足九天，于前方内去红花。

十五日　十天浆足色苍，情势圆绽，四肢陆续上浆，皮肤扪之平和，不冷亦不过热，脉洪数有力，合观皆情理之正，其不食畏缩，皆痛象也。痘多浆亦多，炼气血而成浆，痛亦情理之正，断非陷症，议补气以胜痛，活络以定痛法，似不歧于路矣。

生绵芪三钱　熟芪三钱　炙甘草三钱　人参五分　乳香八分　没药八分　茯苓块三钱　冬术三钱　广木香一钱　广皮一钱　老厚朴六分　白芷二钱　红花四分

十六日　十一天，大势已有成功之象，犹须防其泄泻作痒。

防风二钱　洋参一钱，炒黄　炒冬术二钱　茯苓块三钱　炙甘草一钱　广皮一钱半，炒黑　广木香一钱，煨　焦白芍二钱

十七日　十二天，小便长，大便滞，暂与宣化肠胃。

茯苓块　防风钱半　谷精草三钱　五谷虫　老厚朴一钱

十九日　十四天，痘后肺液受伤，渴而咳。

白茅根　象贝

【赏析】

本案中提到了痘证用白茅根的缘由。心脾有火，表现为"唇肿""两眼两颧肉肿"，白茅根化毒开清，性味甘凉，清肺胃之热，而"不伤肺胃之阴"，善治清窍病，"护眼护喉，走清导血分"。痘后"肺液受伤，渴而咳"，亦用白茅根治肺热咳喘。现代临床应用白茅根治疗肺炎、急性肾炎有较好疗效。

案11

某男，二十六日　风温发热三天，耳冷尻冷，已有微点，谨防天花，法宜辛凉解肌，芳香透络，最忌三阳表药，多汗致成塌痒。

苦桔梗　牛蒡子二钱，炒研　桑叶三钱　甘草　芥穗钱半　连翘三钱　薄荷　银花三钱　白茅根三钱

当日晚大泻水粪，加：黄芩三钱。泻止。

二十七日　虚寒，痘二朝，甫二日，热退其半，神气安静，大便溏泄，布痘不多，亦属匀称。但痘形遍阔根松，色亦过淡，观其皮色，脾经素有饮食伤损，议异功保元合法。

人参一钱　生于术二钱　生绵芪三钱　云苓块三钱　广皮二钱　炙甘草二钱　广木香钱半

二十八日　仍用前方。

初七日　十二朝，痘虽稀少，浆行薄弱，腰下尚未结痂，乘此机会，再用保元以助余浆。

人参一钱　云苓块三钱　绵芪三钱　苡仁三钱　炙甘草钱半

初八日　仍用前方一帖。

【赏析】

本案一亮点为二十六日"大泻水粪，加黄芩三钱，泻止"。黄芩治疗湿热泻痢、腹痛，出自《伤寒论·太阳病脉证并治》："太阳病，桂枝证，医

反下之，利遂不止。脉促者，表未解也；喘而汗出者，葛根黄芩黄连汤主之。"葛根芩连汤，对于热泻、热痢、不论有无表证，皆可用之，以身热下利，苔黄脉数为证治要点。黄芩偏于清上焦火，黄连偏于清中焦火。药用黄芩，清上焦湿热，治血热斑疹，更为贴切。

案12

辛巳年述癸卯初夏，余有涟水之游，长女甫二龄，于四月十一日见点，至二十五日，已半月矣，余适回家，见其情势鼓立者半，顶陷者半，根抱者半，散者半，毫无汁浆。本系谢宝灵兄调治，因请同看。伊芳立一方，余视之曰：此方如上得浆起，甘受重罚，此方如上不起浆，亦受重罚。谢兄愕然曰：足下左右皆受重罚，何故？余曰：今且不必明言，明日来视浆色。伊芳去后，余仍用其方，照方制念帖，加燕窝十二两（此味原方所无），大公鸡一只，重九斤，紫河车一具（此二味亦原方所有，但加重耳），并药共十余斤，先分九锅煎，去渣后并一锅煎，自早至暮，不敢草率，成浓膏得两碗许，令乃母饮半茶杯，小人饮半酒杯。二鼓时其母因乳胀，谓余曰：药甚灵。余无乳者已数日，今忽蓬蓬，岂非药力乎。余曰：可急令小孩吮之。彼曰：小孩不得寐者已数日，今方熟睡，可惊之乎？余曰：限期已紧，所以令汝服药，为以乳汁上浆也，今乳胀可急与之。因促之醒，痛吮一饱，少时又寐，漏下三鼓，清浆如露矣。未至四鼓，又令母女服药如前，四鼓未罢，浆如蜡色。五鼓以后，又如茶色浓浓，如及时之浆。天明已十七朝矣，又延谢先生至，彼一视曰：奇哉？何因得此？余曰：用君原方。彼比曰：只添得燕窝一味，何神至此？余曰：余昨日云此方上得起浆，甘受重罚者，以先生七八朝即用此方，彼时气血方壮，毫无浆汁，今已十五朝，气血消耗，岂能上浆乎？余又谓此方不能上浆，亦受重罚者，以先生之方如错，小女早不活矣。因令伊芳视方之背，伊芳见照方二十帖之文，又令视诸药渣，因谢曰：余实不能。

【赏析】

本案记载其友人谢宝灵请吴鞠通治疗婴儿痘证医案。只在原方中加燕窝一味，加重公鸡及紫河车用量，以乳母服药制备含药乳汁，最终使患儿脱离生命危险，此种方法不得不让人拍手称奇。

案13

女，二十日，十九朝痘后便溏而频，久则脾肾两伤，补涩为稳。

真云苓五钱　白术三钱，土炒　肉果霜三钱　半夏一钱　诃子肉三钱　生苡仁五钱

二十四日　实脾利水之中，兼化清气。

于术三钱，土炒　五谷虫三钱　云苓块五钱　晚蚕沙三钱　薏仁五钱　蝉衣七枚　地骨皮三钱

初一日　三十一天痘后解毒肿溃，补托之中，加以败毒。

人参一钱　银花三钱　云苓三钱　黄芪三钱　苡仁五钱　于术三钱　炙甘草钱半　五谷虫三钱

初四日　痘后余毒肿溃，稍加银花败毒，大便即溏，议于前方去银花，加肉果霜、诃子肉。

人参一钱　五谷虫二钱　肉果霜钱半　黄芪三钱　诃子肉三钱，炒　白云苓三钱　炙甘草钱半　于术三钱　木香一钱　薏仁五钱

初七日　三十六朝，痘毒溃烂，应照溃疡例，即用痘科门中之保元合异功法。

绵黄芪五钱　于术二钱　广皮一钱　炙甘草二钱　苡仁三钱　人参一钱　云苓五钱

初八日　伤食暮热呕吐，痘后太饱之故，与止渴消食，热自止。（夜间不可吃粥）

地骨皮三钱　苡仁三钱　云苓三钱　炒神曲钱半　半夏二钱　炒广皮一钱

【赏析】

"伤食暮热呕吐，痘后太饱之故"，"夜间不可吃粥"。伤食后不可进食，以待脾胃功能恢复。

案14

男，二十日，风木司天之年，又当风木司令之候，风木内含相火，时有痘疹。无论但受风温，身热而不发痘，或因风温而竟发痘。或发斑疹，皆忌辛温表药，惟与辛凉解肌透络最稳，此时医所不知。盖风淫所胜，治以辛凉，佐以苦甘，《内经》之正法也。

苦桔梗三钱　大力子钱半　鲜芦根五钱　甘草一钱　桑叶三钱　薄荷八分，汗多不用　连翘三钱　芥穗一钱　银花三钱

二帖。此方治初痘起，最能化多为少，凉络而易出，见点亦服此。

二十一日申刻，险兼逆痘二天，痘色焰红，唇赤舌赤，见点繁琐，三五成群，毒参阳位，勉与凉血败毒。

苦桔梗三钱　地龙三钱　连翘三钱　人中黄三钱　桃仁三钱　生石膏八钱，研　银花五钱　犀尖五钱　白茅根三钱　丹皮三钱　生军三钱，炒黑　紫地丁五钱

此案为钞录者失去十四帖，大意以犀角地黄汤加连翘、银花、茅根、细生地等，一味凉血收功。至十五朝犹用犀角，十六朝以辛凉清余热，一方服至二十一朝。

【赏析】

痘证为感受风邪疫毒而发，留热肌肤，或表里俱实。治则忌辛温解表，宜辛凉解肌透络，源自《内经·素问至真要大论》："……司天之气，风淫所胜，平以辛凉，佐以苦甘，以甘缓之，以酸泻之"。此即点明了痘证治疗的理论依据。

案15

赵姑，十二岁，六月二十二日，暑伤两太阴，身热而呕，舌白滑。

黄芩炭二钱　杏仁三钱　白蔻仁一钱　半夏三钱　生苡仁三钱　云苓皮四钱　连翘三钱　藿叶二钱　银花三钱

二十三日　痘三天，顶平根松，色暗，夹虚夹毒之痘，与活血提顶败毒，扶到七天，方好补托。

苦桔梗三钱　红花二钱　银花三钱　人中黄钱半　白芷三钱　楂炭二钱　大力子二钱　防风三钱　紫草茸一钱　全当归二钱　连翘三钱　紫地丁二钱

二十四日　痘四天，顶平根松色暗，便闭不食，昨用活血败毒宣络，今夜已见大便，热退能食，头面已有起胀之势，前后心续出盈千，皆根泛顶平，稍大者顶即陷。应照虚寒例治，与宣气活络提顶，不得过用败毒清里，致令便溏内陷。

当归二钱，土炒　广皮炭二钱　穿山甲一钱，炒　顶红花二钱　广木香一钱　蘑菇一钱　白芷三钱　炒银花三钱　炙甘草五分　防风二钱　楂炭二钱

二十五日　痘五天，顶平带陷，根松色暗，昨日即照虚寒例治，而用温煦芳香，今日口并不渴，而舌苔白浓。盛暑之际，尚兼足太阴之暑湿。痘七日以前，外感用事，必视其何邪在何脏腑而清之，以为七日以后上浆之地。

当归土炒　广皮炭二钱　生苡仁三钱　广木香一钱　藏红花　银花四钱　白蔻仁一钱　六一散三钱　白芷　防风　茯苓皮三钱

煮四小杯，分四次服，头煎五杯水煎两杯，二煎五杯水煎两杯。

二十六日　痘六天，顶平多陷，根松色暗，头面之色已华，前后心尚多陷而暗，身痛口不渴，与活血提顶，令其易于上浆。

当归三钱，土炒　乳香二钱　银花五钱　上红花二钱　没药二钱　公鸡冠血每杯点三匙　白芷三钱　广皮三钱　生绵芪五钱　山甲三钱　广木香二钱　炙甘草三钱

公鸡汤煎煮三杯，分三次服。

二十七日　七天已有行浆之势，平顶陷顶尚多，加补托以助之。

二十八日　痘八天，头面行浆已有七成，臂次于手，足次于胸，顺也。胸以下陷顶多，面色灰，仍须温煦以助行浆之势。

绵黄芪八钱　高丽参三钱　炙甘草钱半　当归三钱，土炒　广木香三钱　防风三钱　上红花二钱　广皮三钱　云苓块三钱　白芷三钱

二十九日　痘九天，正在行浆之际，便频眼开，即是虚象，粘连之处，颜色即灰，非虚而何。急急补托，而兼温煦为要。

炙绵芪一两　广皮三钱　炙甘草三钱　人参三钱　广木香二钱　云苓块三钱　白芷三钱　炒于术三钱　防风三钱　肉果霜三钱

七月初一日　十天虽已结痂，浆未十分满足，尚有正行浆之处，仍用前方，再为补托，明日收痂未迟。

初二日　十一天，痘已结痂，浆未十分满足之故，皆因连日便频，受暑积滞而成痢积。先拟温下其积，今视四肢鼓立，胸前全陷，并非正结，恐一进沉降，并四肢而变陷矣。前方系必不可不用之药，兹且暂停，勉与实脾利水以收痂，少加化积，俟十四日之后，痘势收场，如积滞未化，再与下法。

云苓块五钱，连皮　黄芩炭钱半　炒神曲三钱　生苡仁五钱　南茶炭二钱　黄皮炭三钱　焦白术二钱　槟榔二钱　益智仁二钱　枯山连一钱，姜炒

初三日　痘十二天，仍服前原方。

初四日　痘十三天，业已结痂，原可妥当收功，不意盛暑流行之际，食物不化，致成欲便先痛，便后痛减，里急后重之痢疾，法当温下，假使畏缩不前，拖延日久，必无好音，莫如乘此邪气初聚之时，急夺其邪，冀邪去正存，方可收拾一切未完也。

白芍三钱　槟榔三钱　生大黄五钱酒炒半黑　炒黄芩三钱　楂炭三钱　熟附子二钱　炒山连二钱　神曲四钱　广皮炭三钱　小枳实三钱　赤桂钱半

煮成三杯，先服一杯，候一二时，俟其再便，腹不痛，即勿服，腹仍痛，再服第二杯，三杯亦如之。

初五日　痘十四天，四肢结痂，十有其五，昨日服药后，腹痛愈甚，便中粪多积少，日夜共七八次。今用前方减附子一钱，桂心二分，服后已刻至

未刻，便红积二次，腹中仍痛，粪色如赭，后二杯即加赤桂心八分，约服一半杯，腹痛即便，红积仍有，粪色黄。夜半服第三杯，寅时连便二次，粪色仍赭，微有红积，腹仍微痛。

初六日　痘十五天，膝下至足趾，痂尚未结全。巳刻便一次，燥粪黄色兼赭色，溏粪微滞红积，腹不痛。午刻服第一杯，至亥刻便一次，粪色黄无积，丑刻便一次，无积，粪黄。

生苡仁五钱　黄芩炭钱半　高丽参三钱　云苓五钱，连皮　南楂炭二钱　炒神曲三钱　炒白芍二钱　广皮炭三钱　槟榔二钱　山连一钱，姜炒　赤桂心钱半　炙甘草一钱

初七日　痘十六天，痂已结齐，痢已痊可，不必服药。目带微肿，谷精草泡茶饮之。

初八日　青睛有云翳，速清胆络之热毒。

谷精草四两　桑叶三钱　连翘三钱　茶菊花三钱　青葙子三钱

初九日　痘浆未足，毒流胆络，故青睛白翳；又感时令燥气化火，故白睛起太阴睛症。考古治法，治以六味丸作汤，改茯苓为君，再加清胆络之热毒以退翳。

云苓块四钱　山药钱半　青葙子二钱　泽泻钱半　谷精草三钱　萸肉钱半　真大生地二钱　茶菊花二钱　丹皮二钱　桑叶二钱

初十日　仍照前方服，加：生甘草一钱五分、银花五钱、连翘三钱。

目内白翳稍退，烦躁常哭，因痘后血虚化燥故也，与甘麦大枣汤主之。

生甘草钱半　小麦七合　大枣五枚

煮粥服之。

十一日　目内白翳仍有，身上起大小疮数十粒，复生细痘，在旧痂窝内，痘浆未足，流毒成疮故也。仍服初九日方。

十二日　目内白翳退，太阴睛疮仍在，疮未见消落，原方再作服。

十三日　目内太阴睛疮仍在，续出之疮痘未退，仍服原方，疮贴紫草膏加烂草灰。

十四日 药原方。

十五日 停药。

十六日 目内太阴睛疮稍退，仍有翳，身上疮已落痂者复生，小疮未落之处，复有倒浆欲溃，总之流毒未清之故也，原方再服。目内翳以四退散治之。

十七至二十三日 痘已盈月，目内太阴睛疮未尽，翳仍在，仍服原方，又服钱氏蝉蜕散，一日二服。蝉衣为末，每服一钱，羊肝汤下，日二服。

四退散 主治目睛老翳。

人退 蛇退 蝉退 鸡退（即凤凰衣）

每药一两，加梅片一分，左眼右鼻闻，右眼左鼻闻，每闻少许，两月后全愈。

【赏析】

痘证好转，已经结痂之际，盛暑流行，感染痢疾。照常理应使用温下法，但如此痘证之邪毒难清，病势缠绵，故吴鞠通不遵常理，大胆采用"急夺其邪，冀邪去正存"，体现了急则治标的思路。方用槟榔、生大黄、熟附子、枳实、赤桂以温里攻下，消痞止痛。积指食积，即未消化食物。红积，含黏液脓血的未消化食物。

案16

赵姑，乙酉六月十五日 体坚痘少，原可不必服药，但痘愈少，浆更不可不足，舌苔浓，中黄边白，且与清毒一帖，明日再与托浆一帖。

苦桔梗一钱 人中黄八分 银花三钱 荷叶边一角 牛蒡子钱半 全归钱半 连翘三钱

明日服保元法，煮两小杯，分二次服。

十六日 于前方内加：

党参三钱 生绵四钱 炙甘草一钱半 白芷五钱

十七日　辛凉结痂，古人之正法也。实脾利水，亦有湿者所宜施也。兹当暑月，舌苔浓而白，湿也；身热未尽退，热也。二法可合用。

连翘三钱　云苓块三钱，连皮　银花三钱　生苡仁三钱　芦根三钱

【赏析】

"舌苔浓，中黄边白"，热多湿少，予以银花、连翘、人中黄清热解毒。"舌苔浓而白"、"身热未尽退"，湿热并重，予以清热利湿之法。

二、噎

案1

王，左尺独大，肾液不充，肾阳不安其位，尺脉以大为虚，经所谓阴衰于下者是也。右手三部俱弦，食入则痛，经所谓阳结于上者是也。有阴衰而累及阳结者，有阳结而累及阴衰者。此证形体长大，五官俱露，木火通明之象。凡木火太旺者，其阴必素虚，古所谓瘦人多火，又所谓瘦人之病，虑虚其阴。凡噎症治法，必究阴衰阳结，何者为先，何者为后，何者为轻，何者为重？此症既系阴虚为本，阳结为标，何得妄投大黄十剂之多？虽一时暂通阳结，其如阴虚而愈虚，何业医者岂不知数下亡阴乎？且云歧子九法，大半皆攻，喻嘉言痛论其非，医者岂未之见耶？愚谓因怒停食，名之食膈，或可一时暂用，亦不得恃行数用，今议五汁饮果实之甘寒，牛乳血肉之变化，降胃阴以和阳结治其标，大用专翕膏峻补肝肾之阴，以救阴衰治其本，再能痛戒恼怒，善保太和，犹可望愈。

真大生地四斤　人参四斤　杭白芍四斤　清提麦冬四斤　阿胶四斤　蔡龟胶四斤　山萸肉二斤　鳖甲四斤　芡实二斤　沙苑蒺藜四斤　海参四斤　鲍鱼四斤　猪脊髓一斤　羊腰子三十二对　鸡子黄六十四个　云苓块四斤　乌骨鸡一对　牡蛎四斤　莲子四斤　桂圆肉二斤　白蜜四斤

取尽汁久火煎炼成膏。

【赏析】

本案阐述了噎证的病因病机。其病因为肾液不充，肾阳不安其位，阴虚为本，阳结为标。故治法需养阴和胃，忌大黄攻下热结。养肝肾之阴，救阴衰本质。本案还提到了通过情志调理改善脏腑功能状态。《灵枢·百病始生》："喜怒不节则伤脏，脏伤则病起于阴也。"《素问·阴阳应象大论》："怒伤肝"。故戒恼怒，可保肝阴，疾病有望痊愈。

案2

李，五十四岁，大凡噎症由于半百之年，阴衰阳结，古来纷纷议论，各疏所长，俱未定宗。大抵偏于阳结而阴衰者，宜通阳气，如旋复代赭汤，进退黄连汤之类。偏于阴衰而阳结者，重在阴衰，断不可见一毫香燥，如丹溪之论是也。又有食膈宜下，痰膈宜导，血膈宜通，络气膈宜宣。肝呕吐太过而伤胃液者，宜牛转草复其液。老僧寡妇，强制太过，精气结而成骨，横处幽门，宜鹅血以化之。厨役受秽浊之气伤肺，酒肉胜食而伤胃，宜化清气，不可胜数。按此症脉沉数有力而渴，面色苍而兼红，甫过五旬，须发皆白，其为平日用心太过，重伤其阴，而又伏火无疑。用玉女煎法。

真大熟地六钱　石膏八钱　牛膝三钱　炙甘草三钱　麦冬六钱　白粳米一撮　知母二钱　旋覆花三钱, 新绛纱包

每早服牛乳一茶碗。

【赏析】

本案开头讲述了噎证发病年龄、病因病机、辨证分型、各证治法。进退黄连汤少见，方剂出自《医门法律》卷五，主治关格。牛转草即齝草，牛反刍出来的草，明·李时珍《本草纲目·兽一·牛》："牛齝，治反胃噎膈，虽取象回嚼之义，而沾濡口涎为多，故主疗与涎之功同。"鹅血治噎膈反胃，解毒。《本草求原》："苍鹅血，治噎膈反胃；白鹅血，能吐胸腹诸虫血积。"

案3

张，六十三岁，老年阳结，又因久饮怒郁，肝旺克土，气上阻咽，致成噎食。按：阳气不虚不结，断非破气可疗，议一面通补胃阳，一面镇守肝阴法。

洋参二钱　茯苓块四钱　桂枝六钱　代赭石一两二钱,煅　半夏一两　旋覆花五钱,包　生姜六钱

七帖。

二十日　阳脉已起，恐过涸其液，议进阴药，退阳药。

洋参四钱　桂枝三钱　白芍六钱,炒　旋覆花六钱　茯苓三钱　炙甘草三钱　代赭石一两,煅　半夏六钱　姜汁每杯冲三小匙

二十五日　前日脉数，因退阳进阴，今日脉缓而痰多，仍须进阳，俾中焦得运，以复其健顺之体。

洋参二钱　桂枝六钱　焦白芍三钱　半夏一两二钱　茯苓八钱　代赭石一两六钱　旋覆花六钱,包　生姜五大片

二帖。

【赏析】

本案噎证病因有三：一为阳结，二为嗜酒，三为恼怒。治宜补胃阳守肝阴。"进阴药，退阳药"意为增量寒凉药物，减量温热药物。本病治疗关键在于调理阴阳平衡。

案4

傅，五十五岁，先因酒楼中饮酒，食烧小猪响皮，甫下咽，即有家人报知朋友凶信，随即下楼寻车，车夫不知去向，因步行四五里，寻至其友救难未遇。又步行四里，又未遇。渴急饮冰冻乌梅汤三碗，然后买车返家，心下隐隐微痛，一月后痛有加，延医调治，一年不效。次年五月饮水一口，胃中痛如刀割，干饭不下咽，已月余矣。闰五月初八，计一粒不下已十日，骨瘦

如柴，面赤如赭，脉沉洪有力，胃中痛处，高起如桃大，按之更痛。余曰：此食膈也，当下之。因用大承气汤，加牵牛，作三碗，一碗痛至少腹，三碗痛至肛门，大痛不可忍，又不得下。于是又作半剂，服一碗，外加蜜导法，始下如鸭蛋，黑而有毛，坚不可破。次日先吃烂面半碗，又次日饮粥汤，三日食粥，五日吃干饭矣。下后所用者，五汁饮也。

【赏析】

本案详细记载了噎证的发病起因。五十五岁男性，饮酒食响皮（响皮，将猪皮用热油炸，炸得金黄起泡，放置晾干。待食用时，切块凉拌），刚刚下咽，听闻朋友有难，心中定是焦急万分，由于没有找到车夫，徒步共行八九里，也未遇到遇难的朋友。口渴后急饮冰冻乌梅汤三碗，然后乘车回家。在这个过程中，饮酒食肉入胃，未腐熟，伤脾胃；急跑数里，劳其筋骨，久行伤筋，肝主筋，亦可伤肝；情绪焦急，忧思伤脾；渴饮冰冻乌梅汤，酸甘寒凉，伤脾阳。"心下隐隐微痛"，病邪初成，再加上延误治疗，一年后成噎证。吴鞠通谓之"食膈"，因气塞、火郁，脾运失常，食滞隔阻所致。症见烦满，疲乏，食不下，时呕沫等。治宜消食导滞，开郁理气，用食郁越鞠丸等方。方取下法，以通为用。

案5

杨，四十六岁，先因微有痰饮咳嗽，误补于前，误下于后，津液受伤，又因肝郁性急，致成噎食，不食而大便燥，六脉弦数，治在阴衰。

炙甘草三钱　大生地六钱　生阿胶三钱化　丹皮三钱　麦冬三钱　麻仁三钱　郁金八分

服七帖而效。又于前方加：鳖甲四钱、杞子三钱。服十七八帖而大效，进食如常。惟余痰饮，后以外台茯苓饮散，减广皮、枳实，收全功。

【赏析】

痰饮咳嗽误治，伤津液，情志不舒，致成噎食，表现为"不食而大便燥，六脉弦数"，治疗宜救阴润肠。

三、呕吐

案1

金，六十八岁，癸酉三月二十日　旧有痰饮，或发呕吐，仍系痰饮见证，医者不识，乃用苦寒坚阴，无怪乎无可存之物矣。议食入则吐，是无火例。

淡吴萸五钱　生苡仁六钱　干姜五钱　姜汁每次冲三匙　半夏八钱　广皮三钱

五水杯，煮取二杯，分二次服，渣再煮一杯，服一帖。

二十三日　前方业已见效，但脉迟紧，与通养胃阳。

淡吴萸三钱　生姜五片　苡仁三钱　人参钱半　茯苓二钱　半夏三钱

不拘帖。

【赏析】

本病为呕吐之痰饮内阻之实症。多因中阳不运，聚湿生痰，痰饮留聚，胃气不降，故脘闷食不得下，反上逆而呕吐清水痰涎。此时若用苦寒之品，势必加重病情。此时当以温化痰饮，和胃降逆之法为妥。

案2

恒氏，二十七岁，初因大惊，肝气厥逆，呕吐频仍。复因误补，大呕不止，呕急避人以剪刀自刭。渐即米粒不下，体瘦如柴，奄奄一息。仍不时干呕，四肢如冰，脉弦如丝而劲，与乌梅丸法。

川椒炭四钱　黄芩炭一钱　姜汁三匙，冲　半夏四钱　雅连二钱，姜汁炒　乌梅肉五钱　辽参三钱　吴萸三钱　云苓块五钱

服二帖而进米饮，四帖而食粥，七帖全愈，后以两和肝胃到底而大安。

【赏析】

本病为呕吐之寒热错杂证。初因肝气受损，复因补益之品，至肝郁化火反复呕吐，耗伤胃阴，以致胃失濡养，气失和降，导致呕吐反复发作，或时作干呕、恶心，似饥而不欲食；津液不得上承，故口燥咽干，"米粒难下"，"体瘦如柴，奄奄一息"。故治以寒热并用，降逆止呕为法则。吴鞠通予以乌梅丸方治呕，其处方用药，颇为中肯。

四、反胃

案1

周，六十五岁，甲子十月二十五日　老年阳微浊聚，以致胸痹反胃，三焦之阳齐闭，难望有成，议先通胸上清阳。

瓜蒌二钱　薤白三钱　半夏五钱　白蜜半酒杯　桂枝尖五钱　小枳实八分　川朴一钱　茯苓二钱　姜汁三小匙

水八杯，煮取三杯，分三次服。

三十日　老年阳微浊聚，反胃胸痹，用开清阳法，业已见效，但呕痰仍多，议食入则吐为无火例，用茱萸汤合大半夏汤。

淡吴萸八钱，自泡　洋参三钱，姜汁炒　生白蜜一酒杯　半夏一两二钱　生姜二两

水八杯，煮取三杯，分三次服，渣再煮半碗服。

初三日　即于前方内加：茯苓块五钱。

初十日　即于前方去吴萸，加：薤白三钱。

【赏析】

反胃《金匮要略》描述为"脾伤则不磨，朝食暮吐，暮食朝吐，宿谷不化，名曰胃反"。病位于胃，主要应咎肝之疏泄不利与脾之运化功能失常。老年阳微浊聚，三焦之阳齐闭，方用瓜蒌、薤白通胸上清阳；阳微浊聚呕痰，食入则吐为无火例，用茱萸汤合大半夏汤化痰温中降逆止呕。

五、哕

案1

王，三十岁，癸亥六月十五日　六脉俱濡，右寸独大，湿淫于中，肺气膹郁，因而作哕，与伤寒阳明足太阴之寒哕有间，以宣肺气之痹为主。

广皮二钱　生苡仁三钱　杏泥二钱　通草二钱　柿蒂三钱　竹茹三钱　飞滑石三钱　姜汁二小匙，冲入

十七日　泄泻胸闷，于前方加：茯苓三钱、藿梗二钱。

十九日　脉之濡者已解，寸之大者已平。惟胃中有饮，隔拒上焦之气，不得下通，故于其旺时而哕甚，今从阳明主治。

半夏六钱　飞滑石三钱　茯苓五钱　生苡仁　广皮　柿蒂

二十二日　哕虽止而六脉俱数，右手更大，泄泻色黑，舌黄，气分湿热可知。

茯苓皮五钱　白通草二钱　黄芩炭一钱　泽泻二钱　滑石三钱　生苡仁三钱　白扁豆皮三钱　川朴一钱　连翘二钱

【赏析】

呃逆之古称，名哕、发呃。《灵枢·杂病》："哕，以草刺鼻，嚏而已。"《证治准绳·杂病》："呃逆，即《内经》所谓哕也。"以胃气不降，上冲咽喉而致喉间呃呃连声，声短而频不能自制，有声无物为主要表现的病证。病位主要在中焦，由于胃气上逆动膈而成。可由饮食不节，胃失和降；或情志不和，肝气犯胃，或正气亏虚，耗伤中气等引起。呃逆的辨证施治，须先辨虚实寒热。治宜化痰、解郁、健脾、益胃。

六、失音

案1

朱，乙丑二月初二日，右脉洪数有力，金实无声，麻杏石甘汤证也。奈已为前医发汗，麻黄未便再用，议清音汤加石杏。

苦桔梗六钱　生甘草二钱　半夏六钱　苇根五钱　石膏六钱　杏仁粉五钱

水五杯，煮成两杯，渣再煮一杯，分三次服。

初三日　肺脏本热，为外感所搏，实而无声，究系麻杏石甘法为速。

生石膏一两　麻黄五钱，去节　炙甘草三钱　杏泥六钱　半夏五钱

初四日　右脉洪数，已减其半，音亦渐开，仍用麻杏石甘加半夏一帖。

麻黄三钱，去节　炙甘草三钱　杏仁霜七钱　生石膏一两，研末　半夏七钱

甘澜水八碗，煮三碗，分三次服，以后病减者减其治。

【赏析】

失音，金实无声，病因为肺脏本热，外感所搏，故实而无声，兼有表证，方取麻杏石甘汤辛凉宣泄之功。

案2

朱，四十五岁，酒客失音，与麻杏石甘汤。

麻黄五钱　生石膏四两　炙甘草三钱　杏仁四钱

服一帖无汗，音不出，二帖微汗，音出不甚响，仍用前法。

麻黄三钱，蜜炙　生石膏三两　炙甘草三钱　杏仁四钱

服五帖音大出，但脉滑耳，与清音汤。

草桔梗六钱　炙甘草二钱　姜半夏六钱

服五帖音清，脉滑痰饮不尽，与外台茯苓饮法，减辛药。

茯苓八钱　半夏五钱　麦冬五钱，连心　沙参三钱　小枳实钱半　广皮二钱　甘草钱半

七帖而安。

【赏析】

麻杏石甘汤化裁治疗失音。辨证要点为脉洪数，肺实热证。

案3

沈，二十岁，正月二十九日　六脉弦细若丝，阳微极矣。咳嗽便溏，纳食不旺，由上焦损及中焦，所以致损之由，初因遗精，继因秋伤于湿，冬必咳嗽。外邪未清，骤然用补，使邪无出路，致咳嗽不已。古谓病有三虚一实者，先治其实，后治其虚。现下喉哑治实，先与提肺气，治虚与诸虚不足之小建中汤。

苦桔梗四钱　杏泥二钱　云苓五钱　生甘草二钱　生苡仁五钱　姜半夏四钱

煎两杯，分二次服。

二月初六日　六脉弦细之极，阴阳俱损，急需用补，以外感未净，喉音未清，暂与理肺二帖，后再诊。

苦桔梗二钱　甜杏仁四钱　姜半夏三钱　生草二钱　茯苓四钱　冰糖四钱　鲜芦根四钱

煮三小杯，分三次服。

【赏析】

小建中汤出自《伤寒论》，功效温中补虚，和里缓急，主治中焦虚寒，肝脾不和证。病有三虚一实者，先治其实，后治其虚。治实以苦桔梗、杏泥等开肺气，治虚以小建中温中补虚。

案4

软儿，十五岁，歌唱劳伤，肺火喉哑。

洋参一两，切薄片　鲍鱼四两，切薄片

早晚各取鲍鱼片二钱，洋参五分，煎汤顿服，歌时取洋参、鲍鱼各一片，贴牙后腮间，咽其津液，以后不复哑矣。

【赏析】

此案为肺火失音验方。西洋参味甘、微苦，性凉，归心、肺、肾经，具有益肺阴，清虚火，生津止渴之作用。鲍鱼性平、味甘咸，归肝经，具有养血、柔肝、滋阴、清热、益精、明目的功能。

案5

又，十六岁，因饮酒过度，贪食水果，寒热相搏，湿热内壅。

苦桔梗　甘草　茯苓　苏梗　半夏　神曲　芦根

数帖而安。

【赏析】

饮酒过度，贪食水果，造成寒热相搏，胃内嘈杂，湿热内生，治以平调寒热，消痞散结。

七、水气

案1

兰女，十四岁，脉数，水气由面肿至足心。经谓病始于上而盛于下者，先治其上，后治其下。议腰以上肿当发汗例，越婢加术汤法。

麻黄五钱，去节　杏泥五钱　炙甘草一钱　白术三钱　石膏六钱　桂枝三钱

水五杯，煮取两杯，先服一杯，得汗即止，不汗再服。

二十三日　麻黄三钱，去节　生石膏八钱　杏泥五钱　炙甘草二钱　桂枝二钱　生姜三片　大枣二枚，去核　桂枝八钱　良姜三钱　老川朴三钱　广皮二钱

水八碗，煮取三碗，再煮一碗，四次服，以小便利为度。

初九日　肿胀胸痞，用半夏泻心汤法，俟痞愈再服前方。

半夏　干姜　山连　生姜　黄芩

二十六日　前因中焦停饮咳嗽，转用温药，今虽饮咳见效，小便究未畅行，脉之沉部洪较有力，症本湿中生热，又有酒毒，仍凉利小便之苦辛淡法。

杏仁四钱　飞滑石六钱　云苓皮五钱　白通草一钱　晚蚕沙三钱　黄柏炭二钱　桑皮三钱　生苡仁四钱　海金沙五钱　白蔻仁钱半　半夏二钱

二十八日　风水已愈其半，复感风寒，身热头痛虽减，身半以上复肿，口渴，浮脉数，仍与越婢加术法。

麻黄五钱，去节　杏仁五钱　生石膏末二两　桂枝三钱　炙甘草二钱　苍术三钱，炒

煮三杯，先服一杯，得微汗即止。

二十九日　风水汗后，脉洪数，渴而停水，肿水全消，尤宜凉开膀胱。

生石膏末二两　飞滑石六钱　杏仁五钱　半夏三钱　云苓皮五钱　枳实四钱　生苡仁三钱　晚蚕沙三钱　广皮三钱　白通草一钱　白蔻仁二钱　益智仁三钱　猪苓三钱　海金沙五钱

初一日　改前方去石膏。

初三日　水肿未全消，脾阳不醒，食不能磨，粪后见红。

灶心土二两　小枳实二钱　南苍术三钱　生苡仁五钱　熟附子二钱　杏仁五钱　海金沙四钱　白通草一钱　茯苓炭一钱　飞滑石五钱

初五日　小便犹不甚长，胃中得热物微噎，右脉滑数。

杏仁五钱　小枳实二钱　云苓皮五钱　海金沙五钱　飞滑石五钱　苡仁三钱　草薢三钱　广皮炭二钱　川朴二钱　木通一钱　益智仁一钱

初七日　小便仍未通畅，右脉数大未退，仍宜凉肺以开膀胱。

杏仁五钱　桑皮三钱　云苓皮五钱　晚蚕沙三钱　苡仁四钱　川朴二钱　飞滑石六钱　大腹皮二钱　通草一钱　海金沙六钱　白蔻仁钱半，连皮

初九日　肿未全消，又发痰饮，咳嗽，表通则小便长，右脉洪数，议照溢饮例，与大青龙汤。

麻黄三钱，蜜炙　桂枝四钱　云苓五钱，半皮半块　细辛一钱　杏仁五钱　生石膏

一两　半夏五钱　炙甘草三钱　生姜三钱　大枣二枚，去核

十一日　咳减，小便数而欠，渴思凉饮，鼻衄，肺热之故。

麻黄三钱，炙　小枳实三钱　生石膏四两　炙甘草三钱　半夏五钱　桂枝五钱　杏仁六钱　生姜三片　云苓皮三钱　大枣二枚，去核

十三日　腰以下肿已消，腰以上肿尚重，兼衄，与治上焦法。

麻黄三钱，去节　白茅根三钱　生石膏四两　杏仁五钱　半夏五钱　苡仁五钱　芦根五钱　茯苓皮五钱　通草钱半

十五日　肿减咳增，脉洪数，衄未止。

麻黄三钱，炙　芦根五钱　杏泥八钱　白通草一钱　飞滑石六钱　生石膏四两　苡仁三钱　白茅根三钱　旋覆花三钱　半夏三钱

十七日　咳虽减，脉仍滑数，肿未全消。

苏叶三钱，连梗　葶苈三钱，炒　杏仁六钱　茯苓皮三钱　生石膏四两　半夏五钱　飞滑石六钱　海金沙五钱

【赏析】

本案阐述越婢加术汤、半夏泻心汤、大青龙汤应用于水肿（风水）主症及兼症。水肿病因脾气素虚，湿从内生，复感外风，风水相搏而发病。越婢加术汤出自《金匮要略》，越婢汤发散其表，白术治其里，使风邪从皮毛而散，水湿从小便而利，二者配合，表里双解，表和里通。半夏泻心汤出自《伤寒杂病论》，功效调和肠胃，主治寒热互结、虚实互见之痞证。大青龙汤亦出自《伤寒杂病论》，功用发汗解表，清热除烦，主治外感风寒，兼有里热。

案2

福，二十四岁，初因爱饮冰冻黄酒，与冰糖冰果，内湿不行，又受外风，从头面肿起，不能卧，昼夜坐被上，头大如斗，六脉洪大，先以越婢汤发汗。肿渐消，继以调理脾胃药，服至一百四十三帖而愈，嘱戒猪肉、黄

酒、水果。伊芳虽不饮，而冰冻水果不能戒也，一年后粪后便血如注，与金匮黄土汤，每剂黄土用一斤，附子用八钱，服至三十余剂而血始止。后与温补脾阳至九十帖而始壮。

【赏析】

内湿不行，外感风邪，头面肿起，不能卧，水饮停留胸肺，先予以越婢汤发汗利水，而后调理脾胃。病愈嘱戒猪肉、黄酒、水果。患者未能戒冰冻水果，贪食生冷，损伤脾阳，致便血。黄土汤中黄土温中止血为君；白术、附子温脾阳而补中气，助君药以复统摄之权为臣。

案3

范，十八岁，风水肿胀。

麻黄六钱，去节　　生石膏四两　　杏仁五钱　　桂枝三钱　　生姜三钱　　大枣二枚，去核　　炙甘草三钱

一帖而汗解，头面肿消，次日与宣脾利水，五日全愈，戒其避风不听，后八日复肿如故，仍与前法而愈，后受规戒，方不再发。

【赏析】

风水肿胀治疗消肿后，不慎起居，不避风邪，又复水肿。点明疾病痊愈过程中需注意避风，《景岳全书·肿胀篇》所言：“凡外感病毒风，邪留肌肤，则亦能忽然浮肿。”

案4

周，十八岁，肿从头面起。

麻黄六钱，去节　　杏仁五钱　　炙甘草三钱　　生石膏一两　　桂枝三钱　　苍术三钱

服一帖分三次，汗出不至足，次日又服半剂，肿全消，后以理脾全愈。

【赏析】

肿从头面起，予以麻杏石甘加桂枝、苍术，泄热宣肺、发汗解肌、芳香

化湿。

八、寒湿

郭，三十二岁，六月初二日　太阴中湿，病势沉闷，最难速功，非极刚以变脾胃两伤不可。

生茅术四钱　半夏六钱　川朴四钱　生草果三钱　椒目三钱　桂枝五钱　小枳实三钱　生苡仁五钱　广皮三钱　茯苓皮五钱　生姜一两

煮三碗，分三次服。

十七帖。

二十九日　寒湿为病，误用硝黄，致浊阴蟠踞，坚凝如石，苟非重刚，何以直透重围。

安边桂二钱　熟附子五钱　生草果二钱　川朴四钱　黑川椒四钱，炒　茯苓皮五钱　猪苓三钱　泽泻三钱　通草二钱　生苡仁五钱　广皮三钱　干姜四钱　小茴香三钱

煮四碗，四次服。共服十三帖而后脉转。

【赏析】

寒湿指伤于寒湿而致的病证。《素问·调经论》："寒湿之中人也，皮肤不收，肌肉坚紧，营血泣，卫气去。"《素问·六元正纪大论》则谓："寒湿之气，持于气交，民病寒湿，发肌肉痿，足痿不收，濡泻，血溢。"又："感于寒湿，则民病身重胕肿，胸腹痛。"湿寒多为脾虚导致。寒湿分为外湿和内湿，外湿多由于外感六淫之寒湿；内湿多由于脏腑阳气不足，尤其是脾肾阳虚导致的内湿。外湿宜祛邪，内湿要温补脏腑之阳气。

九、痹

案1

昆氏，二十六岁，风湿相搏，一身尽痛，既以误汗伤表，又以误下伤里，渴思凉饮，面赤舌绛，得饮反停，胁胀胸痛，皆不知病因而妄治之累瘁也。议木防己汤，两开表里之痹。

桂枝六钱　防己四钱　生石膏一两　炙甘草三钱　杏仁四钱　苍术五钱　生香附三钱

四次服。

十二日　胁胀止而胸痛未愈，于前方加薤白广皮，以通补胸上之清阳。

薤白三钱　广皮三钱

十四日　痹证愈后，胃不和，土恶湿也。

半夏一两　茯苓五钱　广皮三钱　秫米二合　生姜三钱

水五碗，煮两碗，渣再煮一碗，三次服。

十六日　痹后清阳不伸，右胁瘕痛。

半夏六钱　广皮二钱　青皮钱半　乌药二钱　薤白三钱　桂枝二钱　吴茱萸一钱　郁金二钱

煮两杯，渣再煮一杯，三次服。

【赏析】

本病为"实痹"之"热痹"。热为阳邪，其性急迫，侵入人体经络关节后，与人体气血相搏；热性急迫，最易熏灼津液，使之留聚成邪；同时因正常津液不行，筋脉失养拘挛，经脉瘀阻而发生剧烈疼痛。顾松园《医镜》认为热痹不仅可以由感受湿热之邪而起，就是风寒湿痹，"邪郁病久，风变为火，寒变为热，湿变为痰"，亦为热痹。提出通络活血疏散邪滞、降火、清热、豁痰的治疗大法。

案2

吴，十一岁，行痹。

防己二钱　桂枝三钱　炙甘草一钱　杏泥三钱　茯苓皮二钱　生石膏五钱　片姜黄钱半　海桐皮钱半　牛膝钱半　生苡仁三钱

【赏析】

本病为"实痹"之"行痹"。行痹是在人体卫阳不固，腠理空虚之时，风邪乘虚袭入皮毛、肌肉、经络而成。由于风性善于走窜，故疼痛游走不定；风为阳邪，"病在上则阳受之"。金·刘河间《宣明论方》根据风寒湿三气偏盛之说，分别拟定了防风汤、茯苓汤、茯苓川芎汤等方。

案3

张，二十五岁，十一月十五日，风湿。

羌活三钱　桂枝二钱　杏仁三钱　炙甘草一钱　苦桔梗三钱　生姜三片　陈皮二钱　半夏二钱　苏叶三钱

十六日　风湿相搏，一身尽痛，汗之不解，用麻黄加术法。

麻黄去节　杏仁五钱　苍术五钱　桂枝三钱　羌活钱半　炙甘草三钱　生姜三片
又　于前方内加：熟附子三钱。半帖而愈。

【赏析】

本病为"实痹"之"湿痹"。湿为阴邪，其性重浊黏滞，其疼痛常有定处，但以缠绵难已，重着麻木为其特点。汉·张仲景《伤寒论·太阳篇》："风湿相搏，骨节烦疼，不得屈伸，近之则疼剧，汗出短气，小便不利，恶风不欲去衣，或身微肿者，甘草附子汤主之。"

案4

胡，十八岁，四月十九日，跗肿，右脉洪数，痰多咳嗽，口渴，茎中痛，与凉利小便法。

生石膏八钱　甘草梢钱半　半夏三钱　滑石六钱　生仁五钱　云苓皮五钱　海金沙五钱

四帖。

五月初六日　脉之洪数者减，去石膏二钱，加：

广皮三钱　杏仁三钱

十一日　湿热伤气，气伤则小便短，汗多必渴，湿聚则跗肿。与猪苓汤去阿胶，加银花以化湿热，湿热化则诸症皆愈。

猪苓四钱　云苓皮五钱　银花三钱　泽泻三钱　滑石六钱

二十日　湿热不攘，下注腿肿，小便不利，茎中痛。

萆薢五钱　猪苓三钱　甘草梢钱半　云苓皮五钱　泽泻三钱　飞滑石六钱　苡仁三钱　木通二钱　晚蚕沙三钱

服至小便畅为度。

二十四日　脉洪数，小便反黄，加黄柏、滑石，茎痛止，去甘草。

七月初四日　小便已长，肿未全消，脉弦滑，咳嗽多痰。

半夏六钱　生苡仁五钱　广皮四钱　云苓皮五钱　猪苓三钱　萆薢五钱　泽泻三钱

【赏析】

本病为"实痹"之"湿热痹"。热性急迫，最易熏灼津液，使之留聚成邪；湿为阴邪，其性重浊黏滞；湿热互用，湿邪聚于关节，故肿胀，湿热聚于下焦，故小便不利。治疗常用宣痹汤以清热利湿，宣通经络为主。

案5

张，二十岁，七月十九日，身热头痛，腰痛，肢痛，无汗，六脉弦细，两目不明，食少。寒湿痹也。

熟附子三钱　川乌头二钱　羌活二钱　桂枝五钱　泽泻三钱　苡仁五钱　广皮三钱　防己三钱　云苓皮五钱　杏仁五钱

二帖。

五月初三日　服前方二帖，头痛止。旋即误服他人补阴之品，便溏腹胀。今日复诊，因头痛愈，用原方去羌活，治药逆，加：浓朴三钱。已服三帖。

初八日　痹证已愈，颇能健步，便溏泄泻皆止，目已复明，胃口较前加餐。因服一帖，脉稍数，寒湿有化热之象，当与平药，逐其化热之余邪而已。

云苓皮五钱　防己二钱　滑石六钱　桑枝五钱　泽泻三钱　晚蚕沙三钱　苡仁五钱　杏仁二钱

六月十八日　又感受暑湿，泄泻，脉弦，腹胀，与五苓法。

桂枝五钱　泽泻三钱　云苓皮五钱　苍术三钱,炒　大腹皮三钱　广木香二钱　猪苓四钱　广皮三钱　苡仁五钱

煮三杯，三次服。

【赏析】

本病为"实痹"之"寒湿痹"。寒邪最易伤人阳气，导致气血瘀滞，寒湿相合多见于腰及下肢部位，若寒痰入于四肢，则痛无不一定部位，痛处重着。湿邪是因腠理空虚，感受外邪，或人体津液在病理状态下潴留而成，无论感受外邪或湿自内生，皆与脾主运化的功能失职有关，所以多兼有胸闷，食少，纳呆，腹胀，大便稀溏等脾虚湿困症状。治以温阳益气，健脾除湿为法。

案6

赵氏，四十七岁，六月二十日，太阳寒痹，脉弦，背心板着而痛。

桂枝五钱　云苓皮五钱　防己三钱　川椒炭三钱　川乌头三钱　白通草一钱　生苡仁五钱

二十五日　服前药已效，而背痛难除，加：附子二钱。

七月初二日　脉已回阳，痛未止，每日服半帖，六日三帖。加：木通三钱、晚蚕沙四钱。

初九日　脉仍小，阳未回，背仍痛，再服三帖，分六帖。

【赏析】

本病为"痹证"之"阳虚痹"。病久阳气不足，表卫不固，外邪易侵，故骨节痛痛，时轻时剧。桂枝、茯苓、附子、白术等温经散寒，健脾除湿。

案7

赵，三十六岁，五月初六日，痹证夹伏湿胀痛，且有肥气，湿已化热，故六脉洪滑，本　寒标热，先治其标，本当缓治。

生石膏四两　防己四钱　半夏五钱　杏仁六钱　桂枝六钱　川朴五钱　广皮四钱

初十日　尺脉洪数更甚，加：

黄柏三钱　木通三钱　云苓皮六钱

十二日　尺脉仍洪，腹痛欲便，便后肛门热痛，原方再服二帖。

十六日　水停心下，漉漉有声，暂与逐水，无暇治痹。

广皮五钱　半夏六钱　枳实六钱　生姜五钱

甘澜水八茶杯，煮成三水杯，三次服。

十九日　水响退，腹胀甚，仍服前方去黄柏，加大腹皮。

二十三日　痹少减，胃不开，其人本有肥气，肥气成于肝郁，暂与两和肝胃。

半夏六钱　降香末三钱　广皮三钱　益智仁二钱　青皮二钱　川朴三钱　香附三钱　云苓块五钱

六月初三日　右脉大而数，加黄芩二钱，去川朴。

初五日　诸症向安，脉亦调适，胃口亦开，以调理脾胃立法。

云苓块五钱　白蔻仁钱半　苡仁五钱　黄芩炭二钱　广皮二钱　半夏五钱

二十日　误服西瓜寒冷，未有不发停饮者。

公丁香八分　半夏五钱　益智仁钱半　干姜三钱　白蔻仁一钱　广皮三钱　云苓五钱　小枳实三钱

【赏析】

本病为"实痹"之"热痹"。热为阳邪，其性急迫，侵入人体经络关节后，与人体气血相博；热性急迫，最易熏灼津液，使之留聚成邪；同时因正常津液不行，筋脉失养拘挛，经脉瘀阻而发生剧烈疼痛。顾松园《医镜》认为热痹不仅可以由感受湿热之邪而起，就是风寒湿痹，"邪郁病久，风变为火，寒变为热，湿变为痰"，亦为热痹。提出通络活血疏散邪滞、降火、清热、豁痰的治疗大法。

案8

钱，三十四岁，五月二十九日，寒痹，脉弦短涩而紧，由腿上连少腹，痛不可忍，甚至欲厥，兼有痰饮胃痛。

桂枝六钱　广皮三钱　防己四钱　川乌头三钱　川椒炭三钱　小茴香三钱，炒　云苓皮五钱　片姜黄三钱　生苡仁五钱　海桐皮三钱

六月初一日　左脉稍长，仍然紧甚，再服二帖。丸方寒湿为病。

萆薢四两　小茴香四两，炒　川椒炭三两　苡仁八两　苍术六两，炒　云苓皮八两　川楝子三两　熟附子二两　木通四两

共为细末，神曲糊丸，小梧子大，每服三钱，姜汤下。

【赏析】

本病为"痹证"之"寒痹"。亦称"痛痹"，痛痹的特点是疼痛剧烈，痛处固定；寒为阴邪，其性留滞，气血为寒邪所阻遏，经脉不利则疼痛、拘挛。《医宗必读》提出："风寒湿三邪致病，虽各有特点，但临床上往往合而成痹，不能截然划分。痛痹以散寒为主，佐以疏风燥湿，更参以补火之剂，大辛大温以释其凝寒之害。"

案9

杨氏，二十六岁，乙酉正月初七日，前曾崩带，后得痿痹，病者自疑虚损。询病情寒时轻热时重，正所谓经热则痹，络热则痿者也。再行经有紫有黑，经来时不惟腰腿大痛，少腹亦痛，经亦不调，或多或寡，日数亦然。此不但湿热，且有瘀血。治湿热用汤药，治瘀血用丸药（左脉浮取弦，沉取宽泛。右脉浮取弦，沉取洪）。汤药用诸痹汤取太阴法，丸药用化癥回生丹。

生石膏二两　桂枝四钱　通草一钱　杏泥五钱　云苓皮五钱　片姜黄三钱　防己四钱　晚蚕沙三钱　海桐皮三钱　苡仁五钱

煮三杯，三次服。

【赏析】

本病为"痹证"之"湿热并瘀血"之证。热性急迫，最易熏灼津液，使之留聚成邪；湿为阴邪，其性重浊黏滞；湿热互用，湿邪聚于下焦，致血行不畅。故以清热解毒，活血通络为主。《金匮要略》曰："多由风寒湿气乘虚袭于经络，气血凝滞所致。"

案10

岳，四十六岁，暑湿痹症，误以熟地等柔药滑脾，致令泄泻，卧床不起，两足蜷曲不伸，饮食少进，兼之疝痛。先以五苓散，加川椒、广皮、木香止其泄；继以半夏、广皮、良姜、益智、白蔻开其胃；复以丁香、川椒、吴萸、云苓、苡仁、姜黄平其疝；又以防己、杏仁、桂枝、乌头、苓皮、川椒等伸其痹末。惟引痛风在筋也，重用地龙、桂枝，引痛亦止，后补脾胃而愈。

【赏析】

本病为"实痹"之"湿痹"。湿为阴邪，其性重浊黏滞，其疼痛常有定处，但以缠绵难已，重着麻木为其特点。汉·张仲景《伤寒论·太阳篇》："风湿相搏，骨节烦疼，不得屈伸，近之则疼剧，汗出短气，小便不利，恶风不欲去衣，或身微肿者，甘草附子汤主之。"

案11

王，四十六岁，寒湿为痹，背痛不能转侧，昼夜不寐，二十余日。两腿拘挛，手不能握，口眼歪斜，烦躁不宁，畏风自汗，脉弦，舌苔白滑，面色昏暗且黄，睛黄，大便闭。先以桂枝、杏仁、苡仁、羌活、广皮、半夏、茯苓、防己、川椒、滑石令得寐；继以前方去川椒、羌活，加白通草、蚕沙、萆薢，得大便。一连七八日均如黑蛋子，服至二十余剂，身半以上稍轻，背足痛甚，于前方去半夏，加附子、片姜黄、地龙、海桐皮。又服十数帖，痛渐止；又去附子、地龙，又服十数帖，足渐伸。后用二妙丸，加云苓、苡仁、萆薢、白术等药收功。

【赏析】

本病为"实痹"之"寒湿痹"。寒邪最易伤人阳气，导致气血瘀滞，寒湿相合多见于腰及下肢部位。湿邪是因腠理空虚，感受外邪，或人体津液在病理状态下潴留而成，无论感受外邪或湿自内生，皆与脾主运化的功能失职有关，所以多兼有胸闷，食少，纳呆，腹胀，大便稀薄等脾虚湿困症状。治以温阳益气，健脾除湿为法。

案12

成，五十四岁，腰间酸软，两腿无力，不能跪拜，间有腰痛，六脉洪大而滑。前医无非补阴，故日重一日。此湿热痿也，与诸痿独取阳明法。

生石膏四钱　海桐皮二钱　晚蚕沙三钱　白通草二钱　生苡仁八钱　云苓皮五钱　防己四钱　杏仁四钱　桑枝五钱　萆薢五钱　飞滑石一两

前后共服九十余帖。病重时自加石膏一倍，后用二妙丸收功。

【赏析】

本病为"实痹"之"湿热并阳虚"。热性急迫，最易熏灼津液，使之留聚成邪；湿为阴邪，其性重浊黏滞；湿热互用，湿邪聚于关节，故肿胀，湿热聚于下焦，故小便不利。治疗常用宣痹汤以清热利湿，宣通经络为主。病久阳气不足，表卫不固，外邪易侵，故骨节疼痛，时轻时剧。桂枝、茯苓、附子、白术等温经散寒，健脾除湿。

十、风淫

陶，三十岁，乙酉六月初二日　风淫末疾，两手发软，不能持物，脚亦有时而软，脉弦数，治以辛凉。

薄荷钱半　桑叶三钱　全归钱半　连翘三钱　麦冬三钱，连心　丹皮三钱　银花三钱　菊花三钱　细生地四钱

服八帖。

【赏析】

风气太过，成为致病的邪气。《素问·至真要大论》："风淫于内，治以辛凉，佐以苦，以甘缓之，以辛散之。"

十一、痰饮

案1

周，四十岁，壬戌八月二十五日　内而暑湿，外而新凉，内外相搏，痰饮斯发。

杏仁粉三钱　白通草三钱　广皮二钱　生苡仁五钱　飞滑石三钱　小枳实二钱　半夏五钱　川朴三钱　生姜三片　桂枝木三钱　茯苓皮三钱

二十八日　支饮射肺，眩冒，小青龙去麻辛。

桂枝四钱　白芍三钱，炒　焦于术三钱　干姜二钱　制五味一钱　生姜三片　半夏六钱　杏仁粉五钱　小枳实二钱　生苡仁五钱　炙甘草二钱

初一日　渴为痰饮欲去，不寐为胃仍未和，故以枳实橘皮汤逐不尽之痰饮，以半夏汤和胃令得寐。

半夏—两　杏仁粉三钱　广皮三钱　桂枝三钱　生姜三片　生苡仁五钱　枳实二钱　秫米—合

得寐再诊。

初六日　服半夏汤，既得寐矣，而反咳痰多，议桂枝干姜五味茯苓汤，合葶苈大枣泻肺汤逐饮。

桂枝五钱　茯苓块六钱　苦葶苈三钱　半夏二钱　肥大枣四钱，去核　干姜五钱　五味子三钱

甘澜水五碗，煮取二碗，分二次服。再煮一碗服。

初八日　先以葶苈大枣泻肺汤，行业已攻动之饮，令其速去。

苦葶苈四钱　肥大枣五枚

服葶苈汤后，即以半夏汤和胃。

半夏—两　生姜五大片　小枳实四钱　洋参二钱，生姜块同捣炒老黄

水八杯，煮取三杯，三次服。

九月初十日　逐去水后，用《外台》茯苓饮，消痰气，令能食。

茯苓块六钱　半夏三钱　小枳实四钱　洋参二钱，姜汁制黄色　生姜八钱　广皮三钱　于术六钱，炒

十五日　饮居胁下则肝病，肝病则肝气愈衰，故得后与气则愈。先与行胁下之饮，泄肝即所以舒脾，俟胁痛止，再议补脾。

生香附三钱　广皮二钱　旋覆花三钱，包　青皮钱半　苏子霜三钱　降香末三钱　半夏四钱　枳实钱半

二十日　行胁络之饮，业已见效，尚有不尽，仍用前法。

生香附三钱　归须—钱　半夏三钱　广皮—钱　苏子霜钱半　降香末钱半　郁金二钱　小枳实—钱　旋覆花三钱，包

二帖。

二十二日　通补中阳，兼行胁下不尽之饮。

代赭石五钱　焦术三钱　旋覆花三钱，包　桂枝三钱　炙甘草三钱　茯苓五钱　生姜三片　半夏五钱

四帖。

十月初二日 通降胁下之痰饮，兼与两和肝胃。

旋覆花三钱 小枳实二钱，杵 干姜钱半 苏子霜三钱 桂枝尖二钱 广皮二钱 生姜三片 半夏六钱

【赏析】

本案记载痰饮发病时间，为阴历八月二十五，为深秋季节，暑未全退，天气渐凉。发病原因为内有暑湿，外感新凉，内外相搏，痰饮斯发。咳嗽痰多，头晕目眩，予以小青龙汤去麻黄、细辛，取其温肺化饮之功。枳实橘皮汤出自伤寒论，原方为枳实三分，麦门冬三分，陈橘皮一两，主治心腹胀，渴不止，腰痛重。半夏汤，又名半夏秫米汤，出自《灵枢·邪客》。本方由半夏、秫米组成，用于湿痰内盛、胃不和则卧不安之失眠症，有祛痰和胃，化浊宁神之功。"既得寐矣，而反咳痰多"，表明痰邪不易除去，小青龙汤不足以对抗，故以葶苈大枣泻肺汤加大祛逐痰饮力度，治则改温肺为泻肺。以桂枝干姜五味茯苓汤敛气补中。"饮居胁下则肝病，肝病则肝气愈衰"，"先与行胁下之饮，泄肝即所以舒脾，俟胁痛止，再议补脾"，指导原则即为先泻肝后补脾。痰饮后期治疗以桂枝温通，代赭石、旋覆花下气降痰，半夏、陈皮等调和肝胃。

案2

金氏，二十六岁，癸亥二月初十日 风寒挟痰饮为病，自汗恶寒，喘满短气，渴不多饮，饮则呕，夜咳甚，倚息不得卧，小青龙去麻、杏，加枳实、广皮，行饮而降逆气。

桂枝六钱 制五味钱半 炙甘草三钱 干姜三钱 白术四钱，炒 半夏六钱 小枳实二钱 广皮二钱 生姜三片 茯苓六钱

甘澜水八杯，煮成三杯，三次服。

十一日 昨用小青龙，咳虽稍减，仍不得卧，今用葶苈大枣合法。

桂枝八钱　广皮三钱　干姜五钱　五味子二钱　半夏六钱　炙甘草三钱　白芍四钱，炒　小枳实二钱　大枣去核，五枚　苦葶苈二钱，炒香研细

水八杯，煮取三杯，三次服，渣再煮一杯服。

十二日　用小青龙逐饮，兼利小便，使水有出路。

桂枝五钱　小枳实二钱　干姜二钱　白通草钱半　杏泥五钱　制五味钱半　炙甘草一钱　白芍二钱，炒　生苡仁五钱　半夏五钱　生姜三片

煮成两杯，分二次服，渣再煮一杯服。

十三日　脉稍平，病起本渴，大服姜桂，渴反止者。饮居心下，格拒心火之渴也，仍以蠲饮为主。微恶寒，兼和营卫。

桂枝六钱　茯苓三钱　杏泥四钱　半夏六钱　干姜三钱　白芍三钱，炒　炙甘草钱半　广皮一钱　生姜三片　小枳实钱半　制五味钱半　大枣二钱，去核

煎法如前。

十四日　咳则胁痛，不惟支饮射肺，且有悬饮内痛之虞，兼逐胁下悬饮。

桂枝六钱　青皮二钱　干姜四钱　广皮二钱　杏仁泥四钱　郁金三钱　生香附三钱　制五味钱半　旋覆花三钱，包　小枳实钱半　半夏八钱　苏子霜二钱　生姜五钱

三碗，三次服，渣再煎一碗服。

十五日　咳止大半，惟胁痛攻胸，肝胃不和之故。切戒恼怒，用通肝络法。

半夏　苏子三钱，去油　干姜三钱　桂枝尖三钱　降香末　归须二钱　青皮二钱　旋覆花三钱　郁金　生香附

头煎二杯，二煎一杯，分三次服。

【赏析】

治疗支饮小青龙汤为主方，若喘仍不能平卧，加葶苈大枣增强泻肺逐水之功。通草利小便，使水有出路。苏子霜能降气平喘，而无滑肠之虑，多用于脾虚便溏的喘咳患者。郁金治疗胸腹胀痛、刺痛。后期咳止，胁痛攻胸，

怒伤肝，需戒恼怒，肝喜条达，用降香、青皮、旋覆花、郁金、香附等通肝络。

案3

谢氏，二十五岁，癸亥二月二十二日　痰饮哮喘，咳嗽声重，有汗，六脉弦细，有七月之孕，与小青龙去麻辛主之。

桂枝五钱　半夏五钱　干姜三钱　白芍三钱　小枳实二钱　炙甘草一钱　五味一钱　广皮钱半

甘澜水五杯，煮成两杯，二次服，渣再煮一杯服。

二十二日　其人本渴，服桂姜热药当更渴，今渴反止者，饮也。恶寒未罢，仍用小青龙法，胸痹痛加薤白。按：饮为阴邪，以误服苦寒坚阴，不能速愈。

桂枝八钱　小枳实二钱　薤白三钱　干姜五钱　制五味一钱　川朴三钱　半夏六钱　焦白芍四钱　广皮二钱　炙甘草二钱

甘澜水五杯，煮成两杯，分二次服，渣再煮二杯服。

二十三日　胃不和则卧不安，亥子属水，故更重。胀也，痛也，皆阴病也，无非受苦寒药之累。

桂枝八钱　半夏八钱　炙甘草一钱　白芍三钱，炒　干姜五钱　薤白三钱　生苡仁五钱　川朴三钱　杏泥三钱　苦桔梗三钱　五味子钱半　茯苓块五钱

甘澜水八杯，煮三杯，分三次服，渣再煮一杯服。

二十四日　寒饮误服苦寒坚阴，大用辛温三帖，今日甫能转热，右脉始大，左脉仍弦细，咳嗽反重者，是温药启其封固也。再用温药兼滑痰，痰出自然松快。

桂枝五钱　生苡仁五钱　薤白三钱　杏泥三钱　干姜三钱　茯苓五钱　瓜蒌二钱　小枳实二钱　半夏八钱　白芍三钱，炒　川朴三钱　制五味钱半

甘澜水八杯，煮取三杯，三次服，渣再煮一杯服。

二十五日　右脉已退，病势少减，但寒热汗多胸痹，恐成漏汗，则阳愈

虚，饮更难愈。议桂枝加附子，去甘草，以肋胀故也。合瓜蒌薤白汤意，通中上之清阳，护表阳为急。

桂枝六钱　大枣二枚，去核　川朴三钱　焦白芍四钱　熟附子二钱　小枳实钱半　生姜三片　薤白三钱

甘澜水五杯，煮取两杯，渣再煮一杯，三次服，其第一次即啜稀热粥半碗，令微汗佳，第二三次不必啜粥。

二十六日　昨日用桂枝汤加附子，再加薤白法，漏汗已止，表之寒热已和，但咳甚，议与逐饮。

桂枝六钱　大枣五枚，去核　半夏五钱　茯苓块六钱　生苡仁五钱　葶苈子二钱，炒研细

甘澜水八杯，取三杯，分三次服。

【赏析】

本案为孕妇患支饮苦寒药误下病例。咳痰气喘，方用小青龙汤，有汗故去麻黄，细辛味辛，性温，有小毒，芳烈宣散，有通窍之功，故孕妇不宜用。"人本渴，服桂姜热药当更渴，今渴反止者，饮也"，说明了饮证可令人渴，用桂枝、干姜等温热药物，常人会有口渴症状，而饮证患者却能改善口渴。饮为阴邪，使用苦寒坚阴药物不能使疾病痊愈，故治疗该病不得使用苦寒药物，宜温化水饮。附子、葶苈子等大热、大寒之品，当根据病情，辨证准确亦可应用于孕妇。

案4

僧，四十二岁，脉双弦而紧，寒也；不欲饮水，寒饮也；喉中痒，病从外感来也；痰清不黏，寒饮也；咳而呕，胃阳衰而寒饮乘之，谓之胃咳也。背恶寒时欲浓衣向火，卫外之阳虚，而寒乘太阳经也。面色淡黄微青，唇色淡白，亦寒也。法当温中阳而护表阳，未便以吐血之后，而用柔润寒凉，小青龙去麻杏，加枳实、广皮、杏仁、生姜汤主之。服此方十数帖而愈。

【赏析】

寒饮，先用温中阳法，吐血之后，而用寒凉之法。

案5

徐，二十六岁，二月初十日，酒客脉弦细而沉，喘满短气，胁连腰痛，有汗，舌白滑而浓，恶风寒，倚息不得卧，此系内水招外风为病，小青龙去麻辛证也。

桂枝六钱　干姜三钱　杏泥五钱　白芍四钱,炒　生姜五片　半夏六钱　炙甘草一钱　制五味钱半　旋覆花三钱,包

【赏析】

酒客合并痰饮，方以小青龙去麻辛。

案6

某氏，内饮招外风为病，既喘且咳，议小青龙法。

桂枝三钱　麻黄一钱,蜜炒　制五味一钱　白芍钱半　细辛八分　半夏三钱　炙甘草钱半　茯苓块三钱　干姜三钱　生苡仁五钱

痰饮喘咳，前用小青龙汤，业已见效，但非常服之品，脉迟缓，议外治脾法。

桂枝五钱　炙甘草二钱　生于术三钱　制茅术四钱　茯苓六钱　生苡仁五钱　益智仁钱半　半夏六钱　生姜五片

四帖。

【赏析】

外感风邪，喘且咳，方用小青龙汤。

小　结

以上三案为治疗寒饮咳喘小青龙汤的应用。《伤寒论》："伤寒表

不解，心下有水气，干呕发热而咳，或渴，或利，或噎，或小便不利、少腹满，或喘者，小青龙汤主之。伤寒心下有水气，咳而微喘，发热不渴。服汤已渴者，此寒去欲解也。小青龙汤主之。"本方是治疗外感风寒，寒饮内停喘咳的常用方。临床应用以恶寒发热，无汗，喘咳，痰多而稀，舌苔白滑，脉浮为辨证要点。因本方辛散温化之力较强，应以确属水寒相搏于肺者，方宜使用，且视病人体质强弱酌定剂量。

案7

邵，四十三岁，癸亥七月二十三日　右关单弦饮癖，少阴独盛，水脏盛而土气衰也。至吞酸饭后吐痰不止，治在胃肾两关。不能戒酒，不必服药，真武法。

熟附子五钱　茯苓块六钱　生苡仁六钱　细辛钱半　生姜五片　真山连钱半，同吴萸浸炒　吴萸三钱

水八杯，煮成三杯，分三次服。

四帖。

二十八日　内饮用温水脏法，已见大效，但药太阳刚，不可再用，所谓一张一弛，文武之道。且议理阳明，以为过峡文本。

半夏六钱　广皮一钱　小枳实钱半　茯苓块六钱　生苡仁六钱　白豆蔻一钱　生姜六钱

四帖。

八月初三日　用理阳明，亦复见效，惟吐酸仍然未止。按：吞酸究属肝病，议肝胃同治法。

半夏六钱　桂枝三钱　吴萸三钱　茯苓块六钱　青皮六钱　生姜三片　苡仁五钱　山连钱半，姜炒

四帖。

【赏析】

"不能戒酒，不必服药"，吴鞠通对患者的要求，不能戒酒，就不用服药治疗了。饮酒疾病不能痊愈，亦使药物疗效不能发挥，言下之意，患者也不用来看病了。真武汤主治肾阳虚导致脾阳虚，水湿不运内聚而生；肾阳虚是本，脾阳虚水湿内停是标。吴鞠通认为"吞酸究属肝病，议肝胃同治法"，药用吴茱萸、茯苓、半夏等。

案8

皮氏，四十八岁，甲子十月二十八日，痰饮喘咳，左脉浮弦沉紧，自汗，势甚凶危，议小青龙加杏仁、浓朴，去麻辛。

桂枝六钱　白芍四钱　半夏六钱　炙甘草三钱　干姜五钱　浓朴三钱　制五味二钱　杏仁霜五钱

甘澜水八杯，煮成三杯，分三次服。

二十九日　于前方内加：云苓块五钱、半夏五钱。

三十日　服青龙已效，然其水尚洋溢，未能一时平复。

桂枝八钱　炙甘草三钱　五味子三钱　杏仁霜五钱　半夏一两二钱　干姜五钱　云苓八钱　白芍五钱,炒　生姜五大片　广皮三钱

四帖。

甘澜水八碗，煮取三碗，渣再煮一碗，日三夜一，分四次服。

初二日　以眩冒甚，于前方内加：于术六钱。

初四日　脉现单弦，喘止咳喊，眩冒未宁，再太阴属土，既重且缓，万不能一时速愈。且痰饮五年，岂三五日可了。

于术六钱　半夏一两　杏仁霜五钱　桂枝五钱　干姜三钱　云苓六钱　炙甘草三钱　五味子六钱

甘澜水八碗，煮三碗，分三次服。

【赏析】

杏仁霜取杏仁止咳平喘，而无滑肠通便之功。"喘止咳喊，眩冒未宁，再太阴属土，既重且缓，万不能一时速愈。且痰饮五年，岂三五日可了"，慢病缓治。痰饮为阴邪，其性黏滞，缠绵难愈，故需缓治。

案9

福，三十二岁，乙丑二月初三日　痰饮胸痹，兼有胁下悬饮。

杏泥三钱　薤白三钱　瓜蒌二钱　桂枝三钱　广皮钱半　川朴二钱　小枳实三钱　旋覆花三钱　生香附三钱　半夏五钱

水八杯，煮取三杯，三次服。三帖。

初七日　胸痹悬饮已愈，惟肠痹食不甘味，议和肝胃，兼开肠痹。

半夏三钱　广皮二钱　小枳实二钱　白通草二钱　杏仁八钱　生苡仁五钱　姜汁三匙，冲

水五杯，煮取二杯，渣再煮一杯，分三次服。

【赏析】

肠痹，语出《素问·痹论》。内脏因风、寒、湿、热等外邪侵袭，闭阻经络而导致气血运行不畅，影响于大小肠所出现的一种证候。主要症状为渴饮而小便不利，腹胀泄泻。因大小肠之气痹阻不行，致水道不通，糟粕不化，清浊不分所致。食进脘中难下，大便气塞不爽，肠中收痛，此为肠痹。治宜开提肺气，两和肝胃。

案10

邵，三十八岁，十一月十一日，脉弦细而沉，咳嗽，倚息不得卧，胸满口渴，小青龙去麻辛法。

桂枝六钱　白芍四钱　炙甘草三钱　干姜五钱　半夏一两五钱　五味子二钱　茯苓一两　小枳实七钱　广皮三钱

四次服。

十三日　服小青龙已效，但喉哑知渴，脉见微数，为痰饮欲去，转用辛凉，开提肺气法。

麻黄三钱，蜜汁　杏仁五钱　石膏八钱　生甘草三钱　苦桔梗三钱　半夏三钱　广皮一钱

【赏析】

喉哑知渴，脉见微数，有热象，予以石膏、苦桔梗辛凉之药开提肺气。

案11

焕氏，三十八岁，丙寅正月，痰饮法当恶水，反喜水者，饮在肺也。喜水法当甘润，今反用温燥者，以其为饮也。既喜水，曷以知其为饮？以得水不行，心悸短气，喘满眩冒，咳嗽多痰，呕恶，诸饮证毕具也。既为饮证，何以反喜水？以水停心下，格拒心火，不得下通于肾，反来上烁华盖，又格拒肾中真水，不得上潮于喉，故嗌干而喜水以救之也，是之为反燥。反燥者，用辛能润法。

半夏一两　茯苓块一两　小枳实八钱　广皮五钱　杏仁泥六钱　生姜一两

甘澜水八碗，煮取三碗，渣再煮一碗，分四次服。

【赏析】

痰饮证本应该恶水，为何反而喜饮水，因为水停胸肺，而全身得不到水的濡润。治法当抛开常理不用甘润法，而用温燥法。得水不行，心悸短气，喘满眩冒，咳嗽多痰，呕恶，此处水为饮，为病态。以水停心下，格拒心火，不得下通于肾，反来上烁华盖，又格拒肾中真水，不得上潮于喉，故有咽干喜饮水。治则以辛温化饮法。

案12

颜，四十二岁，丙寅正月二十四日，嗽不欲饮，倚息不得卧，胁痛，自

汗，不寐，脉弦缓，议小青龙去麻辛，加杏仁、苡仁，再重加半夏。

桂枝六钱　干姜三钱　五味子钱半　炙甘草钱半　焦白芍三钱　半夏一两　杏泥六钱　生苡仁一两

甘澜水八碗，煮取三碗，分三次服。

二十七日　呕凉水，于前方内加干姜、广皮以消痰气。

干姜二钱　广皮三钱

二月初一日　《金匮》谓桂枝、干姜为热药，服之当遂渴，今反不渴者饮也。兹证不惟不渴，反呕凉水不止，其为寒饮无疑。既真知其饮，虽重用姜桂何惧乎！世人之不能立方者，皆未真知病情也。畏而不敢服者，亦未真知病情也。

桂枝八钱　干姜七钱　五味子钱半　半夏二钱　焦白芍四钱　带皮苓四钱　炙甘草三钱　生姜五片　小枳实三钱　广皮三钱

甘澜水八杯，煮取三杯，渣再煮一杯，分四次服。

【赏析】

吴鞠通点明他立方与旁人不同之处在于，旁人不能理解真实病情。吴鞠通见患者渴，反而用温燥之品，究其病因当为寒饮在肺，故不怕用干姜、桂枝等辛温药物，对症下药方能药到病除。

案13

昆，四十二岁，正月二十六日　饮家眩冒，用白术泽泻汤法，脉洪滑而沉。

白术一两　泽泻二两　半夏一两　茯苓块一两　小枳实三钱

甘澜水八碗，煮取三碗，渣再煮一碗，分四次服。一帖服三日。

二十六日　于前方内加竹茹六钱，姜汁每杯冲三小匙。

二月初十日　脉沉微数。

于术一两　泽泻二两　半夏一两　茯苓块一两　竹茹一两

丸方：

半夏八两　天麻八两　泽泻八两　白术六两　云苓六两

共为细末，神曲姜汁糊丸，如梧子大，每服三钱，日再服，重则三服。

【赏析】

本案提到的白术泽泻汤出自《金匮要略·痰饮咳嗽病脉证并治》："心下有支饮，其人苦冒眩，泽泻汤主之。"其方组成：泽泻五两，白术二两，主治水停心下，清阳不升，浊阴上犯，头目昏眩。现用于耳源性眩晕。饮家，故以丸方，缓则治其本，以祛湿和胃止眩为大法。

案14

陶氏三十六岁，二月二十五日　痰饮脉洪数，咳嗽，倚息不得卧，有汗，胸痹。

桂枝五钱　石膏八钱　杏泥五钱　炙甘草三钱　半夏六钱　枳实五钱　老川朴三钱　广皮二钱

煮三杯，分三次服。

【赏析】

痰饮，咳嗽，倚息不得卧，有汗，胸痹，为痰饮内停，郁而化热。治宜燥湿平喘。

案15

某，悬饮者，水在肝也，非下不可。但初次诊视，且用轻法。

半夏一两　苏子霜三钱　青皮三钱　降香末三钱　旋覆花四钱　广皮三钱　生香附五钱

【赏析】

悬饮，治宜理气，行水消痞。

案16

佟氏，七十五岁，脉沉细而不调，喘满短气，心悸气上阻胸，咳嗽倚息不得卧，乃中焦痰饮，下焦浊饮为患。年老全赖阳气生活，兹阴气阴邪上僭如此，何以克当。勉与通阳降浊法。

半夏二两　茯苓六钱　旋覆花四钱　秫米一合　小枳实一两　干姜六钱　广皮六钱

煮三碗，分三次服。

十七日　悬饮内痛肠鸣，非下不可，以老年久虚，且不敢下，止有降逆而已。

半夏二两　桂枝五钱　生姜一两　广皮五钱　椒目四钱　薤白五钱　小枳实一两　旋覆花三钱　秫米五钱

十八日　年近八旬，五饮俱备，兼之下焦浊饮，随肝上逆，逼迫心火，不得下降，以致胸满而愦愦然无奈，两用通阳降逆，丝毫不应。盖年老真阳太虚，一刻难生难长，故阴霾一时难退也。于前方内加香开一法。

半夏一两　生姜一两　瓜蒌三钱　降香三钱　小枳实一两　干姜五钱　桂枝六钱　薤白三钱　沉香二钱,研细冲　广皮五钱　茯苓一两,连皮

又　五饮而兼浊阴上攻，昨用苓桂，重伐肾邪，大辛以开中阳，虽见小效，大势阴太甚而阳太衰，恐实时难以复解也。勉与齐通三焦之阳法。

桂枝六钱　茯苓一两　生姜一两　老川朴三钱　公丁香三钱　肉桂二钱,研细冲　干姜五钱　小枳实六钱　薤白四钱　黑沉香三钱　半夏六钱　广皮四钱

二十日　仍宗前法而小变之。

桂枝六钱　干姜五钱　半夏八钱　小枳实五钱　广皮四钱　老川朴三钱　肉桂三钱　生姜一两　薤白三钱　云苓一两　川椒五钱,炒

二十三日　膀胱已开，今日可无伐肾邪，心下气阻不能寐，仍然议中焦，降逆法，令得寐。

半夏二两　广皮五钱　生姜汁半杯,冲　秫米一合　旋覆花五钱　小枳实八

钱 代赭石八钱

二十四日 昨用降逆和胃，业已见效，但逆气虽降，仍然有时上阻，阴霾太重，肝气厥逆也。

半夏一两 小枳实六钱 带皮苓一两 旋覆花四钱 代赭石八钱 广皮四钱 姜汁半杯，冲

【赏析】

"人生七十古来稀"。本案记载的患者七十五岁，当属高寿。年老全赖阳气生活，本身阳气不充，而饮证为阴邪，故治疗起来难有好的对策，先以通阳降浊法。椒目，即花椒的种子，性辛温，有小毒，有利水消肿、祛痰平喘之功。《金匮要略》有己椒苈黄丸方，治肠间有水气。五饮，即留饮心下、癖饮胁下、痰饮胃中、溢饮膈上、流饮肠间。《金匮要略·痰饮咳嗽病脉证并治》中提到四饮，即痰饮、悬饮、溢饮、支饮。五饮并见说明患者全身水肿，病情危重，而两用通阳降逆之方，水肿未见明显消退。遂加芳香降香、沉香行气止痛，瓜蒌润肺，化痰，散结。然而"阴太甚而阳太衰"，"勉与齐通三焦之阳"，方用桂枝、丁香、肉桂、干姜、薤白。心下气阻不能寐，用代赭石、旋覆花取其下气降痰之功。

案17

陈，四十三岁，正月二十五日 病由疟邪伤胃，土虚邪实，六脉俱结，且有块痰，寒滞经脉隧道，病有三虚一实者，先治其实，后治其虚。

杏仁泥一两 广皮三钱 小枳实四钱 云苓五钱 姜半夏六钱 苏子霜二钱

甘澜水八碗，煮成三碗，分早中晚三次服。二帖。

二十八日 脊痛，痹也。右腿偏软，痿也。咳嗽而喘，支饮射肺也。日久不愈，皆误补用熟地等壅塞隧道之故，脉洪。

生石膏三两，研末 杏泥五钱 桂枝五钱 片姜黄三钱 姜半夏五钱 防己四钱 广皮炭三钱 茯苓皮五钱 苡仁五钱

煮四碗，分四次服，二帖后退石膏一两，加赤茯苓一两，再两帖后加生石膏一两。以左乳旁有结核，痛加青橘叶三钱。

二月初九日　痹夹痰饮，与开痹蠲饮法，现下痹解而饮未除，脉之洪者减，病减者减其治。

姜半夏五钱　桂枝五钱　小枳实三钱　茯苓六钱，连皮　防己三钱　生苡仁五钱　青橘叶三钱　广皮三钱

初八日　加小枳实二钱、广皮二钱、滑石六钱。

初八日　加生石膏一两。

十一日　肝郁夹痰饮，咳嗽痰多，吐瘀血。

旋覆花三钱，包　姜半夏六钱　广皮炭二钱　瓜蒌霜二钱　青皮二钱　苏子霜三钱　降香末三钱　归须二钱　桃仁泥二钱　青橘叶三钱　广皮三钱

丸方　痰饮夹肝郁，吐出瘀血后，以两和肝胃为主。

带皮苓八两　姜半夏十两　益智仁四两　郁金一两　广皮五钱　香附六两　生苡仁八两　泽泻八两

共为极细末，神曲水法丸小梧子大，每服三钱，日三服，白开水下。

六月初五日　暑湿行令，脉弦细，胃不开，渴而小便短，用渴者与猪苓汤法。

猪苓五钱　云苓四钱　姜半夏四钱　泽泻五钱　飞滑石六钱　益智仁钱半　广皮三钱

煮三杯，三次服。胃开即止。

初六日　痰饮之质，冒暑欲呕，六脉俱弦，虽渴甚，难用寒凉，与局方消暑丸法。

姜半夏八钱　云苓八钱　藿梗三钱　广皮三钱　生甘草二钱　姜汁每杯冲三小匙

煮三杯，三次服。

初八日　病减者减其制，减：半夏四钱、云苓四钱。

十二日　腰以下肿，当利小便，渴而小便短，议渴者与猪苓汤例。

猪苓八钱　泽泻八钱　滑石一两二钱　云苓皮六钱　半夏六钱

煮三杯，三次服，以渴减肿消为度。

十四日　脉沉细，胃不开，减：猪苓三钱、泽泻三钱、飞滑石三钱，加：藿香梗三钱、广皮三钱、益智仁三钱。

十六日　暑湿病退，小便已去，阳气不振，与通补阳气。

桂枝三钱　半夏三钱　白蔻仁一钱，研　云苓五钱　茅术炭二钱　广皮二钱　炙甘草二钱　生苡仁五钱

煮三杯，三次服。

十七日　头胀胸闷，脉缓气歉，暑必夹湿也。

藿香三钱，叶半梗半　蔻仁二钱　半夏三钱　云苓皮五钱　广皮三钱　苡仁五钱　杏仁三钱

十九日　小便浊，加：猪苓四钱、泽泻四钱。

二十四日　暑月头胀微痛，与清上焦。

藿香叶三钱　薄荷一钱　荷叶边一张，去蒂

二十五日　六脉阳微，暑湿之余，小便白浊，与分利法。

草薢五钱　泽泻三钱　桂枝三钱　云苓皮五钱　苍术三钱　益智仁三钱　猪苓三钱　苡仁五钱

煮三杯，三次服，以便清为度。

七月十九日　湿热为病，与苦辛淡法。

云苓皮五钱　半夏五钱　滑石六钱　猪苓三钱　木通三钱　泽泻三钱　苡仁五钱　桂枝三钱　杏仁三钱

煮三杯，三次服。

二十二日　湿热为病，与苦辛淡法，小便已长，胃不开，与阖阳。

半夏六钱　益智仁三钱　广皮三钱　云苓皮五钱　苡仁五钱　生姜三钱

二十五日　加白蔻仁三钱、枳实三钱。

九月二十一日　痰饮喘咳，脉双弦，与小青龙法。

桂枝三钱　杏仁四钱　小枳实三钱　白芍二钱，炒　姜半夏五钱　五味子二钱　炙甘草一钱　广皮三钱　干姜二钱

二十四日　痰饮胁动而喘渴，是谓悬饮。悬饮者，水在肝也，脉弦数。水在肝内者，外风未净也。

姜半夏六钱　杏仁三钱　旋覆花三钱　桂枝尖三钱　生姜汁三小匙，冲　黄芩炭钱半　香附三钱　葶苈子二钱　青蒿三钱　小枳实四钱　广皮二钱

二十五日　身热退，去青蒿、芩炭、葶苈子，加：杏仁三钱。

共服五帖。

二十七日　痰饮胁痛而喘咳，是谓悬饮，水在肝也，脉弦数。

姜半夏六钱　香附三钱　杏仁三钱　桂枝尖三钱　广皮二钱　姜汁三匙　旋覆花三钱　苏子霜三钱　小枳实三钱　降香末三钱

二十九日　病减者减其治，去半夏三钱，枳实一钱，降香末一钱，桂枝一钱，连前共服五帖收功。

【赏析】

该案记载时间逾八月，治疗有汤药、有丸药。前6付治疗疟疾病愈后伤胃出现支饮，且合并痹证、痿证，方以开痹蠲饮法。有效后药物减量。咳嗽痰多，吐瘀血，为痰饮夹肝郁，予以平肝降气活血化痰。吐出瘀血后，予以服丸方四个月两和肝胃。六月初五日正是暑湿易感季节，出现"脉弦细，胃不开，渴而小便短，用渴者，与猪苓汤法"，清利湿热。"暑湿病退，阳气不振，与通补阳气"。九月二十一日为中秋时节，天气渐凉，痰饮为阴邪，易复发。"痰饮喘咳，脉双弦，与小青龙法。"水在肝内者，外风未净。《药性论》有云："旋覆花主肋胁气，下寒热水肿"，葶苈子泻肺平喘、利水消肿，青蒿、黄芩炭退虚热。余配伍芳香行气降气之品，以达气机通畅，则痛自止。

案18

钱，十七岁，四月二十七日　春初前曾不寐，与胃不和之《灵枢》半夏汤，服至二十帖始得寐。兹胃仍不甚和，犹有不寐之弊，纳食不旺，再与

和胃。

　　半夏六钱　广皮炭钱半　云苓块四钱　苡仁五钱　益智仁一钱　白蔻仁一钱，连皮　姜汁三小匙冲

　　煮二杯，二次服。

　　备用方，胆移热于脑，则成鼻渊，苍耳子散主之。

　　苍耳子一两，炒　黄芩炭二钱　辛夷一两　桑叶六钱　连翘八钱，不去心　银花八钱　茶菊六钱　苦桔梗五钱　薄荷二钱　甘草三钱

　　共为极细末，每服二钱，雨前茶调，日二次。

　　胃不和，数与和胃，已得寐进食，夜眠必流口水者，经谓胃热则虫动，虫动则廉泉开，廉泉开则液自出，与辛凉和胃法。

　　半夏六钱　生苡仁五钱　白蔻皮钱半　生石膏八钱　杏仁三钱　带皮苓六钱　姜汁每杯冲三小匙

　　煮三杯，三次服。四帖。

　　初六日　口水减，牙痛，脉如故，再服四帖。

　　十一日　再服四帖。

　　十六日　风淫所胜，治以辛凉，佐以苦甘。

　　苦桔梗二钱　连翘二钱　甘草一钱　银花三钱　桑叶二钱　香豆豉三钱　荆芥穗八分　杏仁二钱

　　煮两杯，分二次服，热退为度，二帖热退。

　　十八日　胃热，夜间口中液自出，与和胃阴法。

　　生石膏六钱　麦冬三钱，连心　半夏五钱　白蔻仁钱半　云苓五钱

　　二十二日　诸症皆减，去石膏，加：麦冬二钱。

　　二十八日　胃中向有饮聚，不寐，服半夏汤已愈。后因痰涎自出，与凉阳明亦减，余饮未除，与《外台》茯苓饮意。

　　云苓五钱　枳实钱半　生姜三片　洋参二钱　广皮钱半　大枣二钱，去核　麦冬四钱，连心　半夏三钱

【赏析】

"胃不和则卧不安"之说，源于《素问·逆调论》："人有逆气……不得卧……是阳明新逆也。阳明者，胃脉也。胃者，六腑之海，其气亦不行。阳明逆，不得从其道，故不得卧也。"半夏汤出自《灵枢·邪客》，有祛痰和胃，化浊宁神之功。鼻渊，苍耳子散出自《济生方》，又名《严氏济生方》，是由宋代医师严用和编撰的。夜眠必流口水者，胃有热，胃肠道有寄生虫，"虫动则廉泉开"，廉泉在颈部，当前正中线上，结喉上方，舌骨上缘凹陷处，"廉泉开则液自出"指口水流出。方以辛凉和胃法，重用石膏，牙痛亦为胃热表现，照前方服。风淫所胜，感受风邪，有外感表证，治宜辛凉解表。

案19

吴，五十七岁，六脉洪数，右寸独大，酒客痰多，肺热之至。

生石膏　防己三钱　杏仁五钱　苡仁　半夏五钱　云苓皮五钱

五月初十日　加广皮三钱，至五月二十日，共服二十帖。

二十六日　酒客形体壮盛而阳痿，为湿中生热，非精血之虚，其象显然。与诸痿独取阳明法。

半夏五钱　黄柏五钱　生石膏三两　苡仁八钱　木通三钱　云苓皮八钱　防己四钱

六月十二日　去黄柏二钱，木通三钱，以喉呛太久，今可兼清肺气，加：苦梗三钱、飞滑石六钱、甘草一钱。

二十日　脉洪数，右大于左，喉哑痰多，戒油腻。

生石膏四两　半夏六钱　苏叶钱半　苏梗钱半　苦桔梗三钱　杏仁五钱　炙甘草一钱

七月二十一日

生石膏三钱　生甘草一钱　半夏六钱　茯苓皮六钱　杏仁四钱　苦桔梗四钱

八月初四日　右寸脉独大，金实无声，已效而未全愈，照前方再服三剂。前后共服三十余帖，计石膏三百数十两。

【赏析】

酒客体形壮盛而阳痿，酒客为嗜酒之人，酒为热性，嗜酒之人自然体质属热，形体壮盛而阳痿，先天之本无异常，阳痿的原因为常年嗜酒致中焦有热。治痿独取阳明，《素问·痿论》："论言治痿者，独取阳明何也？"《灵枢·根结》曰："太阳为开，阳明为合，少阳为枢……合折则气所止息，而痿疾起矣。故痿疾者，取之阳明。"阳明即足阳明胃经，痿证多由阳明气血亏虚，筋脉失养所致，而阳明为多气多血之经。"喉哑痰多"、"寸脉独大，金实无声"，"计石膏三百数十两"，肺有热，热者寒之，重用生石膏清热泻火。

案20

严，三十九岁，五月初二日，六脉弦细短涩，吐血三年不愈，兼有痰饮咳嗽，五更出汗。经谓阳络伤则血上溢。要知络之所以伤者，有寒有热，并非人之有络，只许阳火伤之，不许寒水伤之也。今人见血投凉，见血补阴，为医士一大痼疾。医士之疾不愈，安望病家之病愈哉。此症阳欲亡矣，已难数治，勉照脉症立方。

半夏六钱　干姜炭三钱　五味子二钱　云苓五钱　小枳实二钱　桂枝木三钱　广皮炭三钱　焦白芍三钱

初六日　据云饮食已增，午后五心烦热如故，脉和缓，诸病必究眠食，得谷者昌，方无可转。至午后之热，方即甘温除大热法也。因脉稍和缓，去干姜炭。

十三日　前后共服过十帖，汗敛食增，血亦不吐，头中发空，得甜食则咳减，中气虚也。加甘草三钱以补中气，再服四帖，以其脉仍紧也。前后共服十四帖，诸症向安。惟脉之弦紧如故，咳甚则欲呕，于原方去五味，减甘草，再服四帖。

二十一日　诸症皆渐减，痰亦渐浓，心悸甚。加：枳实一钱。

四帖。

二十五日　脉弦细如故，咳嗽日减，夜甚阳微，阴盛可知，午后身热已减，惟食后反觉嘈杂，胸中有水状，少时即平，于原方加：

干姜一钱　枳实二钱

三十日　汗停嗽减，五心烦热亦减，脉弦数，夜间咳甚，服热药反不渴，饮尚重也。病痰饮者，冬夏难治。

桂枝三钱　半夏六钱　枳实五钱　白芍三钱　云苓块五钱　苡仁五钱　炙甘草一钱　干姜一钱　五味子钱半　广皮炭三钱

六月初四日　前方已服四帖，脉弦紧不数，仍不知渴，于前方加：

甘草钱半　干姜二钱

再服三帖。

初八日　脉弦紧如故，呛咳如故，舌苔白滑，加桂枝二钱，再加干姜二钱。

十二日　脉之短涩退而弦细如故，痰饮仍重，再加桂枝二钱，干姜二钱，茯苓三钱，以化饮。

十七日　夜咳已止，是其佳处，咳来日减，亦是最好。左脉沉细，右脉弦紧，饮未尽除，至遍身骨痛，久病之故。古人云劳者温之，甘温调营卫而复胃气，气旺进食，久久自愈，病减者减其治。

桂枝三钱　半夏五钱　枳实五钱　炙甘草二钱　干姜三钱　广皮三钱　五味子钱半

蠲饮丸。

痰饮久骤，未能一时猝去，业已见效，与丸药缓化可也。戒生冷恼怒。

桂枝半斤　广皮十二两　益智仁四两　干姜六两　小枳实四两　苍术炭六两　半夏一斤　炙甘草六两　云苓二十四两

神曲法丸梧子大，每日三服，每服三钱，饮甚时服小青龙汤。

【赏析】

吴鞠通指出"见血投凉，见血补阴，为医士一大痼疾"。该案中患者"痰饮咳嗽，五更出汗"，痰饮为阴邪，伤人阳气，五更出汗为阳气虚衰，五更之时乃阳气萌动之候，阳虚不能敛阴故见汗出。告诫世人需仔细辨证，不可单见血而一味使用凉血药物。

案中提到的蠲饮丸组方为桂枝半斤，小枳实四两，干姜六两，苍术炭六两，茯苓斤半，半夏一斤，益智仁四两，广皮十二两，炙甘草六两。上为细末，神曲糊为丸，如梧桐子大。每服三钱，每日三次。主治痰饮久聚。方中桂枝温经通脉，助阳化气，散寒止痛；枳实消痰癖，祛停水；干姜温中散寒，回阳通脉，燥湿消痰，温肺化饮；苍术炭燥湿健脾，辟秽化浊；茯苓利水渗湿健脾；半夏燥湿化痰；降逆止呕，消痞散结；益智仁温脾开胃摄痰；广皮理气健脾，燥湿化痰；炙甘草补脾和胃，益气复脉。

案21

陈，五十一岁，五月初十日，人尚未老，阳痿多年，眩冒昏迷，胸中如伤油腻状，饮水多则胃不快，此伏饮眩冒状也。先与白术泽泻汤逐其饮，再以缓治湿热之阳痿。岂有六脉俱弦细，而恣用熟地久服六味之理哉。

于术二两　　泽泻二两

煮三杯，分三次服。

十三日　已效而未尽除，再服原方十数帖而愈。

【赏析】

一般医家治疗阳痿常用六味地黄丸补肾阴虚，然该案阳痿合并有饮证，"眩冒昏迷，胸中如伤油腻状，饮水多则胃不快"，需先逐其饮，再治湿热，方用白术泽泻汤。

案22

李，四十八岁，五月初一日，其人向有痰饮，至冬季水旺之时必发，后因伏暑成痢，痢后便溏，竟夜不寐者多日，寒热饥饱，皆不自知，大便不通。按暑必夹湿，况素有痰饮。饮即湿水之所化。医者毫不识病，以致如此，久卧床褥而不得起。议不食，不饥，不便，不寐，九窍不和，皆属胃病例，与《灵枢》半夏汤令得寐再商。

姜半夏二两　秫米二合

急流水八杯，煮三杯，三次服，得寐为度。

十一日　诸窍不和，六脉纯阴，皆痰阴为腻补药所闭，昨用半夏汤，已得寐而未熟，再服前方三帖，续用小青龙去表药，加广皮、枳实，以和其饮。盖现下面色光亮，水主明也。六脉有阴无阳，饮为阴邪故也。左脉弦甚，经谓单弦，饮也。有一症必有一症之色脉，何医者盲无所知，不知伊一生所学何事，宁不愧死。

桂枝五钱　姜半夏六钱　白芍三钱，炒　五味子二钱　炙甘草三钱　小枳实五钱　干姜二钱　广皮三钱

甘澜水八碗，煮成三杯，三次服。

十八日　胃之所以不和者，土恶湿而阳困也。昨日纯刚大燥，以复胃阳，今诊脉象较前生动，胃阳已有生动之机，但小便白浊，湿气尚未畅行，胃终不得和也。与开太阳阖阳明法。

半夏二两　猪苓六钱　滑石三钱　秫米一合　泽泻六钱　白通草一钱　广皮三钱　桂枝四钱　云苓皮六钱

急流水十一碗，分二次煮成四碗，分四次服。

五月初三日　去滑石、通草，加：川椒三钱，炒去汗。

【赏析】

开篇讲述了半夏汤的应用。《内经》记载半夏汤用于湿痰内盛、胃不和则卧不安之失眠症，色脉即指脉象，有一症必有一症的脉象，脉象反映证

候，亦有司外揣内之理。根据"胃之所以不和者，土恶湿而阳困也"这个观点，治疗胃病需和胃祛湿为大法。脾属土，喜燥，土恶湿，湿盛饮多，则湿遏脾阳，清气不升，影响脾的功能。

案23

高，五十二岁，乙酉五月十六日，脉弦痰饮喘咳，与小青龙去麻辛，加广皮、枳实。

桂枝五钱　姜半夏六钱　白芍三钱　广皮三钱　炙甘草三钱　小枳实五钱　干姜二钱　五味子二钱

煮三杯，分三次服。二帖。

十八日　已见小效，汗多，加：净麻黄根三钱。

又三帖。

病减者减其制，去：桂枝、枳实各二钱。

二十四日　服前药汗少，惟喜嚏，周身酸痛，于原方减干姜一钱，加：杏仁、防己各三钱。

【赏析】

此案为吴鞠通常用治疗痰饮方法，脉弦痰饮喘咳，与小青龙去解表药，加化痰逐水药。在当今临床应用上，可用该方治疗慢性支气管炎、支气管哮喘等病。

案24

董，五十四岁，五月二十七日　脉沉细弦弱，咳嗽夜甚，久而不愈，饮也。最忌补阴，补阴必死。以饮为阴邪，脉为阴脉也，经曰无实。

桂枝六钱　广皮三钱，炒　白芍四钱　半夏五钱　炙甘草一钱　五味子一钱　干姜三钱　小枳实二钱

四帖。

六月初一日　加云苓三钱、小枳实二钱。

十七日　其人本有痰饮喘咳，服小青龙，胃口已开。连日午后颇有寒热，正当暑湿流行之际，恐成疟疾，且与宣通三焦。

杏仁三钱　半夏四钱　云苓皮五钱　白蔻仁钱半　枳实三钱　苡仁五钱　广皮三钱　藿梗三钱　青蒿二钱

二帖。

十九日　寒热已止，脉微弱，去蔻仁、青蒿，加桂枝、干姜，以治其咳。

二十二日　咳减寒热止，胃开，嗽未尽除，脉尚细小，效不更方，服至不咳为度。

【赏析】

痰饮病忌用补阴药，吴鞠通用"补阴必死"来强调补阴的危害。该案为痰饮病，常规先用小青龙汤。中间歇数十日至六月中旬，正当暑湿流行之际，有寒热往来表现，担心其有疟疾，故方中以藿梗祛湿解表，化湿除风，白蔻仁理气宽中，燥寒湿，青蒿清热解暑，除蒸，截疟。余半夏、茯苓皮、枳实、薏苡仁等祛湿和胃。

案25

周，二十二岁，正月初七日，六脉弦紧，右脉沉取洪大，先从腰以上肿例。舌白滑喘而咳无汗，从溢饮例之大青龙汤，去甘药，为其重而滞也。

麻黄六钱，去节　细辛二钱　生姜三钱　杏仁五钱，去皮留尖　生石膏末一钱　炙甘草二钱　桂枝五钱　大枣二枚，去核

煮成三杯，先服一杯，覆被令微汗佳。得汗即止后服，不汗再服第二杯，如上法。

十一日　溢饮，脉紧，无汗，喘咳，浮肿，昨用大青龙汗出，肿消，喘咳减，与开太阳阖阳明法。

半夏五钱　苍术炭二钱　桂枝钱半　广皮三钱　猪苓三钱　茯苓块五钱　苡仁五钱　泽泻三钱　飞滑石五钱

煮三杯，分三次服。已服十数帖，后加：益智仁二钱、莲子五钱。

【赏析】

溢饮出自《金匮要略·痰饮咳嗽病脉证并治》："饮水流行，归于四肢，当汗出而不汗出，身体疼痛，谓之溢饮。"大青龙汤出自《伤寒论》，具有发汗解表、兼清郁热的功效。大青龙汤去甘药，意为减少如生石膏、大枣甘性药物用量，避免其量大后过于黏滞而不能化痰饮。太阳意指足太阳膀胱经，阳明意指足阳明胃经，开太阳阖阳明法，即和胃通小便法，方用半夏、广皮和胃，猪苓、泽泻、滑石等利小便。

案26

陈，七十六岁，正月初十日，悬饮脉弦，左胁不快，为水在肝法，当用十枣汤。近八旬之老人，难任药力，与两和肝胃可也。

半夏五钱　青皮三钱　旋覆花三钱，包　广皮三钱　香附五钱　小枳实三钱　淡吴萸三钱

煮三杯，分三次服，已服十数帖。

二十三日　脉结加：杏泥六钱。

三帖。

【赏析】

悬饮是饮邪停留胁肋部而见咳唾引痛的病证。《金匮要略·痰饮咳嗽病脉证并治》："饮后水流在胁下，咳唾引痛，谓之悬饮。"治疗悬饮理当攻逐水饮，然该患者为近八十老年人，不可妄投泻下峻剂，需以调和肝胃为大法，方可祛邪不伤正。

案27

觉罗，六十二岁，壬戌正月十三酒客痰饮哮喘，脉弦紧数，急与小青龙去麻辛，加枳实橘皮汤不应。右胁痛甚，此悬饮也，故与治支饮之小青龙不应，应与十枣汤。以十枣大峻，降用控涎丹。

甘遂五钱　大戟五钱　白芥子五钱

神曲糊丸梧子大，先服十三丸不知，渐加至二十一丸，以得快便下黑绿水为度，三服而水下喘止，继以和胃收功。

【赏析】

酒客痰饮哮喘，脉弦紧数，首与小青龙汤去麻辛加枳实、橘皮，症状无缓解。因此为悬饮，故用治疗支饮小青龙汤无效，应当予以十枣汤，然十枣汤太过峻猛，方用控涎丹。李时珍曰：痰涎为物，随气升降，无处不到，入心则癫痫，入肺则塞窍为喘咳背冷，入肝则膈痛干呕、寒热往来；入经络则麻痹疼痛，入筋骨则牵引钓痛，入皮肉则瘰疬痈肿。陈无择以控涎丹主之，殊有奇效，此乃治痰之本。痰之本，水也湿也，得气与火，则结为痰，大戟能泄脏腑水湿，甘遂能行经隧水湿，直达水气所结之处，以攻决为用，白芥子能散皮里膜外痰气，唯善用者能收奇功也。

案28

汪室女，十七岁，伏暑夹痰饮，与三仁汤重加半夏、广皮，屡效而热不退。痰不除，右脉微结，中有块痰，堵塞隧道。因延郏芷谷兄针中泉穴，紫血出后，继咳老痰二口。以后用药无不见效，半月后伏暑痰饮皆愈矣。

【赏析】

郏芷谷为吴鞠通的一个好朋友，是一个针灸高手。吴鞠通不拘泥于药物治疗，虚心请教，取长补短，配合针灸治疗逆转疾病，最终痊愈。

案29

钱，三十二岁，甲子八月初十日，咳嗽胃中停水，与小青龙去麻辛，重加枳实、广皮五帖，已愈八九。因回母家为父祝寿，大开酒肉。其父亦时医也，性喜用人参，爱其女，遂用六君子汤，服关东参数十帖。将近一年，胃中积水胀而且痛。又延其父治之，所用之药，大抵不出守补中焦之外。治愈胀而愈痛，以致胸高不可以俯，夜坐不可以卧，已数日不食。其翁见势已急，力辞其父，延余治之。余视其目欲努出，面色青黄，胸大胀痛不可忍，六脉弦急七八至之多，余曰：势急矣，断非缓药所能救。因服巴霜三分，下黑水将近一桶，势稍平，以和脾胃药调之。三四日后渐平，胃大开，于是吃羊肉饺三十二枚，胃中大痛一昼夜。又用巴霜一分五厘，下后痛止。严禁鱼肉，一月而安。

【赏析】

此案为支饮伤食、误补中焦。吴鞠通详细记载了发病的起因及治疗经过，意在提醒世人医家亦有过失误下，不能墨守陈规，当辨病论治，方可治疗有效。

案30

赵，四十六岁，正月三十日　太阳痹则腰脊痛，或左或右，风胜则引也。或喘或不喘者，中焦流饮，上泛则喘，不泛则不喘也。切戒猪肉生冷，与一切补药，周年可愈。六脉洪大已极，石膏用少，万不见效，命且难保。

生石膏六两　云苓皮五钱　白通草一钱　桂枝五钱　半夏五钱　黄柏炭二钱　杏仁五钱　小枳实五钱　生苡仁五钱　防己四钱

煮三杯，三次服。四帖。

二月初二日　于前方加：猪苓三钱、滑石一两、小枳实三钱。

四帖。

初七日　于前方去黄柏炭，加：半夏五钱、桑皮三钱、石膏四两。

二十七日　减石膏只留一两。

二十八日　石膏仍用四两，因拜扫停药六天。

二十九日　右脉洪大已减，右膏只用一两。

三月一日　石膏每日用二两。

十一日　石膏每日用一两，因感燥气，停药五天。

十二月十三日　石膏每日用二两，共服九帖。

十四日　石膏每日用三两，停药十天。

二十二至三十日、四月初一至初五日　自淮安复至绍兴，又诊得洪大之脉，较前已减七八，然较之平脉，仍大而有力。现下小便赤浊，阴痿，牙缝臭味复出。痹痛虽止，阳明太阳二经湿热未净，太阴化气未复。

十五日

生石膏四两　杏仁四钱　云苓皮五钱　苡仁五钱　晚蚕沙三钱　海金沙五钱　滑石六钱　木通三钱

四帖。

十九日　脉渐退，减石膏至二两，加：姜夏五钱、广皮三钱。

二十至二十二日　每日用石膏一两。

二十三至二十六日　每日用石膏二两。

二十七日　小便不利。

杏仁四钱　云苓皮五钱　生苡仁五钱　海金沙五钱　木通三钱　飞滑石六钱　姜半夏五钱　陈皮三钱　生石膏四两

四帖。

五月初一日　感风寒，服桂枝汤。

初四日　仍服前二十七日方。三帖。

内饮招外风为病。

桂枝四钱　广皮三钱　杏仁三钱　白芍二钱　枳实五钱　半夏五钱　炙甘草钱半　干姜一钱　防己三钱

煮三杯，先服一杯，即啜稀热粥一碗，覆被令微汗即解，得汗后余药不必啜粥。四帖。

十一日　前因风寒夹饮之故，用小青龙法。现下风寒解而饮未除，脉复洪大，仍与大青龙与木防己汤合法，兼治饮与痹也。

桂枝六钱　杏仁四钱　防己四钱　半夏六钱　广皮三钱　飞滑石六钱　云苓皮六钱　木通三钱　小枳实三钱　生石膏六钱

八帖。

十四日　其人本有痹证痰饮，现下盛暑发泄，暑湿伤气，故四肢酸软少气，口中胶腻欲呕，与局方消暑丸意。

云苓块一两，连皮　炙甘草三钱　姜夏六钱　鲜荷叶一张，去蒂　姜汁每杯三匙

煮三杯，三次服。三帖。（十九至二十三日停药）。

二十四日　仍服十一日方，至六月初七日止，共服十一帖。

六月初八日　停药。

十八日　气急欲喘，新感暑湿之故，于原方加：广皮二钱、小枳实二钱。

五帖。

二十二日

桂枝四钱　杏仁四钱　防己四钱　半夏六钱　广皮三钱　枳实三钱　滑石六钱　云苓皮六钱　木通三钱　生石膏六两

四帖。

二十七日　于原方减石膏三两，加滑石六钱，共成一两二钱，木通二钱，共成五钱，蚕沙三钱。

四帖。

六月二十九日　渴欲饮水，水入则吐者，名曰水逆，五苓散主之。

苍术三钱，炒焦　桂枝三钱　藿香三钱　云苓皮六钱　半夏五钱　猪苓四钱　泽泻四钱　姜汁每杯三匙

三帖。

七月初二日　饮食有难化之象，于原方去苍术。加：广皮炭四钱、炒神曲三钱、益智仁二钱、小枳实三钱。

通胃腑，醒脾阳。

二帖。

初七日　右脉洪数，六腑不和，食后恶心，二便不爽，暑湿所干之故，议通宣三焦。

生石膏三两　广皮三钱　滑石六钱　黄芩炭三钱　生姜三钱　益智仁三钱　姜半夏五钱　白蔻仁钱半　枳实三钱　茯苓皮六钱　生苡仁五钱

二帖。

初九日　加益智仁、枳实。服一帖。

中焦停饮，晚食倒饱，是脾阳不伸之故，一以理脾阳立法。

姜半夏五钱　广皮三钱　川椒炭八分　煨草果五分　云苓皮五钱　益智仁半　生苡仁五钱　白蔻仁钱半　小枳实二钱

煮三杯，三次服。二帖。

十七日　停饮兼痹，脉洪，向用石膏，无不见效。数日前因食后倒饱，脉不大，石膏已近三十斤之多，转用温醒脾阳方法，丝毫不应，水之蓄聚如故，跗肿不消，胃反不开，右脉复洪大有力，小便短。思天下无肺者无溺，肺寒者溺短，热者溺亦短，仍用石膏凉肺胃。

生石膏四两　广皮五钱　杏仁六钱　半夏五钱　枳实五钱　云苓皮五钱　桂枝三钱　防己四钱　苡仁五钱

四帖。

二十一日　加云苓皮五钱，共成一两，杉木皮五钱，减石膏二两。

二十二日至二十四日　石膏用四两。

二十五日至二十八日　石膏用二两。共服八帖。

二十九日　饮聚不行，小便已清，少时即便臭浊，六腑之不退可知，大药已用不少，而犹然如是，病机之顽钝，又可知矣。议暂用重剂，余有原案。

生石膏四两　枳实五钱　杏仁八钱　飞滑石一两先煎　防己三钱　半夏八钱　云苓皮八钱　广皮四钱

八月初一日　海金沙八钱。

初二日　加石膏二两。

初七日　又加石膏二两。

初十日　减广皮四钱，枳实二钱。以上共服七帖。

九月初四日　脉之洪大不减，加：石膏二两。

至二十七日，共服二十帖。

服石膏至五十斤之多，而脉犹浮洪，千古未有如是之顽病。皆误下伤正于前，误补留邪于后之累。今日去补阳明药，盖阳明之脉大也。

生石膏八两　杏仁一两　云苓皮一两　飞滑石二两　防己五钱　小枳实五钱　木通三钱

煮四杯，四次服，专以苦淡行水，服一二帖再商。

初九日　生石膏四两，共成十二两。九帖。

十三日　脉洪滑，痰饮未除，晨起微喘，足跗肿未消尽，余有原案。

生石膏八两　云苓皮六钱　杏仁四钱　滑石一两　葶苈子三钱　木通四钱　生苡仁六钱　半夏六钱

十五日　气已不急，去葶苈；右脉仍浮洪，加石膏一倍，成一斤。

三帖。

十六日　气急者得葶苈而止，右脉之洪大者，得石膏一斤大减，病减者减其制，但仍滑数，加行痰饮。

生石膏六两　枳实三钱　杏仁四钱　云苓皮五钱　半夏一两　香附五钱　广皮四钱　旋覆花四钱，包

二帖。

十八日　脉渐小，减：石膏二两。二帖。

二十日　脉洪数，加石膏八两，成十二两。二帖。

二十二日　脉减，减石膏六两，加：葶苈一钱五分。二帖。

二十三日至二十五日　共服二帖。

脉之洪大者，得石膏一斤大减，病减者减其制，脉复洪大有力，再酌加

其制。

生石膏十二两　枳实五钱　杏仁四钱　云苓皮五钱　半夏一两　香附五钱　广皮四钱　旋覆花四钱，包

二十九日　小便短，加：滑石一两。

十月初一日　停药三日。

初四日　气喘，于原方加石膏四两，共成一斤。杏仁四钱，共成八钱。广皮二钱，共成六钱。加：桂枝六钱、生姜四钱。五帖。

初二日服妙应丸二分六厘，大枣三枚，煎汤下，清晨服后，约二刻先从左胁作响，坠痛至少腹便下绿水胶痰碗许。

初三日服妙应丸二分六厘，大枣二枚，煎汤下，便痰水如前，汤药未服。妙应丸方：《金匮》谓凡病至其年月日时复发者，当下之。此症痰饮兼痹，自正月服药至十月，石膏将近百斤之多，虽无不见效，究未拔除病根。左胁间漉漉有声，不时呕咳，此水在肝也。《金匮》谓水在肝，十枣汤主之；又谓偏弦饮；又谓咳家之脉弦为有水，十枣汤主之；又谓咳家一百日，至一岁不死者，十枣汤主之。合而观之，此症当用十枣无疑。但十枣太峻，南人胆怯，未敢骤用，降用妙应丸续续下之，庶无差忒也。

制甘遂五钱　白芥子五钱　制大戟五钱

神曲为丸，小梧子大，从三十丸明起得下痰水即止。停数日水不尽再服，以尽为度，初四至初七，共服五帖。

初八日

石膏一斤　飞滑石一两　苏子霜二钱　旋覆花四钱　云苓皮六钱　广皮三钱　小枳实五钱　半夏一两　杏仁八钱

三帖。

十一日　服妙应丸三分。

十二日　脉仍洪大有力。

生石膏八两　杏仁四钱　半夏六钱　云苓皮六钱　广皮三钱　香附三钱　旋覆花四钱　苡仁六钱

一帖。

十三日

杏仁八钱　半夏一两　广皮四钱　云苓皮五钱　小枳实五钱　香附三钱　旋覆花四钱　滑石一两　苏子霜二钱　桂枝六钱　生石膏一斤

二十二至二十九日　去香附，加苏子霜。

五帖。

服妙应丸三分四厘，服之即下痰水。

十一月初四日　服妙应丸三分八厘，下痰水如前。右脉洪数，本有饮聚，小便不长。

生石膏一斤　苡仁六钱　云苓皮六钱　小枳实四钱　半夏六钱　杏泥六钱　飞滑石一两　白通草二钱　蚕沙三钱

煮三杯，三次服。

初六日　服妙应丸三分八厘，下痰水如前。

补十一日　于前方加：郁金三钱。

十二日　于前方加：广皮三钱、石膏八两。

十三日　加枳实二钱、旋覆花四钱，绢包。

十四日　加苏子霜四钱。共服五帖。

十五日　服妙应丸六分，自服丸药，每次皆下痰水，惟此次未下，以服药后即食粥故也。

二十三日　服妙应丸六分，大便仍行痰水。

十一月十七日　痰饮喘咳，右脉洪，左关独浮，与建金制木法。

生石膏八两　青皮三钱　杏仁六钱　旋覆花四钱　苏子霜三钱　香附四钱　半夏六钱

十八至二十六，共服五帖。

二十七日　洪大之脉已退，惟两关独浮，右大于左而兼实，木陷入土。与两和肝胃，兼开膀胱，小便短而水易停故也。

半夏六钱　苏子霜三钱　香附三钱　白芍四钱，酒炒　旋覆花三钱　滑石一

两　青皮二钱　云苓皮六钱　广皮三钱

十二月初一日　数日不服石膏，右脉复洪数，左关之独浮者，亦未十厘清净。与金木同治法。

生石膏六两　半夏六钱　杏仁六钱　滑石一两　香附四钱　旋覆花四钱　云苓皮六钱　枳实六钱

以后凡右脉大者，服此小即停止。

初三日　服妙应丸六分，下痰水如前。

仍服初一日原方。

二帖。

初五日　于初一日方内加桂枝五钱，广皮四钱，至初九日止，以畏寒故也。

初十日　服妙应丸八分，下痰水如前。

十一日　于前方去桂枝、广皮，脉不肯小故也，服至十五日止。

十六日　服妙应丸一钱。

丙戌正月十四日　《金匮》谓心下坚大如盘，水饮所作，枳术丸主之。兹虽不坚大而水停不去，病情相合，再脉洪大，洪大甚则喘发，最宜服石膏、杏仁。但石膏不可入丸方，议用橘半枳术丸，脉小时用开水下，脉大时暂用石膏汤送下，喘发加杏仁，脉复小，不用石膏。

鹅眼小枳实一斤　茅山苍一斤，炒半枯　广皮炭六两　姜半夏十两

神曲汤法丸梧子大，每服三钱，日三服，夏日间服消暑丸亦可。

【赏析】

此案为吴鞠通病历记载时间最长的一例，从正月三十日至次年正月十四日，这也是吴鞠通遇到的非常棘手的病例之一。该患者病情复杂，病势凶险，开篇吴鞠通即点明"万不见效，命且难保"。分析该案有如下几个特点：第一，该案中药物生石膏出现频率最高（42次）及用量最大（多则使用一斤），使用石膏的指征为"六脉洪大已极"。古代"两"这个重量单位虽有不同，但大约都是40克左右，而"斤"则大约是700克左右。第二，吴鞠通

在治疗中时时反省，及时调整思路。"向用石膏，无不见效。数日前因食后倒饱，脉不大，石膏已近三十斤之多，转用温醒脾阳方法，丝毫不应，水之蓄聚如故，胕肿不消，胃反不开，右脉复洪大有力，小便短"。"思天下无肺者无溺，肺寒者溺短，热者溺亦短，仍重用石膏凉肺胃"。第三，分析疾病不愈原因，一为顽疾，二为人为因素，误下伤正，误补留邪。"服石膏至五十斤之多，而脉犹浮洪，千古未有如是之顽病。皆误下伤正于前，误补留邪于后之累"。第四，引经据典，为治疗找依据。"左胁间漉漉有声，不时呕咳，此水在肝也。《金匮》谓水在肝，十枣汤主之；又谓偏弦饮；又谓咳家之脉弦为有水，十枣汤主之；又谓咳家一百日，至一岁不死者，十枣汤主之。合而观之，此症当用十枣无疑。但十枣太峻，南人胆怯，未敢骤用，降用妙应丸续续下之，庶无差忒也。"

卷五

一、肺痈

案1

王氏，五十六岁，癸亥三月初八日，初起喉痹，为快利药所伤，致成肺痈。胸中痛，口中燥，喉痹仍未痊，不食不寐。痰气腥臭。已有成脓之象。脉短而数，寒热，且移热于大肠而泄泻，难愈之证。勉与急急开提肺气，议《千金》苇茎汤，与甘桔合法。

桔梗二两　甘草一两　桃仁五钱　冬瓜仁五钱　苡仁一两　鲜苇根四两

水八碗，煮三碗，二煎再煎一碗，分四次服。

【赏析】

肺痈成脓，《千金》苇茎汤，与甘桔合法。

案2

堂伯兄，饮火酒，坐热炕，昼夜不寐，喜出汗。误服枇杷叶麻黄等利肺药，致伤津液，遂成肺痈，臭不可当，日吐脓二升许。用千金苇茎汤，合甘桔汤。

芦根八两　苡仁二两　桃仁两半　冬瓜仁两半　桔梗三两　生甘草一两

煎成两大菜碗，昼夜服过碗半，脓去十之七八，尽剂脓去八九，又服半剂，毫无臭气，调理脾胃收功。

【赏析】

肺痈吐脓，与大剂量《千金》苇茎汤，与甘桔汤。

案3

朱咏斋，五十余岁，以己卯年二月初受风，与桂枝汤一帖，风解，胆怯不敢去厚衣，因而汗多。初四五日又受风温，口渴思凉，脉洪数。先与辛凉轻剂不解，脉又大，汗更多，口更渴，身更热。因与辛寒重剂石膏等一帖，身凉渴止脉静，仍胆怯不去厚衣。初十日当大差坐夜起五更，衣更厚，途间不敢去皮衣，以致重亡津液而成肺痈，与苇茎汤二三两一帖。服至五七日不应，脓成臭极，加苦葶苈子五钱，脓始退，未能十分净尽。后十日又发，脓又成，吐如绿豆汁浓臭，每吐一碗余。又于前方加葶苈三钱，服二帖方平复，以补胃逐痰饮收功。再其人色白体肥，夙有痰饮，未病之年前秋冬两季，以在上书房行走，早起恐寒，误服俗传药酒方，本不嗜酒，每早强饮数小杯，次年患此恙之由也。

【赏析】

肺痈，反复成脓，吐脓，臭极，用《千金》苇茎汤加苦葶苈子取效。

以上三例肺痈，为成脓，均用千金苇茎汤。或配合甘桔，或加葶苈子。千金苇茎汤所治之肺痈是由热毒壅肺，痰瘀互结所致。痰热壅肺，气失清肃则咳嗽痰多；《灵枢·痈疽》说："热盛则肉腐，肉腐则成脓"，邪热犯肺，伤及血脉，致热壅血瘀，若久不消散则血败肉腐，乃成肺痈；痈脓溃破，借口咽而出，故咳吐腥臭黄痰脓血；痰热瘀血，互阻胸中，因而胸中隐痛；舌红苔黄腻，脉滑数皆痰热内盛之象。治当清肺解毒化痰，逐瘀排脓。方中苇茎甘寒轻浮，善清肺热，《本经逢源》

谓："专于利窍，善治肺痈，吐脓血臭痰"，为肺痈必用之品，故用以为君。瓜瓣清热化痰，利湿排脓，能清上彻下，肃降肺气，与苇茎配合则清肺宣壅，涤痰排脓；薏苡仁甘淡微寒，上清肺热而排脓，下利肠胃而渗湿，二者共为臣药。桃仁活血逐瘀，可助消痈，是为佐药。方仅四药，结构严谨，药性平和，共具清热化痰、逐瘀排脓之效。本方为治疗肺痈之良方，历代医家甚为推崇。不论肺痈之将成或已成皆可使用。用于肺痈脓未成者，服之可使消散；脓已成者，可使肺热清，痰瘀化，脓液外排，痈渐向愈。临床可以加桑白皮、白芷、鱼腥草、黄芩、桔梗等清热解毒，祛痰排脓。

二、喉痹

案1

刘，三十二岁，脉弦而长，木气太旺，与君火结而成喉痹。

荆芥穗二钱　薄荷二钱　玄参八钱　银花六钱　牛蒡子五钱　连翘五钱　马勃二钱　人中黄二钱

共为粗末，分八包，每一包芦根汤煎，一时一服。

酒客脉弦数，与苦药清酒中之湿，即于前方内加：桔梗四钱、射干四钱、黄芩四钱、儿茶二钱。

煎法如前。

【赏析】

喉痹多由邪热内结，气血瘀滞痹阻所致，主要症见咽喉肿痛，吞咽阻塞不利。《素问·阴阳别论》："一阴一阳结谓之喉痹。"本案为肝火旺，与心火相结成喉痹。方以银翘散去桔梗、豆豉、竹叶加玄参、马勃、人中黄，功效清热解毒，散结利咽。酒客之人，体质偏热，加射干消痰利咽，黄芩清肺热，桔梗开肺排脓，儿茶生肌敛疮。

案2

灵，乙丑六月二十六日，舌苔边白中浊，喉肿而痛，头晕，身热，脉数，疬气所干。切戒谷食，急开关窍，用时时轻扬法。

桔梗八钱　人中黄三钱　薄荷三钱　荆芥穗三钱　玄参一两　牛蒡子八钱　黄芩三钱　黄连三钱　马勃二钱　板蓝根三钱　僵蚕三钱　连翘八钱　银花八钱　鲜荷叶半张，去蒂

共为粗末，分八包，一时许服一包，芦根汤煎。

二十七日　舌浊甚，邪之传化甚缓，于前方内，加：黄芩三钱成五钱、黄连三钱成五钱。

二十八日　湿热厉气，相搏以成喉痹，舌苔重浊色暗，必得湿气宣化，而后热可以解。

盖无形之邪热，每借有形之秽浊以为根据附故也，因前法而小变之。

桔梗八钱　人中黄二钱　黄芩五钱　黄连五钱　马勃五钱　牛蒡子五钱　僵蚕三钱　连翘八钱　银花八钱　通草三钱　荆芥二钱　杏仁五钱　薄荷三钱　滑石一两　犀角三钱

共为粗末，分十包，一时许服一包。每服鲜荷叶边二钱，芦根三钱，同煎，去渣服。

二十九日　喉痛虽止，舌浊未除，脉仍微数，则其中之湿可知。按：《灵枢经》五脏温病，以舌苔专属之肺，故药方一以宣通肺气为主，盖气化则湿化，而火亦无依矣。

桔梗三钱　人中黄八分　连翘二钱　银花二钱　黄连钱半　黄芩二钱　马勃八分　通草一钱　杏仁泥一钱　滑石三钱　芦根一枝　荷叶半张

今晚一帖，明早一帖。

【赏析】

本案为疬气所致喉痹。喉肿而痛，兼见头晕、身热等，全身症状重，首剂使用苦辛之剂清热解毒清咽消肿。复诊时舌苔重浊，湿热互结，故黄芩、

黄连加量清热燥湿。再诊湿热盘踞，当从上宣化，从下清利。在清热解毒的基础方上，以桔梗、薄荷、荆芥、杏仁等从上焦宣化湿热，以通草、滑石等从小便清利湿热。

案3

王，二十岁，壬午四月十一日，湿毒身热喉痹，滴水不能下咽，已二日矣。与代赈普济散二十包，先煎一包，衔入口内，仰面浸渍喉疮，一刻许有稀涎满口，即控出吐之。再噙再浸如上法，噙至半日，喉即开，得下咽。于是每一包药，煎一碗，咽一半，浸吐一半，三日得快便，喉痹全消，身热亦退，育阴而愈。

【赏析】

湿毒，为慓盛暴烈的湿气，郁久成毒。湿毒积于喉，则成喉痹。代赈普济散：金银花、连翘、玄参、牛蒡子、荆芥、蝉蜕、黄芩、大青叶、白僵蚕、薄荷、人中黄、马勃、射干、柴胡、大黄。本方通治风温温毒、喉痹、项肿、面肿、斑疹病痧、麻痘、杨梅毒疮。

案4

王氏，三十八岁，乙酉五月初二日，六脉沉弦而细，纯阴之象，喉痛足痹宜温。

川椒炭三钱　防己三钱　桂枝三钱　肉桂二钱　茯苓皮五钱　姜黄二钱　草薢五钱　苡仁五钱

四帖。

初八日　喉痛止去肉桂，痰不活，加半夏五钱。

【赏析】

喉痹虽有喉痛，但不全为热证。本案为喉痹寒证。以"六脉沉弦而细"为辨证要点，方以川椒、肉桂、桂枝等药温经散寒，姜黄消肿止痛。

案5

满氏，三十五岁，面色青黄，呼吸定息，脉再至而弦紧，食减，经不行，腹中有块二三枚，长三四寸，肝厥无五日不发，喉痛十数年不休。向来所服之方，非寒凉，即妇科地芍药等，以致历年沉困不休，病势日重，十二年不孕矣。与苦辛热法，急回真阳，或者可救。

肉桂钱半　良姜二钱　川椒二钱　广皮二钱　吴萸钱半　半夏三钱

前方服二帖，喉痛减其大半，厥未发，食少进，腹痛减，与前方加：人参钱半、茯苓三钱。

前方服四帖，服三至，喉痛止，食大进，腹痛亦减，仍服前方，去良姜，并减刚药分量。

前方服七帖，六脉将进至四至，服通补奇经丸一料，半年后受孕。

【赏析】

本案记载的是治疗慢性喉痹并发肝厥。以前所服方剂，不是寒凉之药，就是治疗妇科调经熟地、芍药等，以致常年精神萎靡，十二年不孕。此为阴盛阳微，吴鞠通以苦辛热之药回阳。二贴，喉痛减大半，厥未发，方效。遂加人参补五脏之虚、茯苓益脾和胃。症状消失后，再服通补奇经丸通补八脉，调经补胞宫。通补奇经丸出自《温病条辨》，药物组成为鹿茸八两（力不能者以嫩毛角代之），紫石英（生研极细）二两，龟板（炙）四两，枸杞子四两，当归（炒黑）四两，肉苁蓉六两，小茴香（炒黑）四两，鹿角胶六两，沙苑蒺藜二两，补骨脂四两，人参二两（力绵者，以九制洋参四两代之），杜仲二两。主治疟疾，妇科带下，月经不调。

特别说明的是，目前，凡是喉痛，一般人总是按火热论治，但是，临床的确有少部分人辨证属于寒证，或阳虚，虚火上炎，当仔细辨证。

三、疟

案1

吴，二十五岁，癸亥七月十六日，但寒不热，似乎牝疟，然渴甚脉数，皮肤扪之亦热，乃伏暑内发，新凉外加，热未透出之故。仍用苦辛寒法。加以升提。

杏仁泥三钱　天花粉二钱　蔻仁　滑石　厚朴二钱　青蒿一钱　苡仁　藿香　郁金二钱　黄芩一钱　知母

三杯，分三次服，三帖。

但寒不热之疟，昨用升提，已出阳分，渴甚，脉洪数甚，热反多。昨云热邪深伏，未曾透出，不得作真牝疟者，非虚语也。用苦辛寒重剂。

杏仁粉五钱　滑石三钱　生石膏八钱　知母一钱　蔻仁三钱　藿梗三钱　厚朴三钱　黄芩二钱　郁金三钱　甘草一钱

【赏析】

牝疟，疟疾之多寒者，因阳虚阴盛，多感阴湿所致。《金匮要略·疟病脉证并治》："疟多寒者，名曰牝疟。"《三因极一病证方论·疟叙论》："病者寒多，不热，但惨戚振栗，病以时作，此以阳虚阴盛，多感阴湿，阳不能制阴，名曰牝疟。"但是患者有部分症状与牝疟不完全一致，如"渴"、"脉数"、"皮肤扪之亦热"，结合患者发病季节为七月中旬，秋夏相交，考虑为"伏暑内发，新凉外加，热未透出之故"。用苦辛寒法为首剂，用量不大，以期投石问路。复诊时病情变化，渴甚，脉洪数甚，热反多，反推首诊时为热邪深伏，不能当做为真牝疟，故以苦辛寒重剂，加大清热力量。

案2

伊氏，二十二岁，正月初七日，妊娠七月，每日午后，先寒后热，热至戌时，微汗而解。已近十日，此上年伏暑成疟，由春初升发之气而发，病在少阳，与小柴胡法。

柴胡五钱　黄芩三钱，炒　炙甘草二钱　半夏四钱　人参二钱　生姜三钱　大枣二枚

一帖，寒热减。二帖，减大半。第三日用前方三分之一，全愈。

【赏析】

本案是以小柴胡汤治疗邪在少阳寒热往来之症。午后之戌时为一日之中阳中之阴，先寒后热为疟的典型表现，病位在半表半里之间。方用小柴胡汤和解少阳。

案3

朱，三十三岁，八月二十五日，体厚本有小肠寒湿，粪后便血，舌苔灰白而浓，中黑，呕恶不食，但寒不热，此脾湿疟也，与劫法。

生苍术五钱　生草果三钱　槟榔三钱　生苡仁五钱　杏仁三钱　茯苓五钱　熟附子一钱　黄芩炭二钱

二十八日　前方服三帖而病势渐减，舌苔化黄，减其制，又三帖而寒来甚微，一以理脾为主。

于术三钱，炒　蔻仁二钱　益智仁二钱　广皮三钱　半夏三钱　黄芩炭二钱　苡仁五钱

服七帖而胃开。

【赏析】

湿疟为久受阴湿，湿邪伏于体内，因触冒风寒而诱发。《三因极一病证方论·疟叙论》："病者寒热，身重，骨节烦疼，胀满，濈濈自汗，善呕。因汗出复浴，湿舍皮肤，及冒雨湿，名曰湿疟。"方中主要药物苍术燥湿健脾，辟秽化浊；草果燥湿除寒，祛痰截疟，消食化食；熟附子温阳利湿；槟榔下气行水截疟。

案4

佟氏，四十岁，少阴三疟，二年不愈，寒多热少。脉弦细，阳微，损及八脉，通补奇经丸四两，服完全愈。

【赏析】

案中提到的少阴三疟，《丹溪心法·疟》："作于子午卯酉日者，少阴疟也。"案中所用通补奇经丸为吴鞠通自创药丸。该方组成为：鹿茸八两（力不能者以嫩毛角代之），紫石英（生研极细）二两，龟板（炙）四两，枸杞子四两，当归（炒黑）四两，肉苁蓉六两，小茴香（炒黑）四两，鹿角胶六两，沙苑蒺藜二两，补骨脂四两，人参二两（力绵者，以九制洋参四两代之），杜仲二两。功效通补八脉。主治疟疾，带下，月经不调。用法用量：每服二钱，渐加至三钱。

案5

萧，三十三岁，少阴三疟，久而不愈，六脉弦紧，形寒嗜卧，发时口不知味，不渴，肾气上泛，面目黧黑，与扶阳汤法。

鹿茸三钱　桂枝三钱　人参一钱　熟附子二钱　蜀漆二钱　当归三钱

四帖愈，后调脾胃。

【赏析】

该案讲述了扶阳汤的应用。症见三日疟，"久而不愈，形寒嗜卧"，发作时口中无味，不渴，面色黧黑，为肾阳不足，阳气衰败，治宜扶阳汤益气补血，扶阳祛寒。

案6

郑，五十五岁，四月十九日，脉双弦，伏暑成疟，间二日一至，舌苔白滑，热多寒少，十月之久不止，邪入已深极，难速出，且与通宣三焦，使邪有出路，勿得骤补。

杏仁泥四钱　茯苓皮五钱　藿梗三钱　蔻仁二钱　知母三钱，炒　半夏三钱　苡仁五钱　黄芩二钱，炒　青蒿一钱

服四帖。

二十六日　加青蒿一钱。

服四帖。

初四日　脉紧汗多，加：桂枝三钱。

服二帖。

初六日　脉已活动，色已毕，寒大减，热亦少减，共计已减其半。汗至足底，时已早至八刻，议去青蒿，加黄芩一钱。舌苔虽减而仍白，余药如故，再服四帖。

十四日　三疟与宣三焦，右脉稍大，热多汗多，舌苔之白滑虽薄，而未尽化，湿中生热，不能骤补，与两清湿热。

杏仁泥三钱　知母二钱　通草钱半　蔻仁二钱　黄芩二钱　苡仁四钱　黄连一钱　茯苓皮三钱　半夏三钱

十九日　加广皮炭三钱、藿梗三钱。

服四帖。

二十二日　病减者减其制，每日服前方半帖，六日服三帖。

二十九日　病又减，去黄连，加益智仁三钱，以其脉大而尚紧也，仍系六日服三帖。

六月初五日　余邪未尽，仍六日服三帖。

十二日　三疟与宣化三焦，十退其九，白苔尚未尽退。今日诊脉，弦中兼缓，气来至缓，是阳气未充。议于前方退苦寒，进辛温。

杏仁三钱　益智仁三钱　桂枝三钱　蔻仁三钱　黄芩炭三钱　半夏五钱　茯苓五钱　藿梗三钱

四帖。

二十二日　左脉弦紧，右大而缓，舌白未化，疟虽止而余湿未消，此方仍服。去：蔻仁一钱、黄芩一钱、益智仁一钱。

服八帖。

七月初二日　四疟已止，胃已开，脉已回阳，与平补中焦。

半夏三钱　蔻仁钱半　炙甘草二钱　广皮炭三钱　生苡仁三钱　茯苓五钱　生姜三片　于术三钱，炒　大枣二个

服七帖后，可加人参二钱，服至收功。

丸方　疟后六脉俱弦微数，与脾肾双补法。

何首乌四两　茯苓六两　枸杞子四两　五味子二两　沙苑子三两　山药四两　于术四两　蔻仁五钱　莲实六两，去心　人参四钱

蜜丸如桐子大，每服三二钱，开水送下，逢节以人参五分，煎汤送。

【赏析】

伏暑成疟者，病程慢性，"邪入已深极"，予以宣通为主，使邪有出路，方用藿梗、茯苓皮、青蒿、黄芩等解暑清热截疟。自初诊四月十九日至第十二诊七月初二均是宣通三焦，未予补药。当"四疟已止，脉已回阳"，于方中加人参等行脾肾双补法调整。纵然患者病程时间长，断不可早下补药，免有"闭邪留寇"之虑。

案7

高，十六岁，乙酉六月十六日，间三疟，脉弦，暑邪深入矣。

杏仁三钱　青蒿三钱　茯苓皮三钱　蔻仁一钱　半夏三钱　柴胡一钱　藿香叶三钱　黄芩三钱　知母二钱　苡仁三钱　炙甘草一钱　滑石五钱　生姜三片　大枣二个

十八日　诊脉数热，重加：知母二钱。

二十八日　疟止热退，去知母、柴胡、青蒿、姜枣，改藿梗二钱，减：滑石二钱。

初五日　余邪已轻，再服数帖。

【赏析】

本案为暑疟治疗经验。首诊方用小柴胡汤与蒿芩清胆汤化裁，加杏仁、蔻仁、藿香、薏苡仁以解表、祛湿、和中，加知母加强清热之功。当疟止热退，去滋阴清热等滋腻之品，予以藿梗透邪达表。

案8

朱，三十八岁，但寒不热，舌苔白滑而厚三四日，灰黑而滑五六日，黑滑可畏，脉沉弦而紧。太阴湿疟，与牝疟相参，但牝疟表寒重，此则偏于在里之寒湿重也。初起三日，用桂枝、草果、苍术、黄芩、茯苓、苡仁、广皮、猪苓、泽泻。三四日加附子，五六日又加草果、苍术分量。再加生姜，舌苔始微化黄，恶寒渐减。服至十二三日，舌苔恶寒始退。愈后峻补脾肾两阳，然后收功。

【赏析】

本案记载的是足太阴疟的治疗。足太阴疟，发于足太阴者。《素问·刺疟》："足太阴之疟，令人不乐，好太息，不嗜食，多寒热，汗出，病至则善呕，呕已乃衰，即取之。"《杂病源流犀烛·疟疾源流》："盖以脾喜乐，病则痞，上焦痞塞，故好太息而不嗜食；太阴主里，邪不易解，故多寒热；脾病及胃，故善呕也。"治宜先以温通之药温化里寒之湿，邪去后再峻补脾肾。

案9

姚，二十五岁，乙酉七月二十五日，久疟不愈，寒多，舌苔白滑，湿气重也，宜宣通三焦，微偏于温。

杏仁五钱　青蒿二钱　广皮二钱　蔻仁三钱　半夏五钱　苡仁五钱　草果钱半　黄芩钱半，炒　茯苓皮五钱　生姜二片

八月初三日　前方服六帖，疟已止，照原方去：草果、青蒿，加滑石六

钱、益智仁三钱。

【赏析】

治疗寒多热少之疟，以宣通三焦为治则。待疟止热退，邪去后再以补脾肾之药调理。

案10

钱，二十岁，乙酉十一月初二日，三疟兼痹，舌苔白滑，终日一饮，热时不渴，胸痞，此偏于伏暑中之湿多者也。惟日已久，又加误补下行，邪已深入为难治。勉与宣通经络三焦，导邪外出，毋使久羁。

桂枝三钱　防己四钱　杏仁五钱　青蒿三钱　半夏三钱　黄芩三钱　茯苓五钱　蔻仁二钱　广皮三钱　煨草果八分　片姜黄二钱

十五日　阅来札知汗多而寒热减，舌白滑苔退，食后不饱闷，是伏邪已有活动之机。但阴疟发于戌亥时，不见日光，虽屡用升提，使邪外出法，毫不见早，大可虑也。勉与原方内加草果分量，去茯苓、蔻仁，再加急走之蜀漆，活血络之当归。

桂枝三钱　柴胡三钱　半夏三钱　青蒿一钱　防己三钱　杏仁四钱　黄芩炭三钱　广皮炭三钱　草果二钱　姜黄二钱　蜀漆三钱　当归三钱　生苡仁五钱

十二月　阅来札知寒热降序而未尽除，停饮痹痛太甚。议减治疟之品，加宣饮与痹之药。然大有病退正衰之虑，饮与痹皆喜通不喜守，人忌呆补，奈何。

桂枝五钱，三四帖后手背痛不减加至八钱或一两　广皮五钱　防己四钱　青蒿二钱柴胡三钱，寒热如再减二药亦须减　山甲片一钱，炒　蜀漆二钱，寒热微则去之　生苡仁五钱　人参一钱　生姜三钱　半夏六钱　茯苓皮五钱　煨草果二钱　片姜黄三钱

煎四大茶杯，分四次服，七日必须来信。

初十日　以后忽寒忽热，已非呆于寒热者可比。十五日寒大减，十八日寒热又减，二十日申酉时似发非发，俱属佳处。但手背之痛，左甚于右，伏

邪甚深，腹左之块，即系疟母一类，不过胁腹之别耳。合观寒多热少，当与补阳，议于原方内减柴胡、青蒿，加桂枝。其人参似非高丽参可比，盖人生世上不可留后悔也。其疟母每日空心服化回生丹一丸，开水送下。盖化癥丹中，原有鳖甲煎丸在内也，即久病在络，亦须用之。又天士先生云：三时热病，病久不解者，每借芳香以为搜逐之用。此证犹在畏途，不可随便饮瞰也。于前方内减：青蒿钱半、柴胡钱半，加桂枝一钱。

【赏析】

本案记载了通过以书信告知症状来诊断调方。书信不能第一时间反映病情，故每次复诊时隔半月。医者"望闻问切"为四大要素，吴鞠通以书信并不能全面了解病情，故制约了他的组方。案中提到治疗疟母使用化癥回生丹，其方组成：人参六两，安南桂二两，两头尖二两，麝香二两，片子姜黄二两，公丁香三两，川椒炭二两，䗪虫二两，京三棱二两，蒲黄炭一两，藏红花二两，苏木三两，桃仁三两，苏子霜二两，五灵脂二两，降真香二两，干漆二两，当归尾四两，没药二两，白芍四两，杏仁三两，香附米二两，吴茱萸二两，元胡索二两，水蛭二两，阿魏二两，小茴香炭三两，川芎二两，乳香二两，良姜二两，艾炭二两，益母膏八两，熟地黄四两，鳖甲胶一斤，大黄八两（为细末，以高米醋一斤半熬浓，晒干为末，再加醋熬，如是三次，晒干，末之）。功效活血化瘀，破积消坚。主治治燥气深入下焦血分而成的癥积。

化癥回生丹法，系燥淫于内，治以苦温，佐以甘辛，以苦下之也。方从《金匮要略》鳖甲煎丸与回生丹脱化而出。此方以参、桂、椒、姜通补阳气，白芍、熟地守补阴液，益母膏通补阴气而清水气，鳖甲胶通补肝气而消癥痕，余俱芳香入络而化浊。且以食血之虫，飞者走络中气分，走者走络中血分，可谓无微不入，无坚不破；又以醋熬大黄三次，约入病所，不伤他脏，久病坚结不散者，非此不可。

案11

杨，二十四岁，丙戌二月十一日，伏暑自上年八月而来，邪已深入，三日一作，寒多热少，亦宜通宣三焦为要法。

青蒿三钱　蔻仁一钱　蜀漆一钱　桂枝三钱　杏仁二钱　黄芩钱半,炒　苡仁三钱　柴胡钱半

服一帖而寒退，热反多，此阴邪已化热，去柴胡、桂枝，重用通宣三焦，加广皮、半夏以和脾胃。

【赏析】

三日疟，寒多热少，宜宣通三焦为法。

四、伤寒

案1

五十八岁　癸酉二月初一日　太阳中风，尚未十分清解，兼之湿痹髀痛。

桂枝四钱　厚朴二钱　蚕沙三钱　杏仁三钱　防己三钱　茯苓皮五钱　姜黄二钱　炙甘草钱半　广皮钱半

二帖。

初二日　行经络而和脾胃，则风痹自止。

桂枝八钱　白芍四钱,炒　半夏五钱　防己六钱　炙甘草三钱　生白术五钱　生姜五片　大枣二个

水八杯，煮三杯，分三次服，头一次啜稀粥，令微汗佳，二三次，不必食粥。

初五日　左脉沉紧，即于前方加：熟附子五钱。

初六日　脉洪大而数，经络痛虽解而未尽除，痹也；小便白而浊，湿也。

桂枝三钱　泽泻三钱　黄柏炭一钱　通草三钱　杏仁五钱　滑石五钱　苡仁五钱　茯苓皮五钱　猪苓三钱

初九日　昨服开肺与大肠痹法，湿滞已下，小便亦清，但大便与瘕中微有血迹，证从寒湿化热而来，未便即用柔药以清血分。今日且与宣行腑阳，右脉仍见数大，可加苦药。如明日血分未清，再清血分未迟。

杏仁泥三钱　黄柏炭一钱　黄芩炭二钱　陈皮钱半　苡仁五钱　半夏三钱　滑石五钱　厚朴二钱　细苏梗一钱

头煎两杯，二煎一杯，分三次服。

初八日　舌苔仍有新白，衣被稍薄则畏寒，身热已退，阳虚湿气未尽无疑。

桂枝三钱　苡仁五钱　白芍二钱,炒　陈皮钱半　半夏五钱　生茅术二钱　杏仁三钱　厚朴二钱　全当归钱半

煎服均如前法。二帖。

初十日　诸症向安，惟营气与卫不和，寐不实，寐后自觉身凉，以调和营卫为主。

桂枝三钱　苡仁五钱　大枣二个　白芍三钱　陈皮钱半　炙甘草二钱　半夏六钱　生姜三片　茯苓三钱

六帖。

十六日　营卫已和，即于前方内加：胶饴三钱、白芍二钱成五钱。

七帖而安。

【赏析】

首诊太阳中风，兼之湿痹髀痛，治疗调和营卫，兼祛湿通痹。初二日复诊，风痹自止。初五日，左脉沉紧，主寒，遂前方加熟附子。初六日，经络痛虽解而未尽除，小便白而浊，体内有湿，故以桂枝通经、泽泻、通草、滑石、猪苓利尿化湿。初九日与初八日时间前后颠倒，当为吴鞠通笔误，症见"大便与瘕中微有血迹"，为"寒湿化热"，予以"宣行腑阳"，加苦药黄柏炭、黄芩炭清热祛湿。阳虚湿气未尽为标本关系，经常并见。治疗温阳

化湿。

案2

唐氏，三十八岁，太阳中风漏汗，桂枝加附子汤主之。

桂枝六钱　熟附子三钱　炙甘草三钱　焦白芍四钱　生姜三片　大枣三个

煮三杯，分三次服。

十七日，中风漏汗，兼之肾水上凌心，心悸腹痛，昨用桂枝加附子汤，诸症悉退。今左脉沉缓。右脉滑，表虽清而浊阴未退。议苓桂伐肾邪，归茴温冲脉，吴萸、半夏、生姜两和肝胃，白芍以收阴气，合桂枝而调营卫，加黄芩以清风化之热。合诸药为苦辛通法，此外感之余，兼有下焦里证之治法也。

桂枝四钱　全当归三钱　小茴香三钱，二味同炒　半夏四钱　吴萸三钱　青皮钱半　焦白芍二钱　茯苓五钱　黄芩炭一钱　生姜三片

甘澜水煎成三杯，分三次服。

十九日　脉缓浊阴久居，兼有滞物续下，用药仍不外苦辛通法，稍加推荡之品，因其势而导之。大意通补阳明之阳，正所以驱浊阴之阴。若其人阳明本旺，胃阴自能下降，六腑通调，浊阴何以能聚，再胃旺自能坐镇中州，浊阴何以能越胃而上攻心下，反复推求，病情自见。

淡吴萸三钱　小茴香三钱，同炒黑　桂枝尖四钱　厚朴二钱　川楝子二钱　黄芩炭一钱　小枳实钱半　乌药二钱　青皮钱半　广木香一钱　焦白芍二钱　陈皮一钱　茯苓三钱

二十二日　凡痛胀滞下，必用苦辛通法，兼护阳明，固不待言。前法业已见效，细询病已十余年，以半产后得之，误用壅补成之。按久病在络再痛胀偏左下至少腹板着，其中必有瘀滞，非纯用汤药所能成功。盖汤者荡也，涤荡肠胃和通百脉，固其所长。至于细雕密镂，缓行横络，是其所短，非兼用化癥回生丹缓通不可。且阳剂过重，有癥散为蛊之虞，不得不思患预防也。

桂枝尖一钱　乌药钱半　厚朴一钱　全当归一钱,炒黑　半夏五钱　地榆炭一钱　小茴香二钱,炒　川楝子二钱　黄芩炭一钱　白芍二钱,炒　黄连八分　广皮炭八分　两头尖二钱　广木香八分　桃仁钱半,炒　红花七分　郁金一钱　降香末二钱

甘澜水煎,前后四杯,日三夜一,分四次服。四帖。

昔李东垣有方用药至三十余味者,张仲圣鳖甲煎丸,亦有三十几味,后人学问不到,妄生议论。不知治经治以急,急则用少而分量多。治络治以缓,缓则用多而分量少。治新则用急,治旧则用缓。治急可用独,治旧必用众。独则无推诿而一力成功,众则分功而互相调剂,此又用药多寡之权衡也。

兼服化癥回生丹一粒。

二十七日　宣络法兼两和肝胃。

全当归三钱　制香附二钱　小茴香三钱,炒黑　半夏三钱　川芎五分　青皮八分,炒　丹皮三钱,炒　沙苑子三钱　白芍六钱,炒

二十八日　寐仍不实,于前方内加:半夏二钱、生苡仁六钱。

服三帖。

初二日　案仍前。

全归三钱　制香附钱半　干姜炭五分　小茴香三钱　降香末二钱　高良姜二分　青皮八分　广皮炭八分　乌药二钱　半夏五钱　桃仁泥钱半

三帖。

初五日　络瘀多年,腹痛胀攻胃,食后胀。今搜去络中瘀滞,饥甚则如刀刮竹,络气虚也,与通补络法。

归身三钱　龙眼肉三钱　白芍六钱,炒　杞子三钱,炒　丹皮三钱　小茴香一钱　丹参三钱

九帖全愈。

【赏析】

初诊此治汗出漏风之方。《伤寒论》:"太阳病,发汗,遂漏不止,其人恶风,小便难,四肢微急,难以屈伸者,桂枝加附子汤主之。"按太阳病

当取微似有汗者佳．不可令如水流漓，大发其汗，卫撤藩篱，营不能守，遂至漏不止矣，腠理既开，风无所御，而津液尽随阳气外泄，无复渗膀胱而柔筋脉，乃至小便难，四肢微急，难以屈伸。种种变证，皆因卫气撤护，致在内之津液，直趋于外，有莫御之势，亟当乘津液尚未全涸之时，固其卫气，使趋外之津液，还返于内，故主桂枝汤加附子，以固卫之法，为救液之法也。此证全是卫气外泄，津液内夺之象，而附子乃大温之品，燥液。仲景偏用之救液，此何义也？盖卫阳将脱，非得附子之大力，必不能迅走卫分以温阳，今但使卫阳亟固，先断其外泄之路，则就身体固有之津液，还返于内，阳回而津自复，更无藉他药生津润燥之力，此其立方之所以圣也。按此方之加附子，与亡阳证之用真武同义。喻嘉言曰：此阳气与阴津两亡，更加外风复入，与亡阳证微细有别，故主桂枝加附子，以固表驱风。而复阳敛液也。吴鞠通乃温病大师，不独擅长治疗温病，用伤寒论方剂亦得心应手。

十七日复诊，浊阴未退，治疗用苓桂伐肾邪，归茴温冲脉，吴萸、半夏、生姜两和肝胃，白芍收阴气，合桂枝而调营卫，黄芩清风化之热。合诸药为苦辛通法。妙哉！

二十二复诊，凡痛胀滞下，吴鞠通提出：必用苦辛通法，兼护阳明，有重要指导意义。久病在络，治疗除汤剂外，兼用化癥回生丹，缓通，不可操之过急。

吴鞠通记录医案过程中亦写了自己对世人评价方剂的看法。方剂药味的多少，由其功能主治决定。世人妄评李东垣、张仲景的药味太多，不知用药之道，少用独用，则力大而急；多用众用，则功分而缓，古人缓化之方皆然。所谓有制之师不畏多，无制之师少亦乱也。

初五日复诊，腹痛且胀，为气滞，饥甚则如刀刮竹，属气虚血瘀，方以归身、丹参活血通经，祛瘀止痛，龙眼肉补脾养血，白芍平肝止痛，养血，枸杞子滋补肝肾，益精，丹皮凉血，活血化瘀，小茴香理气和胃止痛。全方共奏通络止痛、养血祛瘀、平补肝脾肾之功。

案3

吴氏，二十三岁，二月二十一，头项强痛而恶寒，脉缓有汗，太阳中风，主以桂枝汤。

桂枝三钱　白芍二钱　炙甘草二钱　生姜三钱　大枣二个

水五杯，煮二杯。第一杯服后，即食稀热粥，令微汗佳。有汗二杯，不必食粥，无汗仍然。

二十四日　不解，于前方内加：羌活五钱。

二十五日　服前方已，脉静身凉，不肯避风，因而复中，脉紧无汗，用麻黄汤法。

麻黄三钱，去节　羌活三钱　桂枝三钱　白芍三钱　炙甘草二钱　生姜三片　大枣二个

煮二杯，分二次服。

二十六日　服前药不知身重疼痛，其人肥而阳气本虚，平素面色淡黄，舌白湿气又重，非加助阳胜湿之品不可。于前方内加：麻黄三钱成八钱、桂枝三钱成五钱、炙甘草二钱成三钱、杏仁三钱、白术五钱、熟附子三钱。

水五碗，先煮麻黄去上沫，入诸药取两碗，分二次服，服一碗而汗出愈。

【赏析】

本例首先头项强痛而恶寒，脉缓有汗，辨证属于太阳中风，故主以桂枝汤。服前方后，脉静身凉，不肯避风，因而复中，脉紧，无汗，辨证属于太阳伤寒，故用麻黄汤法。因为"身重疼痛，其人肥而阳气本虚，平素面色淡黄，舌白湿气又重，非加助阳胜湿之品不可"，故重用麻黄三钱成八钱、桂枝三钱成五钱、炙甘草二钱成三钱。

案4

唐，五十九岁，三月十六日，头痛恶寒，脉紧，言謇，肢冷，舌色淡，

太阳中风，虽系季春，天气早间阴晦，雨气甚寒，以桂枝二麻黄一法。

麻黄三钱，去节　桂枝六钱　炙甘草三钱　杏仁五钱　生姜六片　大枣二个

煮三杯，得微汗，止后服，不汗，再服。不汗促役其间。

十八日　原方倍麻黄，减桂枝，加：附子三钱。

二帖。

十八日　原方再服一帖。

十九日　诸症悉减，药当暂停以消息之。

二十日　中风表解后，言謇减食则汗头行痛，舌白滑，脉微紧，宜桂枝加附子汤，除风实表护阳。

桂枝六钱　白芍四钱，炒　炙甘草二钱　附子三钱　生姜五片　大枣二个

水五杯，煮二碗，分二次服，渣再煮一碗服。

二十一日　表解后复中，恶寒胸结，舌苔厚而白，脉迟紧里急。

桂枝六钱　苍术三钱　附子四钱　干姜三钱　苡仁五钱　茯苓五钱　厚朴三钱　枳实二钱　陈皮二钱

日二帖。

二十二日　于前方内加：炙甘草二钱、生姜二两，去茯苓，减苡仁。

日二帖。

二十三日　诸症悉衰，当减其制，照前日方，日一帖。

二十四日　中风表解后，余邪入里，舌黄身热胸痞，议泻心汤泻其痞。

干姜五钱　生姜五钱　黄芩五钱，炒　黄连二钱，炒　半夏六钱

头煎二杯，二煎一杯，分三次服。

先寒后热，胁痛腰痛，少阳证也，议从少阳领邪外出太阳法。

柴胡六钱　黄芩三钱　党参三钱　桂枝四钱　半夏钱半　炙甘草三钱　羌活钱半　生姜三片

寒热后，寒退热存，胁胀。

半夏五钱　炙甘草钱半　陈皮炭钱半　生姜三钱　黄芩四钱　香附三钱　郁金二钱　大枣二个

【赏析】

首诊提到桂枝二麻黄一汤,功效:大散营卫之邪,小发营卫之汗。主治:太阳病,服桂枝汤,大汗出,脉洪大,形似疟,1日再发者邪气稽留于皮毛肌肉之间,故非桂枝汤之可解;已经汗过,又不宜麻黄汤之峻攻。故取桂枝汤三分之二,麻黄汤三分之一,合而服之,再解其肌,微开其表,发汗于不发之中,此又用桂枝后更用麻黄法也。

二十一日复诊提出结胸治疗方法。《伤寒论》结胸,指邪气结于胸中的病证。主要症状有两类:一类为胸胁部有触痛,头项强硬,发热有汗,脉寸浮关沉等;一类为从心窝到少腹硬满而痛,拒按,大便秘结,口舌干燥而渴,午后稍有潮热,脉沉结等。《伤寒论·辨太阳病脉证并治》:"太阳病,脉浮而动数,……医反下之,动数变迟,膈内拒痛,胃中空虚,客气动膈,短气躁烦,心中懊恼,阳气内陷,心下因硬,则为结胸,大陷胸汤主之。结胸者,项亦强,如柔痉状,下之则和,宜大陷胸丸。""太阳少阳并病,而反下之,成结胸,心下硬,下利不止,水浆不下,其人心烦。""伤寒十余日,热结在里,复往来寒热者,与大柴胡汤;但结胸,无大热者,此为水结在胸胁也,但头微汗出者,大陷胸汤主之。""太阳病,重发汗,而复下之,不大便五六日,舌上燥而渴,日晡所小有潮热,从心下至少腹硬满而痛,不可近者,大陷胸汤主之。"因证候、病情不同,有大结胸、小结胸、寒结胸、热结胸、水结胸、血结胸之分。本例病机痰水互结,故治疗温阳化痰蠲饮,宽胸理气。

二十四日复诊,"余邪入里,舌黄身热胸痞",病机寒热互结,治疗取泻心汤之意辛开苦降泻其痞。

医案结尾见有"先寒后热,胁痛腰痛",辨证属于少阳证,治疗从少阳领邪外出太阳法,有理论创新。

案5

张,二十五日,今年风木司天,现下寒水客气,故时近初夏,犹有太阳中风之症。按太阳中风，系伤寒门中第一关，最忌误下。时人不读唐晋以上之书，故不识症之所由来。仲景谓太阳至五六日太阳证不罢者，仍从太阳驱出，宜桂枝汤。现下头与身仍微痛，既身热而又仍恶风寒的是太阳未罢，理宜用桂枝汤，但其人素有湿热，不喜甘，又有微咳，议于桂枝汤内去甘药，加辛燥，服如桂枝汤法。

桂枝六钱　陈皮三钱　白芍四钱　半夏四钱　杏仁三钱

二十六日　太阳中风，误下胸痞，四五日太阳症未罢。昨用太阳证仍在例之桂枝法，今日恶寒已罢，头目已清，惟胸痞特甚，不渴舌白而壮热，泄泻稀水频仍。仲景法云病发于阳而误下成胸痞者，泻心汤主之。今用其法，再经谓脉不动数者为不传经也。昨日已动数太甚，断无不传之理，可畏在此。

干姜五钱　茯苓五钱，连皮　半夏五钱　生姜三片　黄连三钱

二十七日　太阳中风误下，前日先与解外，昨日太阳证罢，即泻胸痞。今日胸痞解，惟自利不渴，舌灰白，脉沉数。经谓自利不渴者，属太阴也。太阴宜温，但理中之甘草，人参，恐不合拍，议用其法而不用其方。

干姜五钱　半夏六钱　苍术炭四钱　生姜四钱　陈皮炭二钱　茯苓一两，连皮

二十八日　太阳中风，先与解外，外解已即与泻误下之胸痞，痞解而现自利不渴之太阴证。今日口不渴而利止，是由阴出阳也，脉亦顿小其半。古云脉小则病退。但仍沉数，身犹热而气粗不寐，陷下之余邪不净。仲景《伤寒论》谓真阴已虚，阳邪尚盛之不寐，用阿胶鸡子黄汤。按：此汤重用芩连。议用甘草泻心法。

甘草三钱　黄芩四钱　半夏五钱　黄连三钱　生姜三钱　大枣二个　茯苓三钱

二十九日　脉沉数，阴经热阳经不热，是陷下之余邪在里也。气不伸而哕，哕者伤寒门中之大忌也，皆误下之故。议少用丁香柿蒂汤法，加芩、连以彻里热，疏逆气。

公丁香二钱　黄芩三钱　柿蒂九个　黄连一钱　陈皮二钱　姜汁三匙，冲

初一日　误下成胸痞自利，两用泻心，胸痞自利俱止。但陷下之邪，与

受伤之胃气，搏而成哕。昨用丁香柿蒂汤去人参加芩连，方虽易，仍不外仲圣苦辛通降之法。病者畏而不服，今日哕不止而左脉加进，勉与仲圣哕门中之橘皮竹茹汤，其力量降前方数等矣。所以如此用者，病多一日，则气虚一日，仲圣于小柴胡汤中即用人参，况误下中虚者乎。

陈皮六钱　生姜五钱　炙甘草四钱　竹茹五钱　大枣四枚　半夏三钱　人参二钱，如无以洋参代

十七日　误下中虚，气逆成哕，昨与金匮橘皮竹茹汤，今日哕减过半。古谓效不更方，仍用前法。但微喘而舌苔白，仲圣谓喘家加厚朴杏子佳，议于前方内。加：厚朴二钱、杏仁三钱、柿蒂三钱。

十九日　误下之陷证，哕而喘，昨连与橘皮竹茹汤，一面补中，一面宣邪。兹已邪溃诸恶候如失，脉亦渐平，但其人中气受伤不浅，议与小建中汤加橘皮、半夏，小小创建中气，调和营卫，兼宣胃阳，令能进食安眠。

白芍六钱，炒　生姜三片　半夏四钱　桂枝四钱　大枣二枚　陈皮一钱　炙甘草三钱　饴糖一两，去渣后化搅匀再上火二三沸

煮三杯，三次服。

病解后微有饮咳，议与小建中去饴糖，加：半夏　陈皮　茯苓　苡仁　蔻仁　杏仁。

初六日　病后两服建中，胃阳已复，脾阳不醒，何以知之？安眠进食，是胃阳起。舌起白滑苔，小便短，大便不解，脉乍数，是脾阳未醒，而上蒸于肺也。议与宣利三焦法，以醒脾阳。

杏仁五钱　半夏五钱　茯苓五钱　陈皮三钱　苡仁五钱　枳实三钱　通草一钱　益智仁一钱

初八日　大小便已利，脉仍洪数，舌白滑苔未除，仍宜苦辛淡法，转运脾阳，宣行湿热。

杏仁三钱　苍术炭三钱　蔻仁钱半　黄芩炭二钱　陈皮钱半　黄柏炭三钱　茯苓皮五钱　半夏五钱　苡仁五钱

十一日　脉仍沉数，舌苔反白滑，仍宜建中行湿以除伏邪。湿最伤气，

非湿去气不得健，与急劫湿法。

蔻仁钱半　黄芩炭二钱　杏仁三钱　陈皮钱半　黄柏炭二钱　半夏五钱　益智仁二钱　苡仁五钱　煨草果四钱　制苍术四钱　茯苓皮五钱

煮三杯，周十二时服完。

【赏析】

本例在初期太阳中风，故用桂枝汤加减；待恶寒已罢，头目已清，惟胸痞特甚，不渴舌白而壮热，泄泻稀水频仍。吴鞠通法仲景泻心汤法，灵活用药。胸痞解，惟自利不渴，舌灰白，脉沉数。张仲景：自利不渴者，属太阴也。太阴宜温，吴鞠通用理中汤之意；湿最伤气，非湿去气不得健，与急劫湿法。其劫湿方药，值得进一步研究。

案6

吴，五十六岁，十一月十二日　内热外寒，兼发痰饮，喉哑，咳嗽，痰多，头痛，恶寒，脉浮，与麻杏石甘汤。

麻黄五钱，去节　半夏一两　生石膏六两　桔梗六钱　杏仁八钱　陈皮四钱　炙甘草四钱

煮四杯，先服一杯，得汗，止后服。不汗再服，汗后勿见风。

十四日　肺脉独浮，去：麻黄三钱。

十七日　脉浮，喉哑，咳嗽，痰多。

麻黄三钱　杏仁六钱　陈皮三钱　生石膏四两　桔梗五钱　半夏六钱　炙甘草二钱

二十三日　脉浮，喉哑，咳嗽，痰多，内饮招外风为病，与大青龙法。

麻黄五钱　杏仁八钱　陈皮五钱　生石膏四两　炙甘草三钱　半夏八钱　桔梗五钱　生姜三钱　大枣二钱

头煎三杯，先服一杯，得汗，止后服，不汗再服。

二十四日　病减者减其制，减麻黄二钱，去陈皮、姜、枣，加木通，小

便短故也。

二十七日　喉复哑，脉洪数，小便已长，前方去木通，加：石膏二两。

【赏析】

喉哑，咳嗽，痰多，头痛，恶寒，脉浮。辨证属于内热外寒，兼发痰饮，与麻杏石甘汤加减。《伤寒论》："发汗（下）后，不可更行桂枝汤。汗出而喘，无大热者，可与麻黄杏仁甘草石膏汤。"辛凉宣泄，清肺平喘：用于外感风热，或风寒郁而化热，热壅于肺。后来喉哑、咳嗽、痰多、脉浮，内饮招外风为病，与大青龙法。大青龙汤适应证风寒束表。卫阳被遏故恶寒发热；腠理闭塞则无汗；寒客经络则头身疼痛；热伤津则口渴；热扰胸中则烦，烦甚则燥。治当发汗解表，兼清里热。

方中用麻黄、桂枝、生姜辛温发汗以散风寒，能使内热随汗而泄。甘草、生姜、大枣甘温补脾胃、益阴血，以补热伤之津；无津不能作汗，又可以充汗源。石膏甘寒清解里热，与麻黄配伍能透达郁热。杏仁配麻黄，一收一散，宣降肺气利于达邪外出。诸药配伍，一是寒热并用，表里同治，侧重于"在表者，汗而发之"；二是发中寓补，汗出有源，祛邪而不伤正。

关于麻杏石甘汤与大青龙汤的使用区别，《医宗金鉴·删补名医方论》："石膏为清火之重剂，青龙、白虎皆赖以建功，然用之不当，适足以招祸。故青龙以无汗烦躁，得姜桂以宣卫外之阳也；白虎以有汗烦渴，须粳米以存胃中津液也。此但热无寒，故不用姜桂，喘不在胃而在肺，故于麻黄汤去桂枝之监制，取麻黄之开，杏仁之降，甘草之和，倍石膏之大寒，除内外之实热，斯溱溱汗出，而内外之烦热与喘悉除矣。"

案7

赵，十三岁，十一月二十九日　头痛，脉浮，弦不甚紧，无汗，与杏苏法。

杏仁二钱　羌活一钱　生姜三片　苏叶三钱　甘草钱半　大枣二枚　防风二

钱　桔梗三钱

　　煮两杯，先服一杯，覆被令微汗，不可使汗淋漓。得汗，止后服，不汗再服第二杯，再不汗再作服，以得汗为度。汗后避风，只可啜稀粥，戒一切荤腥。

【赏析】

杏苏法发散风寒，宣肺化痰止咳。

五、中燥

案1

　　吴，五十七岁，乙酉四月十九日，感受燥金之象，腹痛，泄泻，呕吐。现在泄泻虽止，而呕不能食，腹痛仍然，舌苔白滑，肉色刮白，宜急温之，兼与行太阴之湿。

　　川椒炭三钱　茯苓五钱　陈皮三钱　高良姜二钱　苡仁五钱　公丁香一钱　吴萸二钱　益智仁二钱　半夏五钱

　　二帖。

　　二十二日　背仍痛，原方加：高良姜一钱、吴萸一钱、桂枝五钱。

　　再服四帖。

　　二十七日　已效，阴气未退，再服三帖，分四日服完。

　　五月初三日　痛减，呕与泄泻俱止，减川椒、萸、姜之半，再服六帖。

　　十三日　阴未化，阳自不复，且心下坚大如盘，脉如故，前方再服。

【赏析】

呕不能食，腹痛，舌苔白滑，肉色刮白，辨证属于脾胃阳虚，湿邪困脾，故治疗"宜急温之，兼与行太阴之湿"，以川椒炭、茯苓、陈皮、高良姜、苡仁、公丁香、吴萸、益智仁、半夏健脾和胃，温中化湿，尤其重用半夏。

案2

姚，四十八岁，乙酉四月二十一日，燥金感后，所伤者阳气，何得以大剂熟地补阴。久久补之，阳气困顿，无怪乎不能食而呕矣。六脉弦紧，岂不知脉双弦者寒乎。

川椒炭三钱　陈皮三钱　半夏五钱　干姜二钱　茯苓五钱　公丁香八分　生姜三钱　苡仁五钱

初二日　加桂枝三钱、干姜一钱，减川椒之半。

十一日　呕痛皆止，饮食已加，惟肢软无力，阳气太虚，加甘草合前辛药，为辛甘补阳方法。

二十一日　复感燥气，呕而欲泻，于前方内去甘药加分量自愈。六脉弦细如丝，阳微之极。

川椒炭三钱　陈皮三钱　吴萸三钱　干姜三钱　茯苓五钱　半夏五钱　桂枝五钱　公丁香钱半　生姜五钱

二十七日　诸症皆效，脉稍有神，于原方内去吴萸、丁香之刚燥，加苡仁之平淡，阳明从中治也。

【赏析】

四月，燥金感后，所伤者阳气而非阴津，而庸医以大剂熟地补阴，久久补之，损伤阳气，导致阳气困顿，出现不能食。治疗辛甘补阳方法加减。

宋恩峰认为，病在4月，虽然本案提到"燥金感后"，但是并非感受燥邪，而是感受寒邪，损伤阳气，应当仔细辨别。

案3

李，四十六岁，乙酉四月十六日，胃痛胁痛，或呕酸水，多年不愈，现下六脉弦紧，皆起初感燥金之气，金来克木，木受病，未有不克土者。土受病之由来，则自金克木始也，此等由外感而延及内伤者，自唐以后无闻焉。议变胃而受胃变法，即用火以克金也。又久病在络法：

公丁香一钱　茯苓五钱　枳实四钱　川椒炭三钱　苡仁五钱　生姜五钱　半夏五钱　陈皮三钱

四帖。

二十三日　复诊仍用原方四帖。

五月初二日　现下胃痛胁痛吐酸之证不发，其六脉弦紧不变，是胸中绝少太和之气，议转方用温平，刚燥不可以久任也。

桂枝四钱　茯苓五钱　生姜三钱　陈皮三钱　大枣二枚　炙甘草二钱　半夏五钱　干姜二钱　苡仁五钱　白芍四钱

服之如无弊，可多服。

十一日　诊脉已回阳，去干姜，减桂枝之半。

二十四日　复诊脉仍紧，原方加：益智仁二钱。

服三帖愈。

【赏析】

胃痛胁痛，或呕酸水，多年不愈，脉弦紧。属于久病在络法，治疗用火以克金法。待症状缓解后，治疗转方用温平，不可长期使用刚燥之品。

案4

余，五十二岁，五月初二日，胃痛胁痛，脉双弦，午后更甚者，阳邪自旺于阴分也。

川椒炭三钱　陈皮三钱　公丁香钱半　降香末三钱　香附三钱　楂炭二钱　吴萸二钱　青皮二钱　青橘叶三钱　半夏五钱　苡仁五钱

接服霹雳散。

十七日　复诊病稍减，脉仍紧，去：楂炭、橘叶及川椒炭一钱，加枳实三钱。

二十四日　脉之紧者稍和，腹痛已止，惟头晕不寐，且与和胃令寐，再商后法。

半夏一两　苡仁一两　茯苓五钱　枳实三钱

煮三杯，分三次服，以得寐为度。如服二帖后仍不寐，可加半夏至二两，再服一帖。

【赏析】

本例胃痛胁痛，辨证属于湿邪困脾，气滞。故治疗温阳化湿，行气。宋恩峰认为，关于失眠的治疗，吴鞠通继承了内经的思想。"腹痛已止，惟头晕不寐，且与和胃令寐，再商后法。半夏（一两）、苡仁（一两）、茯苓（五钱）、枳实（三钱）。煮三杯，分三次服，以得寐为度。如服二帖后仍不寐，可加半夏至二两，再服一帖。"其中半夏的用量较大，其疗效与安全性值得进一步研究。

案5

谭，四十七岁，五月初二日，感受金凉，胸痹头痛，脉弦细而紧。

薤白三钱　川椒炭三钱　厚朴二钱　桂枝三钱　陈皮三钱　高良姜二钱　半夏三钱　苡仁五钱　生姜五片　大枣二个

二帖。

十八日　燥气虽化，六脉俱弦，舌苔白滑，用阳明从中治法，与苦辛淡法，最忌酸甘。

半夏四钱　苡仁五钱　香附三钱　茯苓四钱　干姜钱半　益智仁二钱　陈皮三钱　蔻仁钱半　川椒炭二钱

二十一日　脉仍弦紧，热药难退，咳嗽减，效不更方。右胁微痛。加：香附三钱。

二十三日　右胁微痛，脉弦紧如故，加：苏子霜三钱、降香末三钱、旋覆花三钱。

二十六日　胁痛咳嗽皆止，痰尚多，脉弦未和，于前方内去香附、苏子霜、降香、旋覆花，加：桂枝四钱、干姜二钱半。

以充其阳气，行痰饮，和弦脉。

霹雳散方

主治中燥吐泻腹痛，甚则四肢厥逆转筋，腿痛肢麻，起卧不安，烦躁不宁，再甚则六脉全无。阴毒发斑疝症等症，并一切凝寒痼冷积聚，寒轻者不可多服，寒重者不可少服，以愈为度。非实在纯受燥湿寒三气阴邪者不可服。

桂枝六两　公丁香二两　草果二两　川椒炭五两　水菖蒲二两　青木香四两　吴萸四两　防己三两　槟榔二两　降香末五两　附子三两　小茴香四两　薤白四两　苡仁五两　五灵脂二两　高良姜三两　荜澄茄五两　细辛二两　乌药三两　干姜三两　雄黄五钱

上药共为细末，开水和服，大人每服三钱，病重者五钱，小儿减半，病甚重者连服数次，以痛止厥回，或泻止筋不转为度。

方论　按《内经》有五疫之称，五行偏胜之极，皆可致疫。虽疠气之至，多见火证，而燥金寒湿之疫，亦复时有。着风火暑三者为阳邪，与秽浊异气相参，则为温疠；湿燥寒三者为阴邪，与秽浊异气相参，则为寒疠。现下见症多有肢麻转筋、手足厥逆、吐泻腹痛、胁肋疼痛，甚至反恶热而大渴思凉者。经谓雾伤于上，湿伤于下。此症乃燥金寒湿之气，直犯筋经，由大络别络内伤三阴脏真，所以转筋入腹即死也。既吐且泻者，阴阳逆乱也；诸痛者，燥金寒水之气所搏也；其渴思凉饮者，少阴篇谓自利而渴者属少阴，虚则饮水求救也；其头面赤者，阴邪上逼，阳不能降，所谓戴阳也；其周身恶热喜凉者，阴邪盘踞于内，阳气无附欲散也。阴病反见阳证，所谓水极似火，其受阴邪尤重也。诸阳证毕现，然必当脐痛甚拒按者，方为阳中见纯阴，乃为真阴之证。此处断不可误，故立方会三阴经刚燥温热之品，急温脏真，保住阳气，又重用芳香，急驱秽浊。一面由脏真而别络大络外出筋经经络以达皮毛，一面由脏络腑络以通六腑，外达九窍，俾浊秽阴邪，一齐立解。大抵皆扶阳抑阴，所谓丽照当空，群阴退避也。

【赏析】

本案至始至终皆有寒湿。辨证属于湿邪内停，气滞。故治疗温阳化湿，行气导滞。尤其"十八日燥气虽化，六脉俱弦，舌苔白滑，用阳明从中治法，与苦辛淡法，最忌酸甘"，最为精辟。方中半夏（四钱）、苡仁（五钱）、香附（三钱）、茯苓（四钱）燥湿化痰，干姜（钱半）、益智仁（二钱）、陈皮（三钱）、蔻仁（钱半）、川椒炭（二钱）温中行气。禁忌酸甘化阴之品。

案6

赵，三十八岁，七月二十四日，感受燥金之气，腹痛甚，大呕不止，中有蓄水，误食水果。

公丁香三钱　半夏一两　茯苓皮五钱　生姜一两　川椒炭六钱　乌梅肉三钱　吴萸四钱　陈皮五钱　高良姜四钱　枳实三钱

水五碗，煎二碗，渣再煎一碗。另以生姜一两，煎汤一碗。候药稍凉，先服姜汤一口，接服汤药一口，少停半刻，俟不吐再服第二口。如上法，以呕止痛定为度。

二十五日　燥气腹痛虽止，当脐仍坚，按之微痛，舌苔微黄而滑，周身筋骨痛，脉缓，阳明之上中见太阳，当与阳明从中治例。

桂枝六钱　川椒炭二钱　生姜三钱　白芍三钱，炒　公丁香一钱　防己三钱　苡仁五钱　茯苓六钱　半夏五钱

煮三杯，分三次服，服此身痛止。

二十六日　脉小于前，身痛已止，六脉未和，舌黄滑苔。

半夏五钱　生姜三钱　蔻仁钱半　茯苓五钱　陈皮三钱　厚朴钱半　苡仁五钱　大腹皮三钱　川椒炭钱半

二十八日　腹胀如故不寐，加：半夏一两。

初一日　太阳痹。

桂枝六钱　茯苓皮五钱　茅术炭三钱　防己四钱　通草一钱　片姜黄三钱　杏

仁五钱　苡仁五钱　滑石六钱　蚕沙三钱

初六日　腹胀停饮，前方内去术之守，加苦辛之通，又去滑石。

大腹皮三钱　厚朴三钱　枳实三钱　陈皮三钱

初十日　六脉俱弦，胃口不开，腹胀肢倦，宜通六腑，即劳者温之之法也。

桂枝六钱　大腹皮三钱　川椒炭三钱　陈皮五钱　益智仁三钱　半夏五钱　枳实二钱　茯苓五钱　厚朴二钱

服五帖而愈。

【赏析】

虽然为感受燥金之气，病机实际上为湿邪，治疗应当仔细辨证与用药。

案7

张女，十五岁，燥金之气，直中入里，六脉全无，僵卧如死，四肢逆冷，已过肘膝，痛转筋，与通脉四逆汤加川椒、吴萸、丁香一大剂。厥回脉出，一昼夜，次日以食粥太早，复中如前，脉复厥，体又死去矣。仍用前方，重加温药一剂，厥回其半。又二帖而无活，后以补阳收功。

【赏析】

四肢厥逆，辨证阳虚明显，故治疗通脉四逆汤加味。

案8

顾，五十岁，直中燥气，呕少泻多，四肢厥逆，无脉，目开，无语，睛不转，与通脉四逆汤。加：人参、川椒、吴萸、丁香。

一帖而效，三帖脉渐复，重与补阳而愈。

【赏析】

四肢厥逆，辨证属于阴盛格阳证。故治疗破阴回阳，通达内外，通脉四逆汤加味。

案9

杨室女，五十岁，胁痛，心烦懊恼，拘急肢冷，脉弦细而紧。欲坐不得坐，欲立不得立，欲卧不得卧，随坐即欲立，刚立又欲坐，坐又不安。一刻较一刻脉渐小，立刻要脱。与霹雳散不住灌之，计二时，服散约计四两而稍定，后与两和脾胃而全安。

【赏析】

胁痛，心烦懊恼，拘急肢冷，脉弦细而紧，辨证属于阴毒，并凝寒痼冷积聚，与霹雳散不断地灌之，计二时，服散约计四两而病情稍稳定，后与调理脾胃而全安。

案10

郑，二十六岁，先是三月初九日，得太阳中风，与桂枝汤已愈。十二日晚已卧，下体有微汗，因厨房不戒于火，只穿小汗裈一件，未着袜，出外救火，火熄复卧，觉身微热恶寒，腹中胀痛，脉弦数，与桂枝柴胡各半汤，汗出稍轻，究不能解。以后外虽化热，面赤汗多如温病状，以当脐之痛未休，舌白不燥，断不敢用辛凉，而辛温之药，或进或退，十日不解。至二十四日反重用温热，佐以黄连三钱，次日表证里证，一齐俱解如失。后与调理脾胃两阳而安。

【赏析】

先是三月初九日，辨证属于太阳中风，与桂枝汤已愈。十二日晚觉身微热恶寒，腹中胀痛，脉弦数，与桂枝柴胡各半汤，汗出稍轻，究不能解。以后外虽化热，面赤汗多如温病状，以当脐之痛未休，舌白不燥，辨证不属于温病，故"断不敢用辛凉，而辛温之药，或进或退，十日不解"。至二十四日病情加重，治疗重用温热，佐以黄连三钱，次日表证里证，一齐消失。后与调理脾胃阳气而治愈。

案11

多，十六岁，燥淫表里俱病，面赤身热，舌黄燥渴，六脉洪数而紧，大便闭，小便短，通体全似火证，只有当脐痛拒按。此为阳中之阴，乃为真阴，与苦热芳香，一剂而热退，减轻分量，三帖而病全失矣。

【赏析】

本案为真寒假热治验。"面赤身热，舌黄燥渴，六脉洪数而紧，大便闭，小便短，通体全似火证，只有当脐痛拒按"，表面看，视乎为热证，但是，六脉洪数而紧，紧脉主寒，故吴鞠通辨证属于真寒假热。与苦热芳香，一剂而热退，减轻用药量，三剂而病全失，足见大师用药如神。燥邪属阴属阳，医界争论不少，但以主阴说居多，从吴鞠通医案来看，吴鞠通也持这种观点。而阴阳学说是相对的，若论燥气之属性，应先看其前提如何。如六气分主四时，风为春季主气，春季气候温暖；燥为秋季主气，秋季气候凉爽，基于这一前提上，以春秋之主气相对言，燥确是应该属阴的。但如果换一个前提，以燥与湿相对言，燥就应该属阳，燥字从火，湿字从水，水火相对，为阴阳之征兆，也是十分明显的。吴鞠通之谓燥为阳中之阴，依据可能与此有关。他认为燥气当为凉温，属阴邪，乃小寒，当以温热为治燥之正法。

六、痉（太阳所至）

案1

温，癸亥二月二十九日，六十日之幼孩，痉已二十余日，现下脉不数，额上凉汗，并无外感可知，乃杂药乱投，致伤脾胃。故乳食有不化之形，恐成柔痉，俗所谓慢脾风。议护中焦，乃实土制风法，又肝苦急，急食甘以缓之义也。

明天麻三钱　干姜二钱　茯苓五钱　广木香五分　炙甘草三钱　生苡仁五钱　焦于术钱半　煨肉果一钱　煨姜一片

甘澜水五茶杯，煎成两茶杯，小儿服十之一二，乳母服十之八九。渣再煎一茶杯，服如前。

三月初一日　赤子不赤而刮白兼青，脉迟凉汗，舌苔白滑而厚，食物不化，洞泄者必中寒。按：痉必因于湿，古所谓柔痉是也。议从中治。经谓有者求之，无者求之。此症全无风火之象，纯然虚寒，乳中之湿不化，土愈虚则肝中内风愈动，若不崇土而惟肝是求，恐日见穷蹴矣。

人参四分　广皮炭三分　广木香五分　生于术一钱　焦白芍一钱　煨肉果五分　炙甘草（钱）　明天麻三钱　生苡仁一钱

初二日　风湿相搏，有汗为柔痉。形若反弓者，病在太阳，俯视目珠向下者，病在阳明，以阳明为目下纲也。今久病为杂药困伤脾胃，大便泄，乳食不化，为湿多风少，痉时俯时多，为病在阳明。故此症以脾胃为主，议补中益气法，渗湿下行，内用风药，领邪外出。

人参三分　桂枝二分　茯苓块三钱　白术一钱　葛根二分　山药一钱　炙甘草五分　生苡仁钱半　焦白芍一钱

初三日　寒湿柔痉，昨用升阳益气法，从阳明提出太阳，兹精神倍昔，颜色生动，舌上白浊化净，大便已实，甚为可喜，但痉家有灸疮者难治。

人参三分　茯苓块一钱　嫩桂枝三分　生于术一钱　焦杭白芍一钱　葛根二分　广皮炭二分　莲子三粒，去心不去皮，打碎　生苡仁一钱　炙甘草五分

初四日　痉家自汗，有灸疮者难治。刻下且住脾胃，从脾胃中立以条连四肢，是久痉一定之至理。若镂治其痉，是速之也。

人参三分　广皮三分　桂枝二分　茯苓块一钱　焦于术八分　煨肉果三分　生苡仁一钱　炙甘草八分　诃子肉五分，煨　茅术炭六分

初五日　痉家为苦寒所伤，脾阳下陷，又有灸疮，其痉万万不能即愈。议护中阳，勿致虚脱为要，非深读钱仲阳、陈文仲、薛立斋、叶天士之书者，不知此恙。

人参四分　诃子肉六分，煨　白芍二钱　于术一钱，炒　桂枝三分　广木香四分　茯苓一钱　煨肉果六分　广皮炭三分　炙甘草八分　苡仁钱半

浓煎。

初七日　脉仍不数，大便犹溏，但舌苔微黄，神气渐复，不似前虚寒太甚之象，宜退刚药，少进柔药。医经谓上守神，粗守形，兵法谓见可而进，知难而退，此之谓也。

人参三分　麦冬一钱，米炒　茯苓一钱　整莲子一钱　于术一钱，炒　白芍一钱，炒　炙甘草七分　陈皮四分，盐水炒黑

初九日　诸症渐退，神气亦佳，但舌上复起重浊之白苔，乳湿之过，暂停参药，且用疏补法。

生苡仁钱半　整莲子一钱　麦冬一钱，带心　厚朴五分　茯苓一钱　焦神曲八分　木香四分　广皮炭五分

【赏析】

历史上柔痉的出处有多种，可见于《金匮要略·痉湿暍病脉证治》："太阳病，发热汗出，而不恶寒，名曰柔痉。"治用瓜蒌桂枝汤加减；《医醇賸义·暑湿热》中记载因暑季感受湿热所致者，症见身体重着，肢节拘挛，有汗而热，治用白术苡仁汤。本案中所指柔痉为慢脾风，为慢惊风的一种类型，见《仁斋小儿方论》。又名脾风、虚风。症见闭目摇头，面唇发青发黯，额上汗出，四肢厥冷，手足微搐，气弱神微，昏睡不语，舌短声哑，呕吐清水，指纹隐约。多因吐泄既久，脾虚气弱，肝失濡养所致。证属无阳纯阴的虚寒危象。患儿往往衰脱而死，预后大多不良。治宜补脾益胃，温中回阳。"有者求之，无者求之"出自《素问·至真要大论》病机十九条："……有者求之，无者求之；盛者责之，虚者责之。"有外邪的，当辨别是什么性质的邪气；没有外邪的，应寻找其他方面的病因。吴鞠通治疗过程中遵循"乳中之湿不化，土愈虚则肝中内风愈动"的指导思想，始终有白术、薏苡仁、茯苓等渗湿利水、护胃健脾之药，酌加木香、桂枝等通经理气，以达痉止得神。

案2

张，十三岁，乙酉六月初三日，脉沉细而弱，舌苔白滑，幼童体厚，纯然湿邪致痉，一年有余。

苍术炭三钱　云苓皮五钱　川椒炭三分　白蔻仁一钱　生苡仁六钱　广皮三钱　桂枝三钱

四帖。

初八日　痉证发来渐稀，效不更方。

八帖。

十六日　脉至沉至细至缓，舌白滑甚，湿气太重，故效而不愈。于前方中加劫湿而通补脾阳之草果，调和营卫之桂枝、白芍、甘草。

五帖。

二十一日　痉证脉沉细，舌白滑，与湿淡法，发来渐稀，未得除根，于前方内去刚燥，加化痰。

桂枝四钱　苡仁五钱　半夏六钱　白芍三钱，炒　益智子二钱　炙甘草一钱　广皮三钱　云苓五钱　姜汁三匙，冲

二十五日　服前方四帖已效，舌苔仍然白滑，六脉阳微，照前方再服四帖。

二十九日　前方已服四帖，诸症皆安，惟痰尚多，再四帖。

七月初九日　前方又服九帖，痉证只发一次甚轻，已不呕吐，痰尚多，脉甚小，照前方再服。

【赏析】

本案为湿邪为痉。治法予以燥湿通脉，温补脾阳。小儿本为纯阳之体，热证多见。然柔痉本质为痰湿遏阻脾阳，故用桂枝、草果等温化湿邪、调和营卫。

七、瘛疭（少阳所至）

案1

陈，十五岁，乙丑六月二十五日，病久阴伤已极，骨瘦如柴，又加卒然中暑，中热气，舌绛芒刺，唇干液涸，无怪乎痉厥神昏，十指蠕动，危险之至。以脉尚浮弦而芤，勉与一面大队填阴，兼咸以止厥法。先与紫雪丹二钱，凉水和服，共服六钱。

白芍五钱　细生地三钱　犀角五钱　羚角三钱　麻仁二钱　炙甘草二钱　阿胶三钱　生鳖甲五钱　牡蛎五钱

浓煎，缓缓服。

二十八日　神识未清，间有谵语。

炙甘草六钱　麦冬八钱，连心　真大生地八钱　生鳖甲五钱　阿胶三钱　麻仁三钱　犀角五钱　生白芍五钱

七月初一日　邪少虚多，用复脉已当，但舌上黑苔未化，宿粪未见，兼加润法。

生白芍六钱　炙甘草四钱　麦冬六钱　真大生地八钱　阿胶三钱　麻仁五钱　犀角五钱　生鳖甲六钱　玄参二两

煮成三杯，分三次服。

初五日　服前药五帖，见宿粪碗许，黑苔已化，但神识尚未十分清楚，用三甲复脉加犀角，即于三甲复脉汤内，加：犀角四钱。

初八日　神识仍未清楚，汤药照前，间服牛黄丸三丸。

【赏析】

该案病程久，病邪伤阴已极，加之中暑昏迷，为瘛疭危重证候。治以填阴镇惊止厥法，药用犀角、鳖甲等清热凉血、滋阴定惊之品，紫雪丹、牛黄丸清热解毒、镇痉熄风、开窍定惊，而"神识仍未清楚"，前途难知。本案反映了吴鞠通实事求是的精神。

案2

陈，三岁，九月十六日，燥气化火，壮热，舌黄，脉数，瘛疭而厥，法宜清凉解肌，切忌发表。

薄荷二钱　羚角三钱　杏泥四钱　连翘六钱,连心　银花八钱　丹皮三钱　生甘草二钱　牛蒡子三钱　苦桔梗六钱　黄芩二钱

共为粗末，分五包，一时许服一包。芦根汤煎，去渣服。

十七日　燥气化火，身壮热，渴甚，于前方内加煅石膏、炒知母、麦冬，去牛蒡、薄荷、丹皮、羚羊。

煅石膏五钱　炒知母钱半　麦冬二钱,连心　细生地二钱　银花二钱　连翘二钱,连心　苦桔梗一钱　生甘草八分　杏仁一钱　黄芩一钱

【赏析】

壮热，舌黄，脉数，瘛疭而厥，辨证属于热证，治疗法宜清凉解肌，切忌发表。

案3

岳，八个月，六月二十八日，未及岁之儿，瘟毒头肿，瘛疭而厥，壮热气促，脉及数大。恐真阴不胜阳邪，先以普济消毒饮宣毒外出，必去升麻、柴胡之直升少阳阳明者，加犀角、羚羊泻心胆之热。

连翘六钱　大力子六钱　薄荷二钱　人中黄二钱　苦桔梗三钱　芥穗二钱　玄参五钱　马勃三钱　天虫三钱　银花六钱　鲜荷叶一张　鲜芦根一两,煎汤代水

共为细末，分八包，一时许服一包。

犀角四钱　羚羊角四钱,另包不必研

于前药每包加五分同煎。

【赏析】

小儿瘛疭，"瘟毒头肿"，见壮热、脉数，方以清热解毒，尤其指出的是，芥穗宣毒外出，并以人中黄、天虫（即僵蚕）等加强解毒之功。

案4

吴，三岁，六月初九日，辰刻以跌扑惊后瘛疭，至戌正始醒，醒后身大热，口渴，脉数，舌无苔，用复脉汤六帖。热退脉静，又服二帖而安。

【赏析】

《温病条辨》有云：热邪深入，或在少阴，或在厥阴，均宜复脉。复脉汤，此即加减复脉汤，组成为炙甘草六钱，干地黄六钱，生白芍六钱，麦冬（不去心）五钱，阿胶三钱，麻仁三钱，功效滋阴养血，复脉定悸。

案5

尹，十五岁，卒中暑风瘛疭口歪，四肢抽掣，头微痛，与清少阳胆络法。

羚角　连翘　生甘草　桑叶　薄荷　苦桔梗　茶菊　银花　钩藤　丹皮

五帖全愈。

【赏析】

本案为热邪入络，瘛疭"口歪""四肢抽掣""头微痛"。治以清热解毒，平肝熄风，生津止痉。

案6

白，五岁，痘后余邪，入少阳阳明二络，但唇口与眼皮瘛疭，致饮食不能收合，每从口张时随落出，四肢不掣，与清二经之络法。

苦桔梗　丹皮　连翘连心　生甘草　细生地　银花　桑叶　麦冬不去心　钩藤　刺蒺藜　茶菊

先服汤药数帖，后以三十帖作散，每日早晚中三次，各服二钱，服至半年方愈。

【赏析】

本案为热邪入络瘛疭。治以清热泻火，滋阴生津，熄风止痉。

八、食积

案1

金男，四岁，幼孩手心热，舌苔厚浊，呕吐，食积也，法当和胃而醒脾，宜降不宜升。

藿梗二钱　焦曲钱半　白豆蔻三钱，研　半夏二钱　鸡内金一钱　广皮一钱　苡仁二钱，研　厚朴钱半　煨姜二小片

十三日　热退脉平，以调理脾胃为主。

白术二钱，炒　广皮炭六分　白扁豆一钱　茯苓块三钱　神曲一钱，炒　半夏一钱　厚朴六分　山药一钱，炒

二十三日　泄久脾虚，将成滞下。

厚朴二钱　生苡仁三钱　广皮炭钱半　焦神曲二钱　云苓块二钱　益智仁五分，煨　广木香八分　鸡内金二钱　黄芩炭八分　焦白芍一钱

【赏析】

幼孩手心热，舌苔厚浊，呕吐，辨证属于食积，治疗应当和胃醒脾，宜降不宜升。十三日热退脉平，以调理脾胃为主。二十三日泄久脾虚，将成滞下，治疗予以厚朴、生苡仁、广皮炭、焦神曲、云苓块、益智仁、鸡内金、广木香健脾和胃消食，行气导滞；黄芩炭、焦白芍清热化湿。

案2

陶，二岁，乙酉七月初二，幼童手心热甚，舌微黄，身微热，体瘦，神不足，防成疳疾，与疏补中焦，兼之消食。

生苡仁三钱　厚朴八分　焦神曲二钱　广皮炭一钱　鸡内金一钱　云苓块三

钱　益智仁七分

煮二小杯，分三次服，三帖而愈。

【赏析】

幼童手心热甚，身微热，体瘦，神不足，舌微黄，恐怕成为疳疾，与疏通与补益中焦并举，兼之消食的治疗方法。

案3

孙，九岁，丁亥七月二十五日，疳疾已久，若不急讲调理饮食，则不可为矣，用药以疏补中焦立法。

茯苓四钱，连皮　鸡内金二钱，炒　广木香一钱　益智仁钱半　厚朴二钱　楂炭钱半　半夏三钱　橘皮炭二钱

【赏析】

疳疾已久，用药予疏通与补益中焦并举。

案4

继男，十二月十四日，脉大浮取弦数，脾虚食滞，疳疾将成，大便频仍，面肿腹大，与温宣中焦法。

益智仁钱半　黄芩钱半　橘皮二钱　茯苓皮三钱　神曲三钱，炒　半夏三钱　苡仁四钱　蔻仁一钱

二十八日　大便后见血，乃小肠寒湿，加黄土汤法。

于前方内，去蔻仁，加苍术炭三钱、熟附子二钱、中黄土四两。

再服三帖。

【赏析】

疳积多由乳食无度，饮食不节，壅滞中焦，损伤脾胃，不能消磨水谷形成积滞，导致乳食精微无从运化，脏腑肢体失养，身体日见羸瘦，气阴耗损终成疳证；亦可因饮食不洁，感染虫疾而耗夺乳食精微，气血受戕，不能濡

养脏腑筋肉，日久成疳。治宜健脾消积，温补脾肾，散寒化湿。

九、飧泄

案1

章男，十一个月，六月十三日，泄久伤脾，恐成柔痉，俗所谓慢脾风，议疏补中焦。

茯苓块三钱　厚朴一钱　煨肉果一钱　苡仁三钱，炒　扁豆二钱，炒　莲子三钱，连皮去心　广皮炭八分　芡实钱半，连皮　木香五分

十四日　仍用通补而进之。

人参五分　厚朴八分　煨肉果一钱　茯苓块二钱　广皮炭八分　木香七分　苡仁二钱，炒　藿梗八分　焦神曲八分　白扁豆三钱，炒　半夏二钱　小茴香一钱

十六日　疏补中焦，业已见效，仍不能外此法。

人参五分　浓朴八分　半夏二钱　木香八分　茯苓三钱　煨肉果钱半　苡仁三钱，炒　扁豆三钱，炒　藿梗八分　广皮炭八分　焦于术一钱

十七日　神气声音稍健，皮热亦觉平和，大有起色，但积虚且晚可充。

人参五钱　莲子二钱　肉果霜钱半　茯苓三钱　半夏二钱　木香八分　白扁豆二钱，炒　广皮钱半　山药钱半

十八日　舌有黄苔，小便色黄，微有积，皆脾虚不运之故，且暂停参药，加宣络法。

茯苓三钱　厚朴一钱　煨肉果一钱　半夏二钱，炒　鸡内金一钱　白蔻仁二钱　莲子二钱，去心　木香七分　生苡仁三钱　生于术一钱　广皮炭八分

十九日　大便有不化形，思乳食，为血肉有情，应于疏补之中，加消血肉积者。

鸡内金一钱，炒　楂炭一钱　广皮炭一钱　茯苓块三钱　煨肉果一钱　范曲炭八分　木香七分　川朴钱半　白蔻仁三分　生苡仁三钱

二十日　脾虚火衰，则食物有不化之形，肝肾与冲脉伏寒，怒甚则

疝痛。

　　小茴香二钱　生苡米三钱　木香一钱　黑楂炭钱半　煨肉果钱半　制茅术一钱　茯苓一钱　广皮炭八分　白蔻仁五分　青皮六分　乌药八分

　　二十二日　补下通中。

　　小茴香钱半，炒黑　生苡仁钱半　人参三分　楂炭八分　煨肉果一钱　茯苓三钱　制茅术八分　白蔻仁五分　木香六分

【赏析】

　　飧泄，是肝郁脾虚，清气不升所致。临床表现有大便泄泻清稀，并有不消化的食物残渣，肠鸣腹痛，脉弦缓等。治宜健脾补气，兼以消积。

案2

　　张男，八个月，泄泻四五日，暑邪深入下焦，头热如火，手冷如冰，谓之暑厥。赢瘦难堪，脉迟紧，未必得愈，姑立方以救之。先与紫雪丹五分，三次服。

　　猪苓二钱　制苍术一钱　泽泻一钱　茯苓二钱　桂枝木一钱　广皮炭七分　白扁豆一钱　木香七分

　　略有转机，然终可畏也。

　　猪苓二钱　白扁豆钱半，炒　泽泻钱半　半夏钱半　生苡仁三钱　广木香八分　茅术炭一钱　厚朴六分广皮炭五分

【赏析】

　　乳儿暑厥、泄泻，予以紫雪丹清热解毒，镇痉熄风，开窍定惊，方用猪苓利水渗湿，茯苓与猪苓、泽泻配伍共清湿热；苍术燥湿健脾，辟秽化浊，桂枝温通经脉，通阳化气；广皮炭燥湿健脾；白扁豆补脾和中，消暑化湿；木香行气止痛，调中导滞。本证危重，况小儿病情变化迅速，吴鞠通也不敢断言得救。

案3

孟，十五岁，八月初八日，伏暑泄泻，加以停食，欲泻腹痛，泻后痛减，防成滞下，与五苓散加消食，脉细弦而缓。

桂枝三钱　云苓皮五钱　楂炭二钱　苍术炭三钱　神曲四钱，炒　小枳实二钱　猪苓三钱　广皮炭四钱　川椒炭二钱　泽泻三钱

一月后复诊，病已大愈，善后方与调和脾胃。

【赏析】

该案为暑湿泄泻兼有食积，患儿已有十五岁，体质较乳儿壮盛，方剂用量接近成人，加之无厥证，治疗以健脾化湿和胃导滞为主，疗效较好。

十、咳嗽

案1

郭男，八岁，癸亥七月十一日，咳而呕，胃咳也，痰涎壅塞，喘满气短。

半夏三钱　小枳实一钱　陈皮一钱　杏仁二钱　苏梗二钱　生苡仁三钱　生姜二钱　茯苓三钱

即于前方内加：苦葶苈子钱半、半夏二钱、苏子二钱。

去苏梗再服二帖。

二十日　小儿脾虚，湿重胃咳。

姜半夏六钱　焦曲二钱　小枳实钱半　杏泥三钱　旋覆花三钱，绢包　苏子霜钱半　茯苓三钱　生白扁豆三钱　生苡仁五钱　生姜汁每次冲三小匙

即于前方内加：广皮二钱、杏仁二钱、苏子霜钱半，去神曲。

十帖。

【赏析】

胃咳、胃气上逆所致的咳嗽。《素问·咳论》："脾咳不已，则胃受

之；胃咳之状，咳而呕，呕甚则长虫出。"该案除咳而呕外，还有痰涎壅塞、喘满气短之症，治宜化痰和胃降逆，方用二陈汤加味。复诊脾虚、湿重胃咳，加旋覆花消痰，下气，苏子霜降气平喘，以白扁豆、广皮、生薏苡仁、茯苓等化湿和胃。

案2

吴，三岁、五岁、八岁，三幼孩连咳数十声不止，八岁者且衄，与《千金》苇茎汤，加苦葶苈子三钱。有二帖愈者，有三四帖愈者，第三四帖减葶苈之半，衄者加白茅根五钱。

【赏析】

小儿咳嗽，《千金》苇茎汤加葶苈子。衄证常用白茅根，既可凉血止血，清热解毒，又可治疗肺热咳喘。《本草纲目》有云："（白茅根）止吐衄诸血，伤寒哕逆，肺热喘急，水肿，黄疸，解酒毒。"

案3

文，四岁，幼孩呛咳数十日不止，百药不效，用《千金》苇茎汤，加苦葶苈，二帖而愈。

【赏析】

小儿咳嗽验方，由《千金》苇茎汤加葶苈子而成，具有清肺化痰，逐瘀排脓的功效。

案4

周女，十岁，春风呛咳，医用麻黄向外发法，又有诃子、白果、百合向内收，以致呛不可解，吐出者皆血沫，用金沸草汤，三帖而愈。

【赏析】

春季感风邪致干咳，以麻黄、诃子等误治，以致"吐出者皆血沫"。吴鞠通提出此类咳嗽宜疏风化痰，方用金沸草汤。

案5

刘，十七岁，乙酉五月二十四日，三月间春温，呛咳见吐，现下六脉弦细，五更丑寅卯时，单声咳嗽甚，谓之木叩金，鸣风本生于木也。议辛甘化风，甘凉柔木。

苦桔梗三钱　连翘三钱　银花二钱　甘草二钱　薄荷一钱　鲜芦根三钱　桑叶三钱　麦冬三钱　细生地三钱　茶菊三钱　天冬一钱

二十八日　咳嗽减，食加，脉犹洪数，左大于右。效不更方，再服四五帖。

六月初二日　木叩金鸣，与柔肝清肺已效，左脉洪数已减，与前方去气分辛药，加甘润。

沙参三钱　玉竹三钱　麦冬三钱　冰糖三钱

【赏析】

春温为冬受寒邪，至春而发的温热病。以初起即现里热症状如发热、口渴、心烦、小便黄赤、舌红等为特征。"五更丑寅卯时，单声咳嗽甚"，五更咳《丹溪心法》以胃中有食积，至五更时火气流入肺所致。"风本生于木"，笔者认为有两重含义：一是木曰曲直，风的形体不定，与木的特性一致，故风生于木；二是木为春发，春温由风邪起，风与木联系在一起。根据中医学理论，"木叩金鸣"就不难理解，木代表风邪，肺属金，风邪伤肺，引发咳嗽，治宜辛甘化风，甘凉柔木。

案6

李女，四岁，己丑二月初十日，风温夹痰饮喘咳，肚热太甚，势甚危急，勉与宣肺络，清肺热法。

生石膏二钱　杏仁五钱　黄芩三钱，炒　苦葶苈三钱　芦根五钱

十二日　风温夹痰饮喘咳。

生石膏二两　杏仁四钱　冬瓜仁三钱　芦根五钱　茯苓皮三钱　苦葶苈钱半

煮三小杯，分三次服。服二帖，烧热退。

【赏析】

风温是由风热病邪引起的急性外感热病。病发于春天温暖多风或冬天应寒反温季节。发病较急，初起有发热、微恶寒、咳嗽等肺卫见症，传变较速，易见逆传心包证候，病程中常出现邪热壅肺、气急痰鸣之症。方以石膏、黄芩清肺热，苦葶苈泻肺平喘，芦根清热生津，杏仁润肺止咳。首剂石膏用量仅二钱，推测方不效，复诊石膏加量至二两，加强了清热泻火功效，"烧热退"，患儿转危为安。

案7

吴，二十岁，甲子四月二十四日，六脉弦劲，有阴无阳，但嗽无痰，且清上焦气分。

桑叶三钱　生扁豆三钱　玉竹三钱　冰糖三钱　麦冬三钱　沙参三钱　杏仁三钱　连翘钱半　茶菊三钱

四帖。

二十六日　于前方内，去连翘，加：丹皮二钱、地骨皮三钱。

【赏析】

本案记载了阴虚咳嗽治疗。其辨证要点为"但嗽无痰"，"六脉弦劲"。治疗宜滋阴清热为主。用药多为花、叶等清扬之品，以清上焦气分之热。阴虚热甚，予以丹皮、地骨皮随证加减。

案8

陈，四十岁，丙戌正月十三日，咳嗽起于前年九月，夏伤于湿，伏暑遇新凉而发之咳，症本不大，后因误补封固，邪已难出。又用桑皮末用地骨引邪入肾。按肾为封藏之脏，误入者永难再出矣。身热得补药汗解，而足心之热总不解，是其确证也。现下咳而呕，六脉弦细而数，阴阳两虚也，勉照胃咳方法，先能得谷，创建中焦，假如胃旺，或有生机。常吐血一二口，中有瘀滞，亦系久病络伤，季胁作痛，肝经部分应加宣络降气。

姜半夏六钱　苏子霜钱半　桃仁三钱　云苓八钱，呕不止可加至两许　降香末二钱　广皮炭三钱　姜汁每杯冲三小杯

煮三杯，分三次服。此症扬汤止沸而已，断难釜底抽薪。

【赏析】

伤暑湿后感凉而发咳嗽。因其他医家误以补药闭邪留寇，致邪不外出，又用桑白皮泻肺火从小便去，引邪入肾。肾为封藏之脏，邪入则难再出，故"足心之热总不解"。现勉强用治疗胃咳方法，先云苓、半夏、广皮、姜汁护中焦，如果脾胃兴旺，有好转迹象，常吐血一二口，这说明中焦有瘀滞，为久病伤络，两肋作痛，加降香末、桃仁宣络降气走肝经。

案9

陈，十六岁，少年而体质本弱，六脉弦细而软，五更咳嗽，时而吐血，应照阳虚夹饮吐血论治。又劳者温之治法，与小建中汤，加茯苓、半夏。

白芍六钱，炒　姜半夏三钱　生姜三大片　桂枝四钱　云苓五钱　胶饴八钱，化入　炙甘草三钱　大枣二枚，去核

多服为妙。

【赏析】

本案为咳嗽本虚标实证的治疗。治宜温中补虚，和里缓急。方予以小建中汤加茯苓、半夏。胶饴即为饴糖，滋养补虚。

案10

某，十三岁，五更空咳，木叩金鸣，本用柔药柔肝，兹两胁痛，中有怒

郁瘀滞，法当活络。

新绛纱三钱　苏子霜二钱　广皮二钱,炒　旋覆花三钱,包　降香末二钱　姜半夏五钱　归须三钱　郁金二钱　青皮钱半　香附三钱

【赏析】

五更咳兼见两胁痛，予以苏子霜、降气通络活血，疏肝理气，肝气调达肺自清。新绛纱，有凉止血活血化瘀之功。苏子霜、旋覆花降气平喘，降香活血散瘀降气，半夏、广皮化湿和胃，郁金活血止痛，疏肝利胆，青皮、香附疏肝理气，归须活血通络。

十一、头痛

案1

赵氏，五十五岁，乙丑三月十八日，六脉弦而迟，沉部有，浮部无，巅顶痛甚，下连太阳，阳虚内风眩动之故。

桂枝六钱　白芍三钱　生芪六钱　炙甘草三钱　川芎一钱　全当归二钱　生姜五钱　大枣三八,去核　胶饴五钱,化入

辛甘为阳，一法也；辛甘化风，二法也；兼补肝经之正，三法也。服二帖。

初十日　阳虚头痛，愈后用芪建中。

白芍六钱　桂枝四钱　生姜三片　生芪五钱　炙甘草三钱　大枣二枚,去核　胶饴五钱,化入

【赏析】

本案记载了阳虚头痛内风眩动治疗法则：辛甘化阳，辛甘化风，补肝养血。方用桂枝、生姜温通化阳，生芪、川芎行气补气化风，白芍、全当归、大枣、胶饴补肝养血，炙甘草补虚兼调和诸药。头痛愈后，予以黄芪建中汤，温经补虚，扶正固本。

案2

李，少阳头痛，本有损一目之弊。无奈盲医不识，混用辛温，反助少阳之火，甚至有用附子雄烈者，无奈乎医者盲，致令病者亦盲矣。况此病由于伏暑发疟，疟久不愈，抑郁而起肝之郁勃难伸，肝愈郁而胆愈热矣。现下仍然少阳头痛未罢，议仍从少阳胆络论治。

桑叶三钱　茶菊三钱　羚角三钱　青葙子二钱　钩藤二钱　丹皮三钱　麦冬五钱，连心　麻仁三钱　桔梗三钱　生甘草钱半　刺蒺藜五钱　苦丁茶一钱

【赏析】

本案为少阳头痛误治。吴鞠通分析少阳头痛由于伏暑发疟，疟久不愈，致肝郁胆热，损一目之弊，故不应用辛温大热之品，应从清胆络论治。方用羚羊角、钩藤、丹皮、桑叶、菊花疏风明目，麦冬养阴生津，麻仁润燥，桔梗载药上行，青葙子清肝明目退翳，刺蒺藜散风明目、下气行血，苦丁茶明目益智、生津止渴。

案3

陈，三十五岁，乙丑十月二十二日，少阳风动，又袭外风为病，头偏左痛，左脉浮弦而数，大于右脉一倍，最有损一目之弊。议急清胆络之热，用辛甘化风方法。

羚角三钱　茶菊三钱　桑叶三钱　苦桔梗三钱　生甘草一钱　丹皮五钱　青葙子二钱　薄荷二钱　刺蒺藜二钱　钩藤二钱

水五杯，煮取两杯，分二次服，渣再煎一杯服，日二帖。

二十五日　于前方内加：木贼钱半、蕤仁三钱，减薄荷钱四分。头痛眼蒙甚。

日三帖，少轻日二帖。

十一月初八日　于前方内加：蕤仁、麦冬、白茅根。

【赏析】

本案为少阳头痛，兼受风邪，仍应从清胆热论治。方用辛甘化风之法。木贼、蕤仁均有疏散风热、明目退翳、止血之功。

案4

章，四十三岁，衄血之因，由于热行清道，法当以清轻之品，清清道之热。无奈所用皆重药，至头偏左痛，乃少阳胆络之热，最有损一目之患，岂熟地、桂、附、鹿茸所可用。悖谬极矣，无怪乎深痼难拔也。勉与清少阳胆络法，当用羚羊角散，以无羚羊，故不用。

苦桔梗一两　苦丁茶三钱　连翘八钱,连心　甘草四钱　钩藤六钱　银花八钱　桑叶一两　丹皮八钱　薄荷二钱　茶菊五两　白蒺藜一钱

共为细末，每服二钱，日三次，每服白扁豆花汤调，外以豆浆一担，熬至碗许，摊贴马刀患处，以化净为度，必须盐卤点之，做豆腐水，并非可吃之豆腐浆。

附：有一人素有肝郁痰火，项间致成马刀，外用蒲黄夏布贴患处，内服玄参、贝母、牡蛎为丸，百日收功。

二十七日　复诊症小效，脉尚仍旧，照前清少阳胆络方，再服二三帖，俟大效后再议。

五月初二日　此时无扁豆花为引，改用鲜荷叶边煎汤为引亦可。少阳络热，误用峻补阳气，以致头目左半麻木发痒，耳后痛肿，发为马刀。现下六脉沉洪而数，头目中风火相扇，前用羚羊角散法，虽见小效，而不能大愈。议加一煎方，暂清脑户之风热，其散方仍用勿停。

苦桔梗　侧柏叶炭　荷叶边一枚,鲜　辛夷　生芩　黑山栀五钱,大便溏去之　苍耳子炒　桑叶　连翘连心　茶菊

六月初三日　细阅病状，由少阳移于阳明，加：生石膏一两、知母三钱、葛根三分。

十二日　偏头痛系少阳胆络病，医者误认为虚，而用鹿茸等峻补其阳，

以致将少阳之热，移于阳明部分，项肿牙痛，半边头脸肿痛，目白睛血赤，且闭不得开，如温毒状，舌苔红黄，六脉沉数有力。议与代赈普济散，急急两清少阳阳明之热毒。

代赈普济散十包，每包五钱。用鲜芦根煎汤，水二杯，煮成一杯。去渣先服半杯，其下半杯噙化，得稀涎即吐之。一时许再煎一包，服如上法。

十六日　舌黄更甚，脉犹数，肿未全消，目白睛赤缕，自下而上，其名曰倒垂帘，治在阳明，不比自上而下者，治在太阳也。

代赈普济散，每日服五包，咽下大半，漱吐小半。每包生石膏三钱，煎成一小碗，服二日。外以不去心麦冬一两，分二次煎代茶。

十八日　今日偏头痛甚，且清少阳之络，其消肿之普济散加石膏，午前服一包，余时服此方，三次三杯。

羚羊角一钱　丹皮一钱　银花一钱　犀角八分　茶菊一钱　刺蒺藜六分　凌霄花一钱　钩藤六分　苦桔梗八分　桑叶一钱　连翘一钱　生甘草四分

两杯半水，煎一杯，顿服之，日三帖。

二十日　大便结，加玄参二钱，溏则去之。

二十三日　经谓脉有独大独小，独浮独沉，斯病之所在也。兹左关独大独浮，胆阳太旺，清胆络之药，已服过数十帖之多，而胆脉尚如是之旺。络药清轻上浮，服至何日是了？议胆无出路，借小肠以为出路，小肠火腑，非苦不通，暂与极苦下夺法。然此等药可暂而不可久，恐化燥也。

洋芦荟二钱　龙胆草三钱　胡黄连二钱　真雅连二钱　麦冬五钱，不去心　丹皮五钱　秋石一钱

二十六日　前方服二帖，左关独大独浮之脉已平。续服羚羊角散一天，代赈普济散一天，目之赤缕大退，其耳后之马刀，坚硬未消。仍服代赈普济散，日四五次。

七月初一日　脉沉数，马刀之坚结未消，少阳阳明经脉受毒之处，犹然牵拉板滞。议外面改用水仙膏敷患处，每日早服羚羊角散一帖，已午后服代赈普济散四包。

初九日 服前药喉咙较前清亮，舌苔之黄浊，去其大半，脉渐小仍数，里证日轻，是大佳处。外症以水仙膏拔出黄疮少许，毒气仍未化透，仍须急急再敷，务斯拔尽方妙。至于见功迟缓，乃前此误用峻补之累，速速解此重围，非旦晚可了。只好宁耐性情，宽限令其自化，太紧恐致过刚则折之虞。前羚角散，每日午前服一帖，午后服代赈散四包，分四次，再以二三包煎汤漱口，以护牙齿。

十七日 数日大便不爽，左脉关部复浮，疮口痛甚，再用极苦以泻小肠，加芳香活络定痛。

洋芦荟二钱 乳香三钱 生大黄三钱，酒炒黑 真川连二钱 没药二钱 归尾三钱 龙胆草三钱 秋石三钱 胡黄连三钱 银花五钱

煮三小杯，分三次服，得快大便，一次即止。

十八日 马刀虽溃，少阳阳明之热毒未除，两手关脉独浮，气大旺，于清少阳阳明络热之中，兼疏肝郁，软坚化核。

苦桔梗三钱 桑叶三钱 海藻二钱 银花三钱 丹皮五钱 凌霄花三钱 连翘三钱 生香附三钱 夏枯草三钱 茶菊三钱

二十五日 马刀以误补太重而成，为日已久，一时未能化净，以畏疼停止水仙膏之故。舌上舌苔，浮面微黄，其毒尚重，现在胃口稍减，木来克土之故，于前方加宣肝郁。

苦桔梗二钱 桑叶三钱 香附二钱 银花三钱 丹皮炭三钱 连翘三钱 郁金二钱 茶菊三钱

仍以代赈普济散，漱口勿咽。

二十八日 肝郁误补，结成马刀，目几坏。现下马刀已平其半，目亦渐愈，脉之数者已平。惟左关独浮，其性甚急，肝郁总未能降，胃不甚开，胸中饭后觉痞，舌白滑微黄，皆木旺克土之故。败毒清热之凉剂，临时停止，且与两和肝胃。

新绛纱三钱 姜半夏三钱 归须二钱 旋覆花三钱，包 广皮炭二钱 降香末钱半 苏子霜钱半 丹皮三钱 郁金二钱

八月初九日　少阳相火，误补成马刀，原应用凉络，奈连日白苔太重，胃不和，暂与和胃，现下舌苔虽化，纳食不旺而呕，未可用凉，恐伤胃也。于前方减其治。

新绛纱三钱　丹皮三钱　生姜汁三匙　旋覆花三钱，包　郁金二钱　黄芩炭二钱　半夏五钱

仍用普济散漱口。

初六日　于前方内，去黄芩，加：香附三钱、广皮炭二钱。

初八日　胆移热于脑下，为鼻渊，则鼻塞不通，甚则衄血。议清脑户之热，以开鼻塞，兼宣少阳络气，外有马刀故也。

苍耳子四钱，炒　连翘二钱　桑叶三钱　辛夷四钱，炒去毛　银花二钱　茶菊三钱

十二日　加旋覆花三钱、郁金二钱疏肝郁。加姜半夏二钱止呕。

十六日　马刀已出大脓，左胁肝郁作痛，痛则大便，日下六七次，其色间黄间黑，时欲呕，有大瘕泄之象，与两和肝胃。

旋覆花三钱，包　姜半夏四钱　姜汁三匙　绛纱三钱　真降香末三钱　香附三钱　归须二钱　黄芩二钱，炒　郁金二钱　焦白芍三钱　广皮炭三钱

十九日　外症未除，内又受伏暑成痢，舌白苔黄滑，小便不畅，大便五七次，有黑有白，便又不多，非积滞而何？不惟此也，时而呕水与痰，胃又不和，内外夹攻，何以克当。勉与四苓合芩芍法。

猪苓三钱　广皮三钱，炒　木香二钱　泽泻三钱　白芍三钱，炒　降香末二钱　云苓皮五钱　黄芩二钱，炒　红曲二钱　姜半夏五钱　真雅连钱半，姜汁炒

二十四日　病由胆而入肝，客邪已退，所见皆肝胆病，外而经络，内而脏腑，无所不病。初诊时即云深痼难拔，皆误用大热纯阳之累，所谓虽有善者，亦无如之何矣。再勉与泻小肠以泻胆火法。

真雅连钱半　连翘三钱　乌梅三钱，去核　龙胆草三钱　黄芩三钱，炒　半夏三钱　桑叶三钱　竹茹三钱　茶菊三钱

二十六日　脉少大而数，加：苦桔梗三钱、云苓皮三钱、银花三钱。

二十九日　脉仍数，肝胆俱病，不能纯治一边。

连翘三钱　麦冬五钱,连心　雅连五钱　银花三钱　黄芩六分　乌梅三钱　桑叶三钱　半夏三钱　云苓三钱　茶菊三钱

九月十二日　前方服十一帖，胃口大开，舌苔化尽，肝气亦渐和。惟马刀核未消尽，鼻犹塞，唇犹强，变衄为衊。脉弦数，大便黑，又于原方内去护土之刚药，加入脑户之络药。盖由风热蟠聚于脑户，故鼻塞而衄或衊，误补而邪不得出也。

苦桔梗三钱　苍耳子三钱,炒　乌梅三钱　人中黄钱半　辛夷三钱　茶菊三钱　连翘心三钱　黄芩二钱　麦冬五钱　银花三钱　真雅连一钱　桑叶三钱　龙胆草一钱

十九日　阅来札前方服七帖，肺胃之火太甚。议于原方加生石膏一两，杏仁二钱，开天气以通鼻窍，清阳明以定牙痛。如二三帖不效，酌加石膏，渐至二两，再敷水仙膏以消核之未尽。

二十八日　右脉洪大而数，渴欲饮水，牙床肿甚，阳明热也。于前方内加石膏一两，共二两，银花五钱，共八钱，桑叶二钱，共五钱。如服三五帖后，肿不消，加石膏至四两。

【赏析】

开篇记载病因为衄血，血热妄行清道，当选清扬之药清清道之热，后予以沉降之药误下，致少阳头痛，又予以熟地、桂附、鹿茸误治，导致疾病顽固难愈。方用羚羊角散，清热解毒平肝明目退翳。因无羚羊角，故不用。

案中插入治疗肝郁痰火患者的记载。马刀，即马刀疮，出自《灵枢·经脉》。系指耳之前后，忽有疮状似马刀，如杏核，大小不一，名马刀疮。外用蒲黄、夏枯草、昆布外敷，清热散结消痈，内服玄参、贝母、牡蛎丸剂，清热平肝软坚散结。

五月初二，无扁豆花为引，改用鲜荷叶边煎汤为引。此为吴鞠通因时而变。少阳移于阳明，阳明头痛即上连目珠、痛在额前，为热邪入里，加生石膏、知母、葛根。

温毒，一是病邪传变，二是时节变化渐入盛夏。倒垂帘即指黑睛上翳膜，自下方向上伸展的病证，为阳明经毒壅，血气凝滞，故治在阳明。左关

为胆，独大独浮，当清胆络。已服十付清胆药，但脉象仍未有大改善。小肠与胆同为腑，吴鞠通于是借小肠泻腑热，采用苦寒泻下之法使热出。水仙膏外敷马刀止痛，生肌，收口。羚羊角散加代赈消毒散，增强清热解毒消痈之功。左脉关部复浮，距之前服下的两付苦寒泻下方半月余，如此可见胆络热邪顽盛，疮口痛甚，再以龙胆草、洋芦荟、真川连、秋石等苦寒之品泻小肠，加乳香、没药、归尾活血定痛。"浮面微黄"，"胃口稍减"，为"木来克土"，肝郁乘脾，故加香附、郁金、茶菊疏肝解郁。败毒清热之凉剂多用伤胃，加之肝郁，予以肝胃两和法。胆移热于脑下，为鼻渊，鼻塞不通，予以清脑户之热，兼宣少阳络气。苍耳子、辛夷通窍，连翘、银花清热解毒，桑叶、茶菊疏风明目。马刀已出大脓，左胁肝郁作痛，大便一日六七次，黄黑相间，大瘕泄出自《难经·五十七难》："大瘕泄者，里急后重，数至圊而不能便，茎中痛。"两和肝胃法。

八月十九日，为伏暑季节，感痢，先急后缓，先治痢疾后治胆热。予以四苓和芩芍法。客邪已退，痢疾治愈，疾病从外在经络，内在脏腑，均受病。予以清肝利胆，肝胆两治。

九月十二日，胃口大开，舌苔化尽，但马刀核未消尽，鼻塞唇强，鼻痒流涕，治以清热凉血通窍。肺胃火盛，加生石膏清阳明之热。

案5

富氏，二十五岁，巅顶一点痛，畏灯光日光如虎，脉弦细微数，此厥阴头痛也，与定风珠三剂而愈。

【赏析】

《温病条辨》有云："热邪久羁，吸灼真阴，或因误表，或因妄攻，神倦瘈疭，脉气虚弱，舌绛苔少，时时欲脱者，大定风珠主之。"大定风珠组成：生白芍、干地黄、麦冬（连心）各六钱，麻仁、五味子各二钱，生龟板、生牡蛎、甘草、炙鳖甲各四钱，阿胶三钱，鸡子黄二枚。方中鸡子黄、阿胶滋阴养液以熄内风；地黄、麦冬、白芍养阴柔肝；龟板、鳖甲、牡蛎育阴潜阳；麻仁养阴润燥；五味子、甘草酸甘化阴。诸药合用共奏滋阴养液，柔肝熄风之功。主治阴虚动风证。

案6

何氏，四十岁，阳虚头痛，背恶寒，脉弦紧甚，与黄芪建中，加附子三帖而痛减，脉稍和。又每日服半帖，四日而愈。

【赏析】

阳虚头痛，辨证要点为"背恶寒，脉弦紧甚"。方用黄芪建中汤加附子，温中补虚，缓急止痛。药物组成为：饴糖、桂枝、芍药、生姜、大枣、黄芪、炙甘草、附子。

十二、胃痛

案1

伊氏，三十岁，甲子十月二十七日，脉弦急，胁胀攻心痛，痛极欲呕，甫十五日而经水暴至甚多，几不能起，不欲食，少腹坠胀而痛。此怒郁伤肝，暴注血海，肝厥犯胃也，议胞宫阳明同治法。盖《金匮》谓胞宫累及阳明，治在胞宫；阳明累及胞宫，治在阳明。兹因肝病下注胞宫，横穿土位，两伤者两救之。仍以厥阴为主，虽变《金匮》之法，而实法《金匮》之法者也。

制香附三钱　乌药二钱　半夏五钱　艾炭三钱　郁金二钱　黄芩炭一钱　小茴炭二钱　血余炭三钱　青皮八分　五灵脂钱半

五杯水，煎两杯，分二次服。二帖大效。

二十九日　《金匮》谓胞宫累及阳明，则治在胞宫；阳明累及胞宫，则治在阳明。兹肝厥既克阳明，又累胞宫，必以厥阴为主，而阳明胞宫两护之。

制香附三钱　淡吴萸二钱　半夏五钱　萆薢二钱　川楝子三钱　艾炭钱半　小茴香三钱,炒黑　乌药二钱　黑栀子三钱　桂枝三钱　杜仲炭二钱

水五杯，煎取两杯，分二次服。

【赏析】

本案虽归于胃痛，实则腹痛。胁胀，脉弦，为怒郁伤肝，肝气犯胃，不欲食，肝不藏血，胞宫经水暴至，少腹坠胀而痛。根据《金匮要略》胞宫有病累及阳明，主要治胞宫；若阳明有病累及胞宫，则主要治阳明。肝脏位于腹部，下犯胞宫，与胃平行，胞宫与胃同病，病由肝起，当首治肝，兼顾治疗胃和胞宫。制香附行气调经，乌药、小茴香、青皮疏肝行气止痛，半夏祛湿和胃，郁金清肝解郁，艾炭、黄芩炭、血余炭止血，五灵脂活血定痛。复诊时，更是用入肝经之川楝子疏肝行气止痛。

案2

伊氏，二十一岁，十一月二十九日，脉双弦而细，肝厥犯胃，以开朗心地要紧，无使久而成患也。

半夏六钱　青皮钱半　生姜三大片　广皮钱半　淡吴萸二钱　乌药二钱　川椒二钱,炒黑　郁金二钱　川楝子皮二钱　降香末三钱

水五杯，煮取两杯，二次服。三帖。

【赏析】

本案为肝厥犯胃。以胃部症状为临床表现，实则因肝气不舒而起。故首先调情志，使心情开朗舒畅，方以疏肝解郁理气止痛为法。

案3

王氏，二十六岁，肝厥犯胃，浊阴上攻，万不能出通阳泄浊法外，但分轻重耳。前三方之所以不大效者，病重药轻故也，兹重用之。

川椒炭五钱　良姜五钱　小枳实三钱　川朴三钱　半夏五钱　乌药三钱　淡吴萸五钱　云连一钱　两头尖三钱,圆者不用　降香末三钱

甘澜水八碗，煮取三碗，分六次。二帖。

初六日　重刚劫浊阴，业已见效，当小其制。

川椒炭三钱　良姜三钱　乌药二钱　半夏三钱　小枳实三钱　青皮二钱　广皮钱半　厚朴二钱

甘澜水八碗，煮取二碗，分二次服。二帖。

【赏析】

本案首先分析了肝厥犯胃病之前三方效果欠佳的原因。肝经浊阴上犯，一般均用通阳泄浊法。而通阳泄浊方药有轻有重，前方病重药轻，故不大效。方用川椒炭、良姜、淡吴萸温中止呕，枳实、川朴、乌药温里行气。

案4

车，脉沉弦而紧，呕而不渴，肢逆且麻，浊阴上攻厥阴，克阳明所致，急宜温之。

乌药三钱　半夏五钱　淡吴萸五钱　川椒炭三钱　川朴三钱　干姜三钱　荜茇二钱　小枳实三钱　青皮二钱

头煎二杯，二煎一杯，分三次服。

【赏析】

呕而不渴，肢逆且麻，为肝厥伤胃，予以淡吴萸、川椒、干姜、荜茇温中散寒止呕，乌药、青皮、枳实理气行气，半夏、川朴燥湿和胃。

十三、脾胃

案1

许，四十七岁，癸亥二月二十日，脉弦而紧，弦则木旺，紧则为寒，木

旺则土衰，中寒则阳不运，土衰而阳不运。故吞酸嗳气，不寐不食，不饥不便，九窍不和，皆属胃病。浊阴蟠踞中焦，格拒心火，不得下达，则心热如火，议苦辛通法。

小枳实三钱　淡吴萸三钱　半夏一两　真云连二钱，炒　生苡仁五钱　广皮二钱　厚朴三钱　生姜六大片

甘澜水八碗，煎成三碗，分三次服，渣再煎一碗服。

二十四日　六脉阳微，浊阴蟠踞，不食，不饥，不便，用和阳明兼驱浊阴法。今腹大痛，已归下焦，十余日不大便，肝病不能疏泄，用驱浊阴通阴络法。又苦辛通法，兼以浊攻浊法。

淡吴萸三钱　小枳实二钱　川楝子三钱　小茴香三钱　雄鼠粪三钱　广皮钱半　乌药一钱　良姜二钱，炒　川朴三钱　槟榔二钱

以得通大便为度。

二十七日　服以浊攻浊法，大便已通，但欲便先痛，便后痛减，责之络中宿积未能通清。脐上且有动气，又非汤药所能速攻，攻急恐有瘕散为蛊之余。议化癥回生丹，缓攻为妙。

【赏析】

吴鞠通从对脉象入手分析病情。脉弦主肝病，脉紧为寒象。肝属木，脾属土，木克土，木旺则土衰，即肝旺脾衰，中焦有寒则脾阳不运，表现为吞酸嗳气，不寐不食，不饥不食，浊阴盘踞中焦，格拒心火，心火不能下达，则心火旺。方以苦降心火、辛温和胃、行气导滞为法 [注意首次半夏（一两）]。六脉阳微，故复诊加强辛温药力以散浊阴。改生姜为良姜，加川楝子、乌药疏肝行气，牡鼠粪导浊行滞，清热通瘀，槟榔行气导滞。最后，用化癥回生丹，缓攻，不可急躁。

案2

某，脉沉紧为里寒，木旺土衰，浊阴上攻，腹拘急时痛，胁胀，腰痛，

宜苦辛通法，兼醒脾阳。

白蔻仁一钱　官桂一钱　川朴二钱　半夏三钱　生苡仁三钱　荜茇一钱　藿梗三钱　木香八分　生香附三钱　广皮钱半　郁金二钱　乌药二钱

【赏析】

腹拘急时痛，胁胀，腰痛，脉沉紧，辨证属于里寒，木旺土衰，浊阴上攻，治疗宜苦辛通法，兼醒脾阳。

案3

某　脉弦细而紧，浊阴上攻，胸痛，用辛香流气法。

淡吴萸三钱　小枳实二钱　木香一钱　川朴二钱　川楝子三钱　广皮二钱　槟榔钱半　荜茇二钱　乌药二钱　良姜三钱

三帖。

初八日　补火生土，兼泄浊阴。

淡干姜二钱　半夏三钱　淡吴萸二钱　乌药二钱　茯苓块三钱　生苡仁三钱　广皮钱半　益智仁钱半,煨

四帖。

【赏析】

胸痛，脉弦细而紧，辨证属于浊阴上攻，治疗用辛香流气法。复诊治疗补火生土，兼泄浊阴。

小　结

以上两案均为浊阴上攻，木旺土衰致腹痛，以辛香温通法。所不同之处，第一案以胁胀、腰痛为主要表现，组方偏于理气解郁；第二案以胸痛为主要表现，组方偏于温中。

案4

李，十三岁，五月十四日，六脉俱弦，不浮，不沉，不数，舌苔白滑，不食，不饥，不便，不寐，九窍不和，皆属胃病。卧时自觉气上阻咽，致令卧不着席，此肝气之逆也。额角上有虫斑，神气若昏，目闭不欲开，视不远，医云有虫，亦复有理。与两和肝胃，如再不应，再议治虫。

半夏一两　旋覆花五钱，包　秫米一合

二十日　六腑不通，九窍不和。医者不知六腑为阳，以通为补，每见其二便闭也，则以大黄、蒌仁寒药下之。以后非下不通，屡下屡伤遂致神气若昏，目闭不开，脉弦缓而九窍愈不通矣。已成坏症，勉与通阳。

广皮三钱　川朴三钱　白蔻仁二钱　半夏三钱　大腹皮三钱　鸡内金二钱，炒　云苓皮三钱　益智仁二钱

二十三日　六腑闭塞不通，有若否卦之象。按：否之得名，以坤阴长阳消之候，将来必致上下皆坤而后已。坤为腹，故腹大无外。坤为纯阴，初爻变震为复。然则欲复其阳，非性烈如震者不可，岂大黄等阴寒药所可用哉。

天台乌药散二钱，加巴豆霜二分，和匀分三分，先服一分，候五时不便，再服第二分，得快便，即止。

二十四日　服一次于五时得快便，宿物下者甚多，目闭已开，神气亦清，稍食粥饮，知顽笑矣。

二十五日　六腑不通，温下后大便虽通，而小便仍然未解，心下窒塞，不肌不食，六腑弦迟，急急通阳为要，与开太阳阖阳明法。

川椒炭三钱　泽泻三钱　公丁香一钱　半夏五钱　广皮三钱　猪苓三钱　云苓皮五钱　良姜二钱　安南桂一钱

六月初一日　大便已能自解，胃能进食，是阳关已阖。惟小便不通，是太阳不开，与专开太阳。

桂枝三钱　云苓皮五钱　猪苓三钱　安边桂钱半　泽泻三钱　滑石三钱　苍术炭二钱　蚕沙三钱

煮三杯，分三次服，以小便通为度。若小便已通，而尚混浊者，再服一帖，以小便清为度。

初六日　服前方二帖，小便暂通。连日大小便复闭，大便闭已七日，自觉胃中痞塞，脸上虫斑未退。议用前配成之乌药散，再服四分。如二便俱通，即停药，统俟初八日清晨再商。如大便通一次，而小便不通，或竟不通，明日再服三分。若大便二三次，而小便仍不通者，即勿服。

初八日　服乌药散四分，纳巴霜四厘，已得快便，今早且能自行小便，六腑俱通矣。只与和胃，今能进食，可以收功。盖十二经皆取决于胆，皆秉气于胃也。

半夏三钱　云苓块四钱　益智仁一钱，煨　广皮炭二钱　生苡仁五钱　生姜五钱

【赏析】

"六腑为阳，以通为补"，五脏属里，故为阴；六腑属表，故为阳。《素问·五脏别论》："六腑者，传化物而不藏，故实而不能满也。"故六腑以通为用。复诊时分析，因患者二便闭，其他医者屡以大黄、瓜蒌等寒药泻下，以后则必须用泻下药才能通便，伤及脏腑，致"神气若昏，目闭不开，脉弦缓而九窍愈不通"。否卦之象，《象辞》说：天地隔阂不能交感，万物咽室不能畅釜。否卦象征天地闭塞，阴阳反背。坤卦，所有符号均为阴，在本案中象征阴盛阳微。吴鞠通认为六腑经寒凉药误下后，阳气衰微，需温中扶阳，方以大热巴豆峻下积滞，天台乌药散行气疏肝，散寒止痛。再以开太阳法通小便。方以茯苓皮、猪苓等利尿通淋，安边桂即肉桂，补元阳，暖脾胃。本病治疗关键在于通利二便。告诫后人，若长期以大黄等寒凉泻下药通便，易伤肠胃，后期阴盛阳微，或成亡阳之势，疾病难愈。

案5

庆宝女，十六岁，不食十余日，诸医不效，面赤脉洪，与五汁饮，降胃清阴法，兼服牛乳，三日而大食矣。

梨汁　藕汁　蔗汁　芦根汁　荸荠汁

【赏析】

五汁饮，甘寒清热，生津止渴。

案6

邱，十八岁，温热愈后，午后微热不除，脉弦数，面赤，五汁饮三日，热退进食，七日全愈。

【赏析】

五汁饮，治太阴温病，热灼津伤，口渴，吐白沫，黏滞不快者。太阴温病，《温病条辨》有云："凡病温者，始于上焦，在手太阴。"